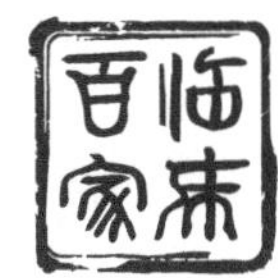

中国医学临床百家

王拥军 / 著

脑卒中诊疗

王拥军 2023 观点

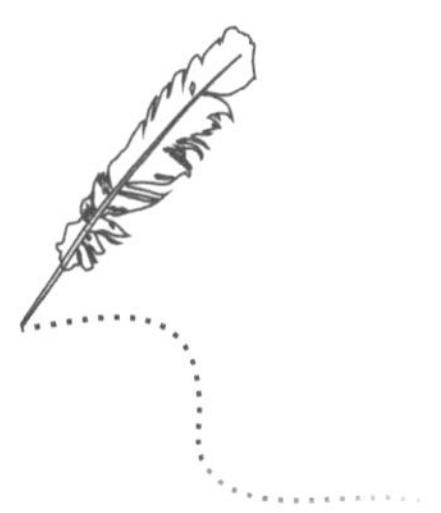

科学技术文献出版社
SCIENTIFIC AND TECHNICAL DOCUMENTATION PRESS
·北京·

图书在版编目（CIP）数据

脑卒中诊疗王拥军2023观点 / 王拥军著. —北京：科学技术文献出版社，2023. 6（2023. 11重印）

ISBN 978-7-5235-0290-7

Ⅰ.①脑⋯ Ⅱ.①王⋯ Ⅲ.①脑血管疾病—诊疗 Ⅳ.① R743

中国国家版本馆 CIP 数据核字（2023）第 099765 号

脑卒中诊疗王拥军2023观点

策划编辑：帅莎莎　责任编辑：帅莎莎　责任校对：张　微　责任出版：张志平

出 版 者　科学技术文献出版社
地　　址　北京市复兴路15号　邮编　100038
编 务 部　(010) 58882938，58882087（传真）
发 行 部　(010) 58882868，58882870（传真）
邮 购 部　(010) 58882873
官方网址　www.stdp.com.cn
发 行 者　科学技术文献出版社发行　全国各地新华书店经销
印 刷 者　北京虎彩文化传播有限公司
版　　次　2023 年 6 月第 1 版　2023 年 11 月第 2 次印刷
开　　本　710×1000　1/16
字　　数　266千
印　　张　26　彩插18面
书　　号　ISBN 978-7-5235-0290-7
定　　价　168.00元

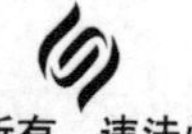

序

Preface

韩启德

欧洲文艺复兴后，以维萨利发表《人体构造》为标志，现代医学不断发展，特别是从19世纪末开始，随着科学技术成果大量应用于医学，现代医学发展日新月异，发生了根本性的变化。

在过去的一个世纪里，我国现代化进程加快，现代医学也急起直追。但由于启程晚，经济社会发展落后，在相当长的时期里，我国的现代医学远远落后于发达国家。记得20世纪50年代，我虽然生活在上海这个最发达的城市里，但是母亲做子宫切除术还要到全市最高级的医院才能完成；我患猩红热继发严重风湿性心包炎，只在最严重昏迷时用过一点青霉素。20 世纪 60—70 年代，我从上海第一医学院毕业后到陕西农村基层工作，在很多时候还只能靠“一根针，一把草”治病。但是改革开放仅仅 30 多年，我国现代医学的发展水平已经接近发达国家。可以说，世界上所有先进的诊疗方法，中国的医生都能做，有的还做得更好。更为可喜的是，近年来我国医学界开始取得越来越多的原创性成果，在某些点上已经处于世界领先地位。中国医生已经不再盲从发达国家的疾病诊疗指南，而能根据我们自己的经验和发现，根据我国自己的实际情况制定临床标准和规范。我们越来越有自己的东西了。

要把我们“自己的东西”扩展开来,要获得越来越多“自己的东西”，就必须加强学术交流。我们一直非常重视与国外的学术交流，第一时间掌握国外学术动向，越来越多地参与国际学术会议，有了“自己的东西”也总是要在国外著名刊物去发表。但与此同时，我们更需要重视国内的学术交流，第一时间把自己的创新成果和可贵的经验传播给国内同行，不仅为加强学术互动，促进学术发展，更为学术成果的推广和应用，推动我国医学事业发展。

我国医学发展很不平衡，经济发达地区与落后地区之间差别巨大，先进医疗技术往往只有在大城市、大医院才能开展。在这种情况下，更需要采取有效方式，把现代医学的最新进展及我国自己的研究成果和先进经验广泛传播开去。

基于以上考虑，科学技术文献出版社精心策划出版《中国医学临床百家》丛书。每本书涵盖一种或一类疾病，由该疾病领域领军专家撰写，重点介绍学术发展历史和最新研究进展，并提供具体临床实践指导。临床疾病上千种，丛书拟以每年百种以上规模持续出版，高时效性地整体展示我国临床研究和实践的最高水平，不能不说是一个重大和艰难的任务。

我浏览了丛书中已经完稿的几本书，感觉都写得很好，既全面阐述了有关疾病的基本知识及其来龙去脉，又介绍了疾病的最新进展，包括笔者本人及其团队的创新性观点和临床经验，学风严谨，内容深入浅出。相信每一本都保持这样质量的书定会受到医学界的欢迎，成为我国又一项成功的优秀出版工程。

《中国医学临床百家》丛书出版工程的启动，是我国现代医学百年进步的标志，也必将对我国临床医学发展起到积极的推动作用。衷心希望《中国医学临床百家》丛书的出版取得圆满成功！

是为序。

2016 年作于北京

作者简介

Author introduction

王拥军，首都医科大学附属北京天坛医院院长、神经内科教授，国家神经系统疾病医疗质量控制中心主任，国家神经系统疾病临床医学研究中心副主任，北京脑保护高精尖创新中心主任，中国卒中学会会长，中华医学会神经病学分会主任委员，*Stroke & Vascular Neurology* 主编。国家“十二五”科技支撑计划脑血管病领域首席专家，国家“十三五”重点研发专项非传染性慢病领域首席专家，国家重大新药创制科技重大专项总体专家组成员。

主要研究方向是缺血性脑血管病复发机制和干预策略，发现了脑血管病复发的关键分子机制，开创了短程双通道双效应脑血管病联合治疗方法（简称 CHANCE），改写了全球脑血管病指南，使患者复发风险下降 32%；发现了影响 CHANCE 新方法的药物基因并在此基础上创建精准医学的个体化方案，使复发风险再下降 20%；他揭示了脑血管病残余复发风险机制，研发了针对新机制新靶点的治疗药物，并实现产业化。以第一或通讯作者在 *NEJM*、*LANCET*、*JAMA*、*BMJ* 等期刊发表论文 200 余篇。参与设计和作为主要完成人的大型临床研究在顶级医学杂志

NEJM 占同期发表脑血管病研究论著总数的30%。以第一完成人获国家科技进步奖二等奖2项、省部级一等奖2项，获首批全国创新争先奖章、中源协和生命医学成就奖、谈家桢临床医学奖、全国杰出专业技术人才称号、世界卒中组织（WSO）最高成就奖——“主席奖”、2022年度“何梁何利基金科学与技术进步奖”。

前言

Foreword

三年疫情给医疗带来前所未有的挑战，也给临床研究带来了巨大创伤，许多临床研究不得不放缓，有的甚至中断。

尽管如此，人类与疾病的抗争没有停止，脑血管病临床研究在抗争中延续，新的诊疗技术和证据也源源不断的出现，给这个寒冷的早春带来一点生命的期盼。今年 2 月份，一年一度的国际卒中大会（ISC）在美国西南重镇达拉斯如期召开，大会选出了 24 项脑血管病研究的突破性进展，来自中国的突破性进展有 6 项，这其中有 4 项来自我所在的国家神经系统疾病临床医学研究中心。这也是中国临床研究最好的一年，对于刚刚渡过疫情的中国更是不易。

TRACE-2 试验是为了验证在发病 4.5 小时的急性缺血性脑血管病，替奈普酶治疗并不劣于阿替普酶，会议公布当天由 *LANCET* 在线发表。ANGEL-ASPECT 试验发现对于大核心坏死区的急性缺血性卒中，动脉取栓治疗同样有效，会议公布当天由 *NEJM* 在线发表。对于缺血性卒中二级预防，INSURE 试验没能证实吲哚布芬非劣效于阿司匹林，结果被 *Lancet Neurology* 接受发表。CATIS-2 试验发现，与延迟降压治疗相比，早期降压治疗并不能降低 3 个月时死亡和严重残疾的可能性，结果已在国际顶级学术期刊的审稿进行中。这些重磅研究或多或少对未来脑血管病临床实践都会产生重要影响，同时也显示中国临床研究日趋成熟，业已成为国际脑血管病临床研究的生力军和核心力量。

临床、基础和转化医学研究的快速进步颠覆了传统的临床诊断治疗观点，给脑血管病临床实践的进步带来巨大的动力。再灌注治疗进步新的时代，再灌注治疗被列为国家医疗质量改进行动计划；脑细胞保护取代神经保护，多靶点保护使得脑细胞保护的临床评价跨越了死亡谷；床旁快速基因指导的抗血小板治疗使得卒中二级预防更为有效和稳健；人工智能、移动医疗、数字疗法、chat GPT 等新技术使得脑血管病的临床实践精彩纷呈。也希望通过本书，让读者领略研究给临床实践带来的变化，也让读者享受新技术的魅力。

感谢我的同事为本书的出版做出的努力和付出，他们的无私奉献使得读者尽早读到此书。

王拥军

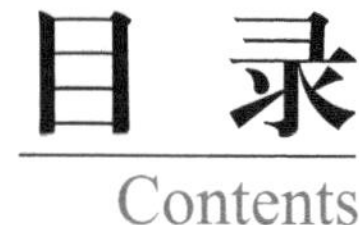

目录

Contents

脑血管病的流行病学：新数据、新趋势

1. 脑血管病是当今人类的主要健康问题

脑血管病一直以来都是人类的主要健康问题之一，是引起死亡和残疾的主要原因。根据 2019 年全球疾病负担研究（Global Burden of Disease Study 2019，GBD 2019）结果显示，2019 年全球估计有 1222 万例卒中新发病例，1.01 亿人患病，导致了 1.43 亿伤残调整生命年（disability-adjusted life-years，DALYs）和 655 万人死亡。卒中成为全球第二大死亡原因，占总死亡人数的 11.6%；是全球导致死亡及伤残的第三大原因，占全球总 DALY 的 5.7%。所有卒中新发病例中的 62.5% 为缺血性卒中（ischemic stroke，IS）（763 万例）。近几十年来，随着各国社会经济和人类文明的不断发展，人们的生活水平和健康水平都不断提高。人均期望寿命从 2000 年的 66.8 岁增长到 2019 年的 73.3 岁。然而，随着人类社会工业化程度的不断加深，人们的生活方式发生了巨大改变，这给人类健康带来了新的挑战：以心脑血管疾病、恶性肿瘤、糖尿病和慢性呼吸系统疾病等为代表的慢性非传染性疾病已经取代传染病，成为人类健康的主要威胁，这标志着全球大多数国家的疾病模式发生了根本的改变。

2. 虽然全球脑血管病标化死亡率呈下降趋势，但由于老龄化等因素的影响，死亡人数仍呈上升趋势

发表在 *The Lancet* 上的 GBD 2019 最新研究结果显示，全球年龄标化死亡率由 2000 年的 1019.93/10 万下降到 2019 年的 735.73/10 万，19 年间下降了 27.9%，但由于人口老龄化等因素的影响，总死亡人数却较 19 年前上升了 11.4%。

发表在 *The Lancet Neurology* 上的 GBD 2019 最新研究结果显示，2019 年全球脑血管病的标化死亡率为 84.20/10 万，较 1990 年下降了 36.0%。其中缺血性卒中下降了 34.0%，出血性卒中下降了 36.0%（表 1）。脑血管病标化发病率的大幅度下降是全球死亡率下降的主要原因之一。但由于人口老龄化和发病原因推迟等因素的影响，1990—2019 年脑血管病死亡的人数上升了 43.0%。美国心脏协会（American Heart Association，AHA）/ 美国卒中协会（American Stroke Association，ASA）收集了临床和流行病学研究、死亡报告、临床和公共卫生指南及专家意见等，对脑卒中死亡率下降原因进行了分析，研究结果表明：除了脑卒中发病率和病死率的下降，心血管疾病危险因素的干预控制措施也对脑卒中死亡率的下降起到了很大作用。其中，控制高血压加速了脑卒中死亡率的下降，对糖尿病和血脂异常疾病的控制及戒烟行动的实施等也都显现了效果。远程医疗及脑卒中看护系统则需要更长

的观察时间，才能发挥强大的作用。

表 1　1990—2019 年全球不同亚型脑血管病死亡人数与标化死亡率变化情况

	死亡人数（万）		标化死亡率（/10 万）	
	2019 年	1990—2019 年变化百分比（%）	2019 年	1990—2019 年变化百分比（%）
脑血管病	655	43.0	84.20	–36.0
缺血性卒中	329	61.0	43.50	–34.0
出血性卒中	289	37.0	36.04	–36.0
蛛网膜下腔出血	37	–12.0	4.66	–57.0

注：数据节选自 GBD 2019。

3. 脑血管病是导致疾病负担的第 3 位主要原因

DALY 是一个衡量疾病负担的主要指标，通过计算寿命损失年（years of life lost，YLL）和伤残所致寿命损失年（years lived with disability，YLD）而得到。通过伤残量表的评定，赋予不同伤残水平一定的权重，最终得到 YLD。DALY 综合考虑了残疾和死亡两种健康损失，并赋以社会价值取向的信息，使之合理地表达疾病对人群健康的影响。2019 年全球 5.7% 的 DALY 损失归因于脑血管病，1990—2019 年，年龄标化 DALY 率下降了 36.0%（表 2）。2019 年，脑血管病成为全球疾病负担 DALY 损失的第 3 位主要原因。

表 2　1990—2019 年不同亚型脑血管病 DALY 与标化 DALY 率变化情况

	伤残调整生命年（万）		年龄标化 DALY 率（/10 万）	
	2019 年	1990—2019 年变化百分比（%）	2019 年	1990—2019 年变化百分比（%）
脑血管病	14 323	32.0	1768.1	–36.0
缺血性卒中	6348	57.0	798.8	–29.0
出血性卒中	6857	25.0	823.8	–37.0
蛛网膜下腔出血	1118	–14.0	136.5	–54.0

注：数据节选自 GBD 2019。

4. 脑血管病可防可控，87% 的卒中 DALY 可归因于 19 种可改变的危险因素

发表在 *The Lancet Neurology* 上的 GBD 2019 结果显示，2019 年，总卒中 DALY 的 87.0% 可归因于 GBD 2019 建模中纳入的 19 种危险因素。不同亚型卒中的人群归因分值（population attributable fraction，PAF）相似，缺血性卒中为 85.7%，脑出血为 88.7%，蛛网膜下腔出血为 84.6%。2019 年，卒中的 5 个主要危险因素是高收缩压（导致 7960 万 DALY，占卒中总 DALY 的 55.5%）、高体重指数（3490 万 DALY，占 24.3%）、高空腹血糖（2890 万 DALY，占 20.2%）、环境 PM2.5 污染（2870 万 DALY，占 20.1%）和吸烟（2530 万 DALY，占 17.6%）。2019 年，可归因于卒中负担的危险因素 DALY 绝对数和占比情况详见表 3。

表 3　2019 年可归因于卒中负担的危险因素 DALY 绝对数和占比情况

危险因素	DALY 绝对数（万）	占 DALY 的百分比（%）
环境危险因素		
环境 PM2.5 污染	2870	20.1
固体燃料造成的家庭空气污染	1470	10.3
环境温度低	836	5.8
环境温度高	109	0.8
铅暴露	674	4.7
膳食危险因素		
高钠膳食	1770	12.3
高红肉膳食	1010	7.1
低水果膳食	1050	7.3
低蔬菜膳食	415	2.9
低全谷物膳食	326	2.3
酒精消费	854	6.0
身体活动		
低身体活动	241	1.7
吸烟		
吸烟	2530	17.6
二手烟	509	3.5
生理危险因素		
高体重指数	3490	24.3
高空腹血糖	2890	20.2
高收缩压	7960	55.5
高 LDL-C	1370	9.6
肾功能不全	1190	8.3
全部危险因素	12 500	87.0

5. 脑血管病是我国居民的第 3 位死亡原因，城乡和性别间分布特征不同

随着我国社会经济的发展，人们的生活水平和生活方式发生了显著改变，我国居民健康水平得到了较大的提高，疾病谱、死亡谱也发生了很大的变化。2020 年我国居民脑血管病死亡率为 154.39/10 万，死亡人数占总死亡人数的 22.8%，位列心脏病（165.93/10 万）和恶性肿瘤（161.69/10 万）之后，为死因顺位的第 3。城市地区脑血管病死亡率为 135.18/10 万，农村为 164.77/10 万，分别位居死因顺位的城市第 3 和农村第 2（表 4）。

表 4　2020 年全国死因监测系统城乡主要疾病顺位和死亡率（/10 万）

顺位	城乡合计		城市		农村	
	疾病	死亡率	疾病	死亡率	疾病	死亡率
	全死因	677.28	全死因	634.68	全死因	700.29
1	心脏病	165.93	恶性肿瘤	161.40	心脏病	171.36
2	恶性肿瘤	161.69	心脏病	155.86	脑血管疾病	164.77
3	脑血管疾病	154.39	脑血管疾病	135.18	恶性肿瘤	161.85
4	呼吸系统疾病	60.74	呼吸系统疾病	55.36	呼吸系统疾病	63.64
5	伤害	45.65	伤害	35.87	伤害	50.93

注：数据源自《中国死因监测数据集 2020》。

从年龄分布上看，40 岁以前，脑血管病的死亡率非常低。40 岁以后，特别是 60 岁后，随着年龄地升高，脑血管病死亡率呈现加速上升的趋势，各年龄组均呈现男性高于女性的特征（图 1、图 2）。

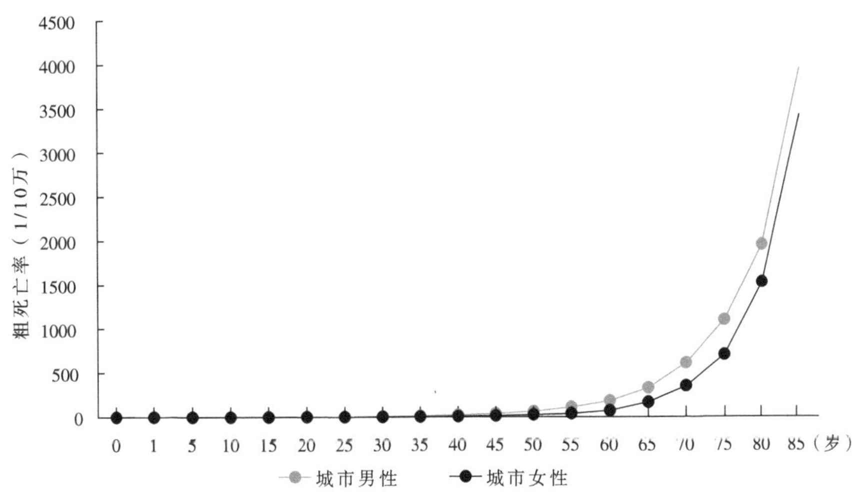

图 1　2020 年中国城市居民不同性别、年龄别人群脑血管病（粗）死亡率（彩图见彩插 1）

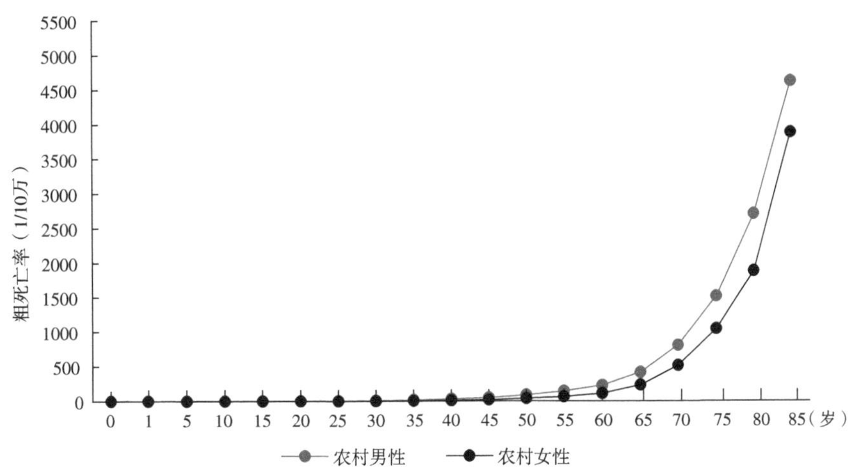

图 2　2020 年中国农村居民不同性别、年龄别人群脑血管病（粗）死亡率（彩图见彩插 2）

根据 2003—2020 年的《中国卫生健康统计年鉴》显示，脑血管病（粗）死亡率整体呈波动上升趋势，与 2003 年相比，2020 年城市居民脑血管病（粗）死亡率上升至 1.32 倍，农村居民上升至 1.49 倍。各年度农村居民脑血管病（粗）死亡率均高于城市居民（图 3）。

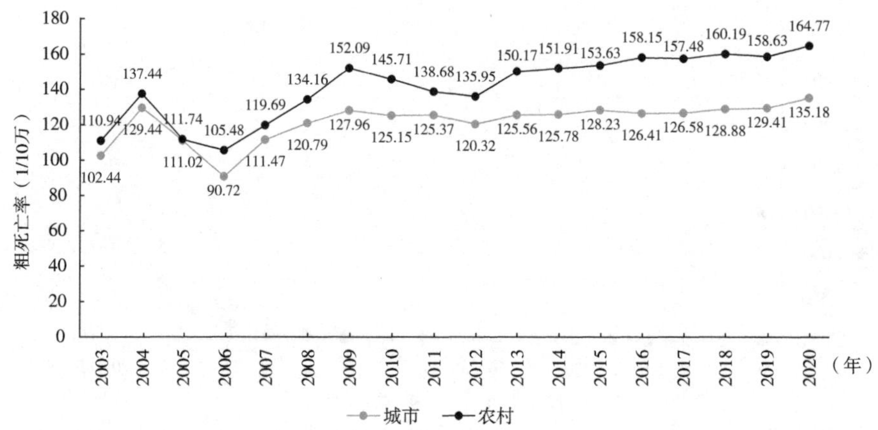

图 3　2003—2020 年中国城乡居民脑血管病（粗）死亡率变化趋势（彩图见彩插 3）

6. 我国脑血管病的年龄标化发病率呈下降趋势，但年龄标化患病率仍明显上升

根据 GBD 2019 数据显示，2019 年，中国脑卒中的年龄标化发病率为 200/10 万，其中缺血性卒中为 144/10 万，出血性卒中为 44/10 万，蛛网膜下腔出血为 11/10 万。与 1990 年相比，脑卒中的年龄标化发病率下降了 9.0%，缺血性卒中增加了 35.0%，出血性卒中和蛛网膜下腔出血分别降低了 53.0% 和 39.0%（表 5）。

表 5　1990 年和 2019 年中国不同亚型脑卒中的发病人数和年龄标化发病率及其变化情况

	发病人数（万）			年龄标化发病率（/10 万）		
	1990	2019	1990—2019 变化（%）	1990	2019	1990—2019 变化（%）
脑卒中	170	390	124.0	221	200	–9.0

（续表）

	发病人数（万）			年龄标化发病率（/10 万）		
	1990	2019	1990—2019 变化（%）	1990	2019	1990—2019 变化（%）
缺血性卒中	80	280	226.0	107	144	35.0
出血性卒中	70	80	18.0	95	44	–53.0
蛛网膜下腔出血	10	20	36.0	18	11	–39.0

注：数据节选自 GBD 2019。

2019 年，中国脑卒中年龄标化患病率为 1468.9/10 万，其中缺血性卒中为 1255.9/10 万，出血性卒中为 214.6/10 万，蛛网膜下腔出血为 81.4/10 万。与 1990 年相比，脑卒中年龄标化患病率上升了 13.3%，其中缺血性卒中增加了 33.5%，出血性卒中和蛛网膜下腔出血分别降低了 32.1% 和 21.7%。详见表 6。

表 6　1990 年和 2019 年中国不同亚型脑卒中的患病数和年龄标化患病率及其变化情况

	患病人数（万）			年龄标化患病率（/10 万）		
	1990	2019	1990—2019 变化（%）	1990	2019	1990—2019 变化（%）
脑卒中	1162	2876.0	147.5	1297	1468.9	13.3
缺血性卒中	819	2418.3	195.2	941	1255.9	33.5
出血性卒中	305	435.7	42.9	315	214.6	–32.1
蛛网膜下腔出血	102	158.1	55.0	104	81.4	–21.7

注：数据节选自 GBD 2019。

7. 脑血管病的防控工作任重而道远

通过对以上研究的综合分析可以看出，近年来随着人们生活水平的不断改善，脑血管病防治技术水平和医疗服务水平的不断提高，脑血管病的死亡率出现了下降趋势，但伴随着老龄化程度的不断加深，给全球各国带来的疾病负担也必然会越来越重。脑血管病的防控工作任重而道远。

参考文献

1. GBD 2019 Demographics Collaborators. Global age-sex-specific fertility，mortality，healthy life expectancy（HALE），and population estimates in 204 countries and territories，1950—2019：a comprehensive demographic analysis for the Global Burden of Disease Study 2019.Lancet，2020，396（10258）：1160-1203.

2. GBD 2019 Diseases and Injuries Collaborators. Global burden of 369 diseases and injuries in 204 countries and territories，1990—2019：a systematic analysis for the Global Burden of Disease Study 2019. Lancet，2020，396（10258）：1204-1222.

3. GBD 2019 Risk Factors Collaborators. Global burden of 87 risk factors in 204 countries and territories，1990—2019：a systematic analysis for the Global Burden of Disease Study 2019. Lancet，2020，396（10258）：1223-1249.

4. GBD 2019 Stroke Collaborators. Global，regional，and national burden of stroke and its risk factors，1990—2019：a systematic analysis for the Global Burden of Disease Study 2019. Lancet Neurol，2021，20（10）：795-820.

5. WHO Team.World health statistics 2022：monitoring health for the SDGs，sustainable development goals. Geneva：World Health Organization，2022.

6. MA Q F，LI R，WANG L J，et al. Temporal trend and attributable risk factors of stroke burden in China，1990—2019：an analysis for the Global Burden of Disease

Study 2019. Lancet Public Health，2021，6（12）：e897-e906.

7. SUN T，CHEN S Y，WU K，et al. Trends in incidence and mortality of stroke in China from 1990 to 2019 . Front Neurol，2021，12：759221.

8. 国家卫生健康委员会 . 中国卫生健康统计年鉴 2021. 北京：中国协和医科大学出版社，2021.

9. 中国疾病预防控制中心慢性非传染性疾病预防控制中心，国家卫生健康委员会统计信息中心 . 中国死因监测数据集 2020. 北京：中国科学技术出版社，2021.

（翟　屹　姜　勇　整理）

单基因脑血管病诊疗策略

8. 应用于单基因病诊断的各种类型的基因检测方法

基因诊断通常分为间接诊断和直接诊断。对于单基因病的诊断方法主要为直接诊断，包括：①核酸分子杂交技术。②聚合酶链式反应（polymerase chain reaction，PCR）及其衍生技术，如反转录 PCR（reverse transcription PCR，RT-PCR）、多重巢式 RT-PCR、实时 PCR 和数字 PCR（digital PCR，dPCR）技术，③ PCR 基础上的基因突变检测技术，如扩增受阻突变系统 / 限制性内切核酸酶（amplification refractory mutation system/restriction endonuclease，ARMS/RE）技术、变性高效液相色谱（denaturing high performance liquid chromatography，DHPLC）分析、高分辨率熔解曲线（high resolution melting，HRM）技术和多重连接探针扩增（multiplex ligation-dependent probe amplification，MLPA）技术。④ DNA chip 技术。⑤ DNA 序列分析技术，是基因诊断的金标准，包括第一代 Sanger 测序法、第二代高通量测序技术和第三代单细胞测序技术。下面对三代 DNA 测序技术进行汇总（表 7 同《脑卒中诊疗王拥军 2019 观点》）。

表 7　三代 DNA 测序优缺点比较

代别	测序方法	优点	缺点
一代测序技术	Sanger 法 Sanger 法 /DNA 聚合酶	可用于已知或未知突变的检测，常被用作标准的鉴定方法以及最终确定突变的确切位点和突变性质的手段。检测的突变类型包括错义突变、无义突变、同义突变（含 SNP）、拼接突变、小缺失、小插入、大缺失、大插入、插入伴缺失、复杂重排、重复变异等，准确率近 100%	通量小，总测序成本高，自动化程度不高或需手工操作，速度慢，检测时间长
二代测序技术	（NGS） FL 法焦磷酸测序 /DNA 聚合酶 Solexa 法 边合成边测序 / DNA 聚合酶 SOLiD 法 连接酶测序 / DNA 聚合酶	NGS 具有高通量、高准确性、高灵敏度、自动化程度高和低运行成本特点，可以同时完成传统基因组学（测序和注释）和功能基因组学（基因表达及调控、基因功能、蛋白 / 核酸相互作用），测序深度高	工作量仍较大，费用仍较高，通量不够高，读取长度较短，时间不够快，所需模板用量较多，故无法在单细胞、单分子水平进行检测
三代测序	HelicosTsMs 边合成边测序 / DNA 聚合酶 PacBiosMRT 边合成边测序 / DNA 聚合酶 NanoDore 电信号测序 / 核酸外切酶	测序通量更高，测序成本更低，读取长度更长，测序时间更短，所需起始用量更少，检测精确性更高，即使变异极少也能检出	对单基因病的基因性价比降低，需要保持酶的活性与稳定性

9. 单基因遗传性脑血管病基因检测策略

随着基因检测技术的现代化，基因检测费用明显下降，对于单基因遗传性脑血管病基因检测策略，目前推崇二代测序技术（next generation sequencing，NGS）。不同的 NGS 技术，包括全基因组测序（whole genome sequencing，WGS）、全外显子组测序（whole exome sequencing，WES），和目标区域测序（targeted regions sequencing，TRS），均可用于诊断单基因疾病。TRS 策略仅富集特定疾病或诊断类别感兴趣的基因编码区，其优点是靶向富集和随后的重测序，使得测序质量更高、深度更深，优于 WGS 或 WES。由于关注的是已知疾病的基因，实验室工作人员在分析数据集和解释变量时也更容易，可显著缩短检测报告周期。因此，NGS 不仅可以测试大量的基因，而且可以在相对短的时间内分析大量患者的 DNA 样品（图 4、图 5 同《脑卒中诊疗王拥军 2019 观点》）。

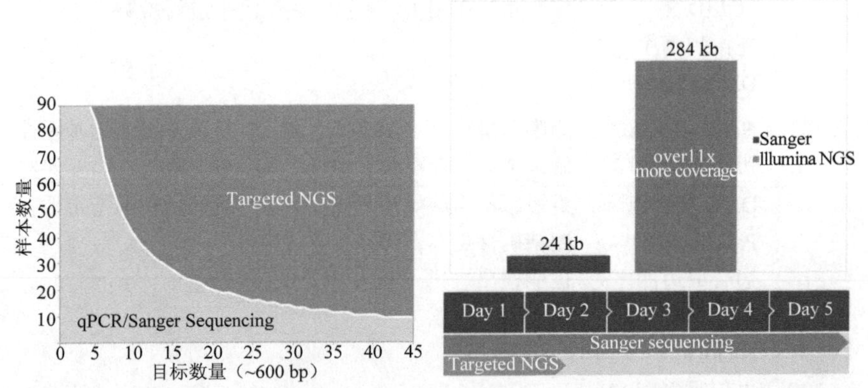

注：当目标基因数＞ 5 时，panel 捕获测序优势远大于一代测序（左图）；相同成本前提下，二代测序数据量是一代测序 10 倍以上（右上图），在全自动分析流程的支持下，分析时间约为一代测序的 1/3（右下图）。

图 4　二代目标捕获测序技术在单基因病诊断中的高通量、性价比和高效性优势

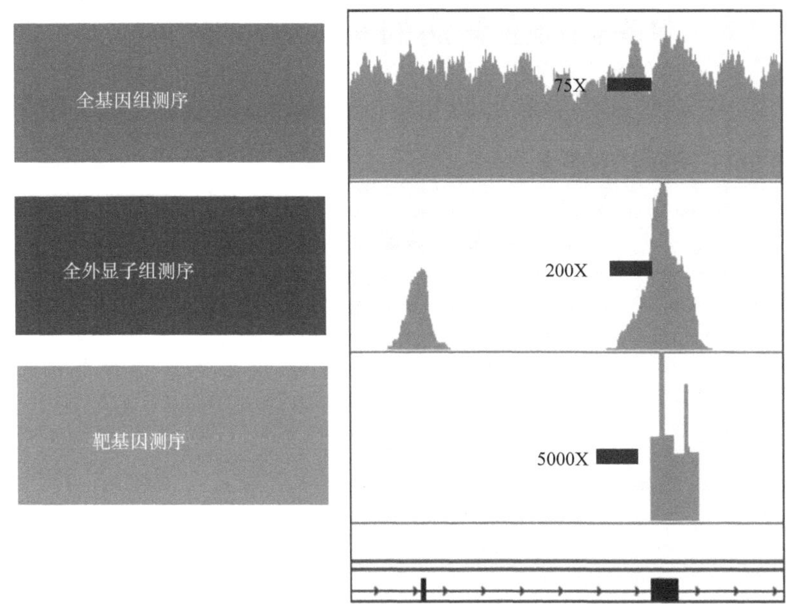

注：当目标基因群明确时，panel 捕获测序的精准度远大于外显子组测序与全基因组测序。

图 5　二代目标捕获测序技术在单基因病诊断中的精确性

然而，近年来随着 WES 和 WGS 的直接成本大幅下降，WES 以相对较低的成本可以达到相当高的读取深度，从而有助于在常规诊断中使用。“诊断产量”是指接受给定临床诊断并确诊的患者数，作为基于 NGS 的测试性能标准，通常将灵敏度和特异性作为标准，要求 NGS 诊断产量至少与使用 Sanger 测序的连续基因测试相匹配。诊断产量并不是在诊断靶基因测序中包括基因越多而增加越多。对于 TRS 诊断 panel 应该由医生和遗传专家共同选择并制定“核心疾病基因列表”，从而实现最大的突变检测并且确保各基因的完全覆盖和高质量测序。

10. 单基因脑血管病的基因诊断策略

首先对单基因导致的脑血管病进行汇总（表 8 同《脑卒中诊疗王拥军 2019 观点》）。

表 8 脑血管病相关单基因病

	缺血性	出血性
小血管病	CADASIL CARASIL（CADASIL2） ADRVCL COL4A1，COL4A2 CARASAL PADMAL	COL4A1，COL4A2 脑血管淀粉样变性
小和大血管病	Fabry 病 高胱氨酸尿症 / 高同型半胱氨酸血症	
大血管病	大血管病动脉夹层 Ehlers-Danlos Ⅳ型 肌纤维发育不良 马方综合征 动脉迂曲综合征 大动脉狭窄 Moyamoya 病 家族性高胆固醇血症	
易栓状态	镰状细胞贫血（同时可以导致颅内大血管病） FLeiden 5 因子异常 凝血酶原 2（F2）、蛋白 S（PROS1）、蛋白 C（PROC）、抗凝血酶 3 基因突变	

（续表）

	缺血性	出血性
栓塞性脑卒中	马方综合征（亦可动脉夹层） 心房黏液瘤 1 型 遗传性毛细血管扩张症（肺动静脉畸形） 遗传性心肌病 遗传性心律失常	遗传性毛细血管扩张症、Fabry 病
脑血管畸形		动脉瘤 家族性颅内动脉瘤 常染色体显性多囊肾 血管瘤 颅内海绵状血管瘤

对主要的单基因遗传性脑小血管病的基因、临床特点及治疗阐述如下。

（1）伴皮质下梗死和白质脑病的常染色体显性遗传性脑动脉病（cerebral autosomal dominant arteriopathy with subcortical infarcts and leukoencephalopathy，CADASIL）：常染色体显性遗传，*Notch3* 基因错义或小的插入缺失杂合突变，导致 34 个表皮生长因子结构域中半胱氨酸残基数量变为奇数。发病年龄为 30 ～ 70 岁，是最常见的遗传性脑小血管病，临床表现为进行性缺血性脑小血管病的特征（复发性缺血性卒中或短暂性脑缺血发作、情绪障碍、从执行功能障碍到痴呆的认知能力下降、运动障碍和步态改变）伴典型 / 非典型性偏头痛，脑出血罕见。患者在 20 ～ 40 岁行头磁共振检查可见脑白质高信号（卒中症状前），颞极及外囊白质高信号相对特异。

（2）伴皮质下梗死和白质脑病的常染色体隐性遗传性脑动脉病（cerebral autosomal recessive arteriopathy with subcortical infarcts and leukoencephalopathy，CARASIL）：常染色体隐性遗传，*HTRA1* 基因纯合或复合杂合突变，导致丝氨酸蛋白酶结构域的双等位基因功能丧失。发病年龄为 30 ～ 40 岁，除脑小血管病临床表现外，常常合并脱发（青春期 / 成年早期）和早发腰椎或颈椎椎间盘突出症表现（＜ 40 岁），可累及前颞叶和外囊白质高信号，在疾病后期可见从脑桥到小脑脚的拱形白质高信号。

（3）HTRA1 常染色体显性遗传病：常染色体显性遗传，*HTRA1* 基因杂合错义突变，同时具备家系成员共分离和功能分析提示酶活性降低和三聚体或三聚体激活受损。发病年龄＞ 50 岁，除脑小血管病临床表现外，仅有轻度或无神经系统以外表现。可累及前颞叶和外囊白质高信号。

（4）伴卒中和白质脑病的组织蛋白酶 A 相关性脑动脉病（cathepsin A-related arteriopathy with strokes and leukoencephalopathy，CARASAL）：常染色体显性遗传，目前只报告 *CTSA* 基因一种杂合错义（c.973C ＞ T，p.Arg325Cys）。成人起病具有高血压药物抵抗性缺血和出血性脑小血管病表现。

（5）COL4A1 or COL4A2 相关性血管病：常染色体显性遗传，*COL4A1* or *COL4A2* 基因多以杂合错义突变，影响 Gly-X-Y 三螺旋结构域中高度保守的甘氨酸残基。发病年龄跨越很大。成人表现为自发性或头部外伤、体育锻炼或抗凝剂治疗后出现脑出血的脑小血管病。胎儿和儿童表现为自发性或产前脑出血、精神运动迟缓和先天性脑积水。常合并神经系统以外的表现，如眼部的多种异常、肾囊肿、肾损害及肝囊肿、心脏瓣膜病、心律失常、雷诺综合征和肌肉痉挛。脑室周围白质高信号，深部微出血或出血，腔隙、微钙化、脑穿通畸形，颅内动脉瘤（多见 HANAC 类型）。

（6）常染色体显性遗传脑桥微血管病和白质脑病：常染色体显性遗传，*COL4A1* 基因 3' UTR 区 microRNA-29 结合位点的杂合突变。发病年龄为 30 ～ 45 岁。是以早发脑干缺血性病变为特征的脑小血管病。脑桥存在多发性腔隙灶，可累及前颞叶和外囊白质高信号。

（7）视网膜血管病伴脑白质脑病和系统表现（retinal vasculopathy with cerebral leukoencephalopathy and systemic manifestations，RVCL-S）：常染色体显性遗传，*TREX1* 基因 C 端移码杂合突变的遗传性多器官小血管病。突出表现为视网膜血管病及脑小血管病，常常伴有肾脏、肝脏受累。

（8）弹性纤维假黄瘤（pseudoxanthoma elasticum，PXE）：常染色体隐性遗传，*ABCC6* 基因纯合或复合杂合突变。可表现为大动脉疾病和脑小血管疾病、皮肤和视网膜病变、弹性纤维钙化。影像学可表现为脑小血管病和（或）大血管狭窄闭塞。

（9）血管炎、自身炎症、免疫缺陷和血液缺陷综合征 / 腺苷脱氨酶 2 缺乏：常染色体隐性遗传，*ADA2*（*CECR1*）基因纯合或复合杂合突变。具有小、中血管炎临床表现。通常儿童早期（6 岁之前）表现为发热、皮肤改变、关节炎、雷诺综合征、周围神经病、结节性多动脉炎和缺血性或出血性卒中。脑小血管影像具有动脉狭窄、动脉瘤及血管炎影像特征。

（10）Fabry 病：X- 连锁遗传，*GLA* 基因杂合突变。脑小血管疾病、大动脉疾病、心脏栓塞合并多器官疾病（尤其是心肾疾病，如左室肥厚和肾功能不全）、皮肤血管角质瘤及神经痛。具有脑小血管病影像学表现及基底动脉扩张，对称性丘脑枕部在 T_1 加权像呈高信号，在 CT 检查中可见在灰白质交界、基底节和小脑有钙化。

（11）FOXC1 缺失相关血管病：常染色体显性遗传，*FOXC1* 基因杂合突变。除具有脑小血管病临床表现外，常合并 Axenfeld-Rieger 综合征和牙齿、心脏、脐带异常，以及小脑畸形、听力损害。可见非特异弥漫性白质高信号。

（12）伴钙化和囊肿的脑微血管病及白质脑病（leukoencephalopathy，brain calcifications and cysts，LCC）：常染色体隐性遗传，*SNORD118* 基因纯合或复合杂合突变。常表现为发育迟缓、癫痫、步态异常、痉挛、肌张力障碍、共济失调、构音障碍、偏瘫、震颤、认知障碍、锥体束征及锥体外征。影像学表现为弥漫白质高信号、脑内钙化和脑内囊肿。

（13）伴钙化和囊肿的脑视网膜微血管病（cerebroretinal microangiopathy with calcifications and cysts，CRMCC）：常染色体隐性遗传病，*CTC1* 基因纯合或复合杂合突变。除视网膜病变外，其他临床及影像表现与 LCC 相同。

（14）遗传性脑淀粉样血管病（cerebral amyloid angiopathy，CAA）：常染色体显性遗传。Aβ 相关性 CAA：包括 *APP* 基因错义杂合突变的 Dutch 型（p.Glu693Gln）、意大利型（p.Glu693Lys）和爱荷华型（p.Asp694Asn）。非 Aβ 相关性 CAA：*CTS3* 基因编

码胱抑素杂合突变的冰岛型。常表现为复发性脑叶出血或非创伤性蛛网膜下腔出血、皮质梗死和痴呆。皮质 / 皮质下区域的微出血 / 出血，脑浅表含铁血黄素沉着，脑室后部为主的脑室周围白质高信号，皮质枕部钙化（Aβ 相关性 CAA），脑萎缩或皮质萎缩。

（15）脑海绵状血管瘤（cerebral cavernous malformation，CCM）：常染色体显性遗传，*KRIT1* 基因（CCM1）、*MGC4607* 基因（CCM2）和 *PDCD10* 基因（CCM3）杂合突变。常表现为反复颅内出血、颅内钙化。

（16）线粒体脑肌病伴高乳酸血症和卒中样发作（mitochondrial encephalomyopathy with lactic acidosis and stroke-like episode，MELAS）：母系遗传，*MTTL1*（c.3243A-G）基因及 *MTTQ*、*MTTH*、*MTTK*、*MTTC*、*MTTS1*、*MTND1*、*MTND5*、*MTND6*、*MTTS2* 基因致病性杂合突变。40 岁前出现卒中样发病、癫痫和脑病。CT 可见双侧基底节钙化（苍白球、尾状核、丘脑和小脑齿状核）和颞叶外侧、颞枕叶皮质及顶枕叶皮质病变，而皮质下白质不受累。

目前遗传性脑小血管病的治疗数据很少，缺乏随机对照试验研究结果，尚无特异性治疗方法，但推荐监测血压和治疗高血压，避免低血压导致白质病变加重，戒烟、定期运动和均衡饮食；没有证据支持抗血小板药物和他汀类药物可以阻止临床卒中发生；急性缺血性小血管卒中患者不推荐溶栓治疗；对于存在大动脉闭塞或血栓 / 栓塞高风险（如心房颤动、机械瓣膜）的患者，根据具体情况评估风险 / 收益，权衡应用血栓切除术或抗凝治疗；对于 *COL4A1*/*COL4A2* 相关性血管病患者，避免进行容易导致脑外伤的运动及过度或过长时间的运动，如果胎儿携带 *COL4A1*/*COL4A2* 突变基因，孕妇应考虑剖腹产；Fabry 病患者可应用酶替代疗法（enzyme replacement therapy，ERT）治疗并发症，需要早期诊断，但没证据表明 ERT 可预防卒中复发；MELAS 患者频繁发生心律失常，卒中样发作期间需要考虑心电图监测；MELAS 患者禁忌应用丙戊酸抗癫痫药物；有脑出血病史的遗传性脑淀粉样血管病或脑海绵状血管瘤患者，血压应控制在 130 mmHg 以下。

下面是首都医科大学附属北京天坛医院单基因相关性脑血管病诊断策略（图 6 同《脑卒中诊疗王拥军 2019 观点》）。

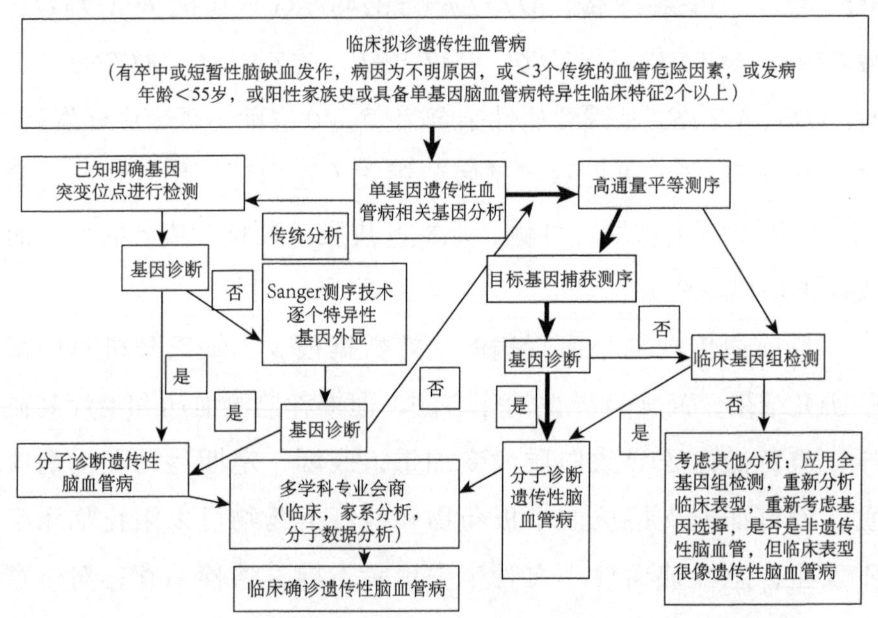

注：PATRIZIA P，BIANCA M B，ANTONIO C. Clinical pregenetic sereening forstroke monogenic diseases. Stroke，2016，47（7）：1702-1709. 黑色粗箭头为目前采用的主流流程。

图 6　脑血管病相关单基因病临床及基因诊断路径策略

参考文献

1. WETTERSTRAND K A. DNA sequencing costs：data from the NHGRI genome sequencing program（GSP）. [2021-7-9]. https：//www.genome.gov/about-genomics/fact-sheets/DNA-Sequencing-Costs-Data

2. SAITO R，LIOUTAS V A. Diagnosis and management of monogenic cerebral small vessel diseases.Eur J Neurol，2020，27（7）：1097-1098.

3. RANNIKMÄE K，HENSHALL D E，THRIPPLETON S，et al. Beyond the brain：systematic review of extracerebral phenotypes associated with monogenic cerebral small vessel disease. Stroke，2020，51（10）：3007-3017.

4. MULLER W A.Beyond genes and transcription factors：a potential mechanism for the pathogenesis of cerebral cavernous malformations.J Exp Med，2020，217（10）：e20200858.

5. MANCUSO M，ARNOLD M，BERSANO A，et al. Monogenic cerebral small-vessel diseases：diagnosis and therapy. consensus recommendations of the European Academy Of Neurology. Eur J Neurol，2020，27（6）：909-927.

6. GUEY S，LESNIK OBERSTEIN S A J，TOURNIER-LASSERVE E，et al. Hereditary cerebral small vessel diseases and stroke.A guide for diagnosis and management. Stroke，2021，52（9）：3025-3032.

（李　伟　整理）

无症状性脑血管病的处理

11. 无症状性脑血管病包括静息性脑梗死，推测为血管源性的磁共振白质高信号和微出血

虽然很早以前从病理研究中已经发现，很多脑血管病是无症状性的，但是随着影像学检查技术计算机断层扫描（computed tomography，CT）和磁共振成像（magnetic resonance imaging，MRI）等的发展和临床推广应用，越来越多的无症状性脑血管病被发现。目前无症状性脑血管病主要包括3类：静息性脑梗死、推测为血管源性的磁共振白质高信号（white matter hyperintensities，WMH）和脑微出血。不同类型的无症状性脑血管病常发生于同一患者，尤其是静息性脑梗死和白质高信号。

静息性脑梗死是局部脑组织区域血液供应障碍，导致的脑组织缺血缺氧性病变坏死，但是没有明显的临床症状。推测为血管源性的磁共振白质高信号是由血管性病因所致白质脱髓鞘病变的影像学描述，其病理机制涉及血－脑屏障损伤、慢性低灌注和淀粉样蛋白清除障碍等。脑微出血是一种亚临床的微小血管病变导

致的含铁血黄素沉积，反映了内皮细胞破坏和血－脑屏障损伤。

无症状性脑血管病不会使人的运动功能发生明显变化，也就是不引起对侧瘫痪、言语不清、疼痛或触觉改变等，但无症状性脑血管病会对大脑造成损害，影响思维、情绪和认知功能，是导致血管性认知障碍的重要原因。另外，无症状性脑血管病也可以引起小便失禁。

通常情况下，无症状性脑血管病并不包括扩张的血管周围间隙。虽然有学者研究发现，血管周围间隙扩张与认知功能下降、症状性卒中和血管性死亡发生风险有关，也可能是无症状性脑血管病的组成部分，但还需要在更大规模人群中进一步证实。

12. 无症状性脑血管病检查通常采用脑小血管病神经影像图像采集标准

在 3 大类无症状性脑血管病中，静息性脑梗死和白质高信号均可以靠 CT 和 MRI 诊断，临床上 MRI 检查的敏感性较 CT 高。脑微出血只依赖于 MRI 检查。为了发现无症状性脑血管病，通常采用脑小血管病神经影像图像采集标准（表 9）。

表 9　脑小血管病神经影像图像采集标准

序列	用途	方向	层厚及分辨率（mm）	评论
T_1WI	鉴别腔隙性脑梗死与血管周围间隙；辨别灰质与白质；观察脑萎缩程度	2D 轴位、矢状位或冠状位	3 ～ 5/1 × 1	至少采集矢状位或冠状位中的一个序列，有助于从各个方向充分识别结构

（续表）

序列	用途	方向	层厚及分辨率（mm）	评论
DWI	对急性缺血性损伤最敏感的序列，事件发生后数周内可持续呈阳性	2D 轴位	3 ～ 5/2 × 2	ADC 图的信号减少有助于区分近期病灶和陈旧性病灶
T_2WI	观察脑结构；识别陈旧梗死灶；鉴别腔隙性脑梗死与血管周围间隙	2D 轴位	3 ～ 5/1 × 1	
FLAIR	识别脑白质，确定皮质或大的皮质下梗死；区分脑白质病灶和腔隙性脑梗死、血管周围间隙	2D 轴位	3 ～ 5/1 × 1	
T_2WI、SWI 或 GRE	检测出血、微出血和铁沉积	2D 轴位	3 ～ 5/1 × 1	是检测出血唯一可靠的常规序列；SWI 比 GRE 敏感性更高

注：2D：二维空间；DWI：弥散加权序列；FLAIR：液体衰减反转恢复；SWI：磁敏感成像；GRE：梯度自旋回波。

13. 静息性脑梗死多是腔隙性脑梗死

据估计，临床上每检查出 1 个症状性卒中患者，就会发现 10 个静息性脑梗死患者。推测为血管源性的磁共振白质高信号患者数量更多。超过 90% 的静息性脑梗死为皮质下腔隙性脑梗死，直径在 3 ～ 15 mm，其余为直径超过 15 mm 的皮质下或皮质梗死。静息性脑梗死患病率随着年龄地增加而上升，尤其在伴有冠心病、症状性卒中和痴呆的老年患者中多见，提示这些疾病的危险因素有共同之处。

在弗明汉心脏研究中，年龄为（62 ± 9）岁的人群静息性脑梗死的患病率为 10.7%，其中 84% 为单一病灶。男性和青年黑种人静息性脑梗死的患病率较高。

14. 静息性脑梗死需要与血管周围间隙相鉴别

静息性脑梗死在 CT 上表现为与脑脊液信号类似的低密度影。MRI 检查的敏感性较 CT 高，表现为 T_1 低信号、T_2 高信号的局灶性、形态不规则的病灶，液体衰减反转恢复（fluid attenuated inversion recovery，FLAIR）像上通常出现中心低密度，与空洞内的液体被抑制有关（图 7），但有时 FLAIR 像中心低密度影不明显。静息性脑梗死需要与血管周围间隙相鉴别，病灶大小、部位、形态等有助于鉴别（表 10）。需要注意的是，通常病灶≥ 3 mm 被认为是静息性脑梗死，而不是血管周围间隙（图 8），但神经病理研究发现，有许多＜ 3 mm 的病灶，称之为微梗死，因此磁共振检查事实上低估了腔隙性脑梗死的数量。另外，在痴呆患者的皮质表面，可以发现＜ 3 mm 的微梗死病灶。静息性脑梗死还需要与脑白质变性相鉴别，静息性脑梗死可形成空洞，表现为脑脊液样的信号，可与脑白质变性相鉴别，但不是所有腔隙性脑梗死都会发展为空洞，因此在慢性期易被误认为是脑白质变性。

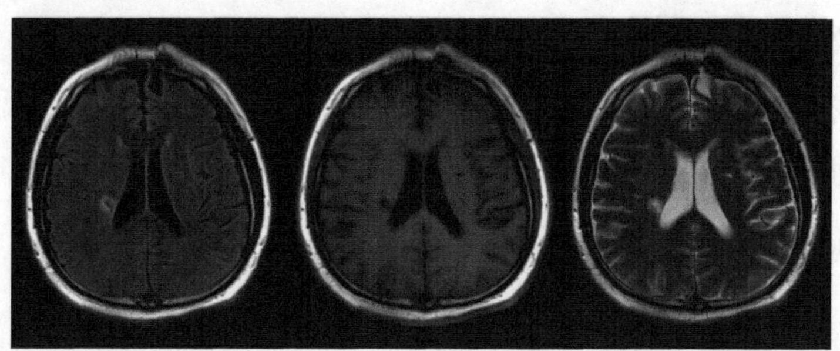

注：在 FLAIR 像上病灶中心呈低信号，周围呈高信号；在 T_1 像上病灶呈低信号；在 T_2 像上病灶呈高信号。

图 7　腔隙性脑梗死在 FLAIR（左）、T_1（中）、T_2（右）像上的表现

（图片来源于首都医科大学附属北京天坛医院。）

表 10　静息性脑梗死和血管周围间隙在磁共振上的区别

	静息性脑梗死	血管周围间隙
大小	多数≥ 3 mm	＜ 3 mm
部位	多数在皮质下，少部分在皮质内	通常在基底节和放射冠，很少在脑桥、延髓和小脑
形态	椭圆形或不规则形	线形或香肠形

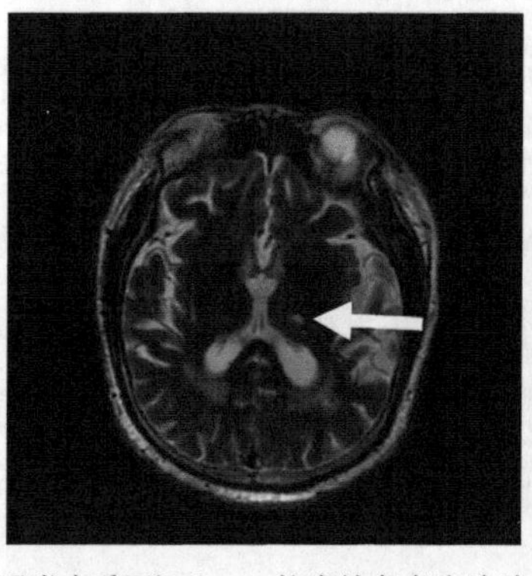

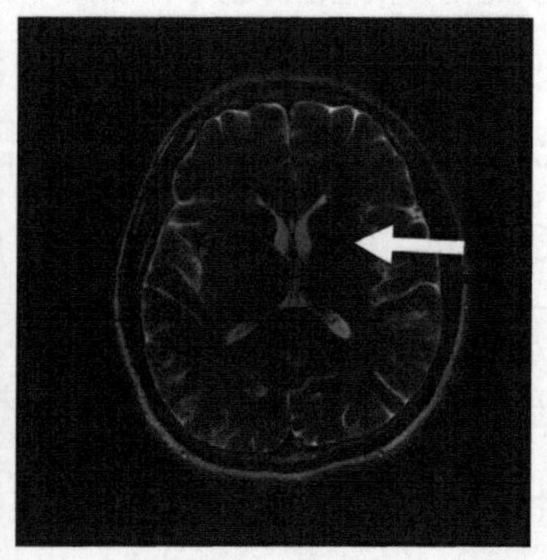

注：通常皮质下≥ 3 mm 的病灶考虑为腔隙性脑梗死（左图白箭），＜ 3 mm 的病灶考虑为血管周围间隙（右图白箭）。

图 8　T_2 像上腔隙性脑梗死和血管周围间隙

（图片来源于首都医科大学附属北京天坛医院。）

15. 静息性脑梗死患病率较症状性脑梗死高

在鹿特丹扫描研究中，静息性脑梗死的发生率是症状性脑梗死的 5 倍。在此研究中，年龄在 60 ～ 90 岁，静息性脑梗死的总体发生率为 20%。一些研究报告的发病率高达 49%，但大多数研究认为，无症状人群的发病率约为 20%。年龄与静息性脑梗死的相关性最强，60 ～ 64 岁患者，8% 存在静息性脑梗死；而＞ 80 岁的患者，静息性脑梗死患病率超过 35%。

16. 静息性脑梗死患者的发病机制可能与症状性脑梗死不同

临床上，症状性脑梗死的诊断策略通常包括 2 个方面：评估危险因素和引起脑梗死的病因与发病机制。脑梗死的病因通常分为下列 5 类：心源性、大动脉粥样硬化、小血管闭塞性、其他原因或隐源性。理论上，这些病因同样适用于静息性脑梗死。

有研究发现，无症状和症状性腔隙性脑梗死发病机制并不完全相同。例如，与有症状的腔隙性脑梗死相比，无症状的腔隙性脑梗死与高血压和白质高信号的相关性更密切。在一项前瞻性横断面研究中，与有症状的腔隙性脑梗死相比，腔隙性静息性脑梗死患者卒中复发率、死亡率和残疾率更高。腔隙性静息性脑梗死也更常见于患有血管病的患者，如镰状细胞性贫血、伴皮质下梗死和白质脑病的常染色体显性遗传性脑动脉病。皮质静息性脑梗死与心房颤动（简称房颤，atrial fibrillation，AF）有关。大动脉粥样硬化经常在皮质静息性脑梗死患者中存在，包括颅内和颅外狭窄。在单侧颈动脉狭窄和静息性脑梗死患者中，皮质静息性脑梗死更常见，通常与他们的颈动脉疾病同侧。

17. 考虑栓塞机制的静息性脑梗死可以寻找可能的心源性疾病

临床上对于病因不明的症状性脑梗死，通常需要进行心脏学检查。如 AHA/ASA 的二级预防指南（2021 版）指出，对于隐源性卒中患者，有理由进行有或无对比剂的超声心动图检查，以评价可能引起脑栓塞的心脏原因或者跨心脏通路的疾病。为了寻找是否适合抗凝治疗，有理由进行长程心电监测，包括移动远程监测、植入式心电监测或其他相应方式，以测定有无阵发性房颤。

对于静息性脑梗死患者来说，由于没有确切的疾病发生时间，延长心脏节律监测的必要性还未确定。对于栓塞机制的梗死，也就是皮质梗死或者大的、非腔隙性皮质下梗死，可以考虑延长心电节律监测，以寻找是否有心房颤动。然而，静息性脑梗死合并心房颤动者，是否适合进行抗凝治疗还缺乏证据。当静息性脑梗死提示栓塞机制时，利用超声心动图检测是否有心源性栓子不是强制要求，但可以考虑。

18. 静息性脑梗死伴颈动脉狭窄者，综合考虑围手术期风险进行决策

颈内动脉狭窄是脑梗死的病因之一。在近期有短暂性脑缺血发作（transient ischemic attack，TIA）或脑梗死的颈动脉狭

窄患者中，每年发生卒中的风险高达 10% ～ 15%；在无症状的颈动脉狭窄患者中，每年发生卒中的风险为 2%。AHA/ASA 卒中二级预防指南（2021 版）建议，对于症状性颅外动脉狭窄 50% ～ 99% 的患者，在 TIA 或脑梗死发生 6 个月内，建议行血管重建术。然而，静息性脑梗死的发病时间并不清楚。因为部分患者发生症状性脑梗死的风险介于症状性和非症状性颈动脉狭窄之间，应当综合考虑围手术期并发症及患者意向进行决策。

19. 不建议静息性脑梗死进行常规基因筛查

参照脑小血管病，由于发生概率很低，不建议对静息性脑梗死进行常规基因筛查。个别情况下，如果在年轻患者中发现有多发性腔隙性脑梗死和广泛的白质高信号，且没有传统的血管危险因素，应当考虑患者是否有单基因病的可能，如不典型的 CADASIL 或 CARASIL，可以进行基因学检查。

20. 静息性脑梗死可能增加症状性卒中发生的风险

来自社区的调查研究显示，静息性脑梗死可能增加症状性卒中的发生风险。根据 2 项平均年龄为 62 岁的人群调查显示，静息性脑梗死增加症状性卒中风险的概率为（0.3% ～ 1.2%）/ 年。另外，根据 4 个在社区基础上的研究发现，随访 3 ～ 15 年，在控制了年龄、性别、血管危险因素后，MRI 上发现的静息性脑梗死是未来发生卒中的独立危险因素（*HR* 1.5 ～ 2.2）。之前有静息性脑梗死的症状性卒中，缺血性卒中最常见，占 81% ～ 89%，出血性卒中较少，占 11% ～ 19%，与所有人群中症状性卒中的分布类似。观察性研究发现，CT 上单侧大的静息性脑梗死可能由动脉 – 动脉栓塞机制引起，当合并无症状颈动脉狭窄时，其未来发生症状性卒中的风险增高（*OR* 4.6，95% *CI* 3.0 ～ 7.2，*P* ＜ 0.001）。几个有关预防卒中复发的随机对照试验观察了静息性脑梗死和随后发生症状性卒中的关系。欧洲心房颤动试验（European atrial fibrillation trial，EAFT）显示静息性脑梗死增加血管事件的发生风险（*HR* 1.5，95% *CI* 1.2 ～ 1.9，*P* =0.01）和卒中复发风险（*HR* 1.7，95% *CI* 1.2 ～ 2.3，*P* =0.0002）。在培哚普利预防卒中复发研究（perindopril protection against recurrent stroke study，PROGRESS）的亚组分析中，培哚普利引起的血压下降并没有使新发静息性脑梗死和脑萎缩的风险降低，治疗组新发生的静息性脑梗死比例为 12.5%，对照组为 15.0%，统计学无明显差异（*P* =0.34）。在卒中二级预防有效性研究（prevention regimen for effectively avoiding second strokes，PRoFESS）的影像学亚组分析中，平均随访 2.5 年后发现，静息性脑梗死并不是卒中、其他血管事件和死亡率升高的独立危险因素。

21. 静息性脑梗死增加认知功能障碍的发生

长期以来，血管性疾病被认为是引起认知功能障碍类疾病（包括阿尔茨海默病）的重要原因，但静息性脑梗死与认知障碍的关系有待证明。基于社区人群的 4 项研究汇总分析，包括了 62 ～ 72 岁的 8296 例随访 4 ～ 12 年的静息性脑梗死患者，结果表明，静息性脑梗死虽然有增加认知功能障碍发生的倾向，但统计学无明显差异（*HR* 1.47，95% *CI* 0.97 ～ 2.22）。

22. 静息性脑梗死缺乏特异性治疗方法，按照脑血管病一级预防是合理的

对于静息性脑梗死患者，尚无特异性治疗方法，不能按照缺血性卒中二级预防使用抗栓药物等，按照脑血管病一级预防进行症状性卒中的预防是合理的。2019 年的一项荟萃分析纳入了 13 项有关阿司匹林有效性的随机对照临床试验，共包含 164 225 名受试者（对照组设置 9 项研究为安慰剂组，4 项研究为无阿司匹林组），结果发现阿司匹林虽能够降低缺血性卒中发生的风险（*HR* 0.81，95% *CI* 0.76 ～ 0.87），但相较于无阿司匹林组，应用阿司匹林对全部卒中事件发生率没有显著影响（*HR* 0.93，95% *CI* 0.86 ～ 1.02）；同时阿司匹林增加了主要出血风险（*HR* 1.43，95% *CI* 1.30 ～ 1.56）、颅内出血（*HR* 1.34，95% *CI* 1.14 ～ 1.57）及主要胃肠道出血（*HR* 1.56，95% *CI* 1.38 ～ 1.78），相较于对照组也更为常见。研究显示，10 年动脉粥样硬化性心血管疾病风险＞ 10% 时，预防性使用阿司匹林的风险 / 收益比相对更有利。目前仍无证据表明一般人群在低风险的情况下应用抗血小板药物可降低卒中的风险。2022 年一项基于 13 项一级预防随机临床试验的荟萃分析，出血风险随着年龄地增加而增加，尤其是 60 岁以后。根据 ASA 的建议，对于心脑血管事件风险较高且不具有出血高危因素的 40 ～ 70 岁患者，可以考虑应用小剂量阿司匹林

（75 ～ 100 mg/d）；年龄＞ 70 岁的个体，不建议将阿司匹林用于心脑血管事件的一级预防；伴有任何出血高危因素的个体，均不宜将阿司匹林用于心脑血管事件的一级预防。

23. 镰状细胞病与静息性脑梗死

镰状细胞病患者静息性脑梗死的比例明显增高，最早在 6 个月婴儿期时即可以发现静息性脑梗死。来自美国和欧洲的证据表明，到 6 岁时静息性脑梗死患病率达到 25%，到 18 岁时达到 39%，到青年期时达到 53%，没有报告出现平台期，且 37% 镰状细胞病患者有 2 个或 2 个以上病灶。值得注意的是，患病率估计值可能不仅随年龄而变化，而且与磁共振场强强度和像素的分辨率有关。

在坦桑尼亚儿童研究中，用经颅多普勒超声（transcranial doppler，TCD）检查脑血流速度，发现脑最大血流速度正常的儿童，静息性脑梗死患病率为 27%，而在最大血流速度常增加的儿童中，患病率为 43%。

镰状细胞病患者静息性脑梗死的比例，一定程度上反映了该人群血管损害的长期性。无症状梗死可能与颅内脑血管疾病有关，如狭窄或烟雾病。除了血管损害之外，引起静息性脑梗死的机制还包括右向左分流相关的栓子等。

在坦桑尼亚儿童研究中，无症状脑梗死儿童认知能力下降，类似结果在其他研究中也得到了证实。有研究发现，在 5 岁之前发生无症状脑梗死的患者，与进行性脑缺血、脑血管病变、学习困难和卒中发生风险有关。但也有研究发现，除非并发烟雾病，否则并未发现明显的认知功能下降。

截至目前，尚未制定针对镰状细胞病患者预防无症状脑梗死的策略。目前研究主要集中在防止无症状脑梗死反复发作或进展为症状脑梗死。由于无症状脑梗死发生卒中风险高，且可能引起认知功能评分下降 5 分，因此检测无症状脑梗死是必要的，但由于磁共振的费用较高，迄今为止所有研究都来自高收入国家。静息性脑梗死输血（silent cerebral infarct transfusion，SIT）试验观察了输血疗法是否可以预防镰状细胞病合并静息性脑梗死的儿童梗死复发（包括卒中和静息性脑梗死）。受试者包括患有镰状细胞病合并静息性脑梗死的 5 ～ 15 岁儿童。在随机临床试验中，196 名患者被随机分配到观察组（标准治疗）或定期输血组，与观察组中的儿童相比，接受定期输血的儿童脑梗死复发相对风险降低。每治疗 13.7 个儿童，可以预防 1 例脑梗死复发。然而，输血治疗并不能完全预防脑梗死复发，而且定期输血的高负担也降低了患者治疗的积极性。

24. 在无症状性脑血管病中，白质高信号最常见

白质高信号最常见于深部和脑室周围白质、脑桥和小脑。白质高信号的患病率和体积随着年龄的增长呈指数级增长，但在健康的年轻人群中也存在。白质高信号患病率也因研究设计和患者人群的不同而有显著差异。例如，在 1 个平均年龄为 34 岁的队列中，白质高信号的患病率为 6%，而流行病学风险分析研究偏

头痛的脑异常发现，在 30 ～ 40 岁的非偏头痛对照人群中患病率为 42%。在对 1077 名年龄为 60 ～ 90 岁的参与者进行脑 MRI 检查的鹿特丹扫描研究中，研究人员发现 92% 的人患有脑室周围或皮质下白质高信号。在基于社区的样本中，白质高信号患病率在55岁之前较低，为11%，但此后随着年龄的增长而急剧增加，平均 64 岁的受试者增加到 21%，平均 82 岁的个体为 94%。在不同种族的人群中，均可以发现白质高信号的患病率与年龄增长密切相关。

25. 多种因素可以引起白质高信号

磁共振所发现的白质高信号在病理学上是局部组织脱髓鞘、胶质细胞增生和微梗死。对其发病原因知之甚少，可能并非由单一原因引起，而是与一系列病理生理过程紊乱有关，包括缺血、梗死、炎症、血管通透性增加和静脉回流不畅等。白质高信号的患病率及严重程度与下列因素有关：①基因。白质高信号与遗传有关，虽然相关的基因基础目前尚未确定。②年龄。随着年龄地增长，白质高信号明显增多。55 岁以下的人群患病率较低，但之后患病率明显上升，在 64 岁的人群中患病率达 11% ～ 21%，在 82 岁时平均患病率达 94%。③血管危险因素。白质高信号与高血压、糖尿病的病程长短和严重程度有关。④颅内动脉粥样硬化。无论是症状性还是非症状性。⑤某些其他疾病。白质高信号在卒中、痴呆、偏头痛和晚发性抑郁患者中发病率更高，例如，卒中患者脑白质高信号的发病率较正常人群高（19.5% *vs*.7.5%），病变的体积也更大。但白质高信号在患双向情感疾病和精神分裂的青年人中发病率并不会增高。白质高信号是指在磁共振的 T_2 序列或 FLAIR 序列脑白质部位信号增强，或在 CT 上的脑白质部位呈低密度影。由于扫描的参数不同，在磁共振的 T_1 序列表现为等信号或低信号，但与脑脊液的低信号不同（图 9）。根据病灶部位不同，脑白质高信号可分为脑室周围的白质高信号（与脑室系统紧密相连）和深部白质高信号（位于皮质下，与脑室系统不相连）。有些人认为，皮质下白质高信号是整个白质信号增强超过了一定阈值的表现。白质高信号的报告描述有许多种，包括脑白质疏松症、白质改变和小血管缺血性疾病。随着年龄增长，白质高信号普遍存在。因此，当考虑白质高信号与年龄相关时，影像学报告有时并不进行描述。目前并不存在 1 个阈值，此阈值以下的脑白质变性为良性，而阈值以上的脑白质变性发生症状性卒中的风险高。描述脑白质病变的严重程度通常使用 Fazekas 评分（图 10），分别对脑室旁和深部白质高信号的严重程度进行了评分（表 11）。

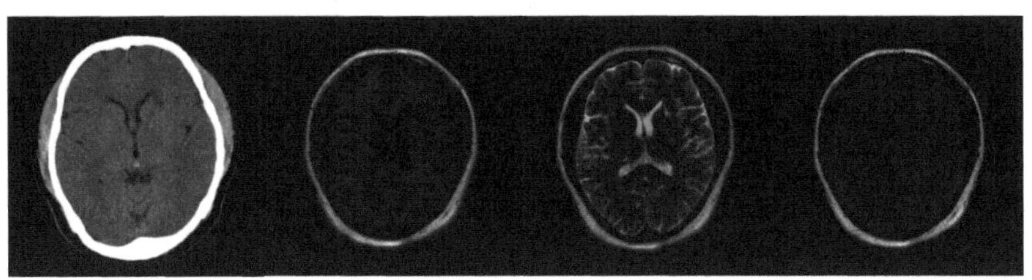

图 9　脑白质高信号在 CT 及磁共振 T_1、T_2、FLAIR 上的表现（从左向右）

（图片来源于首都医科大学附属北京天坛医院。）

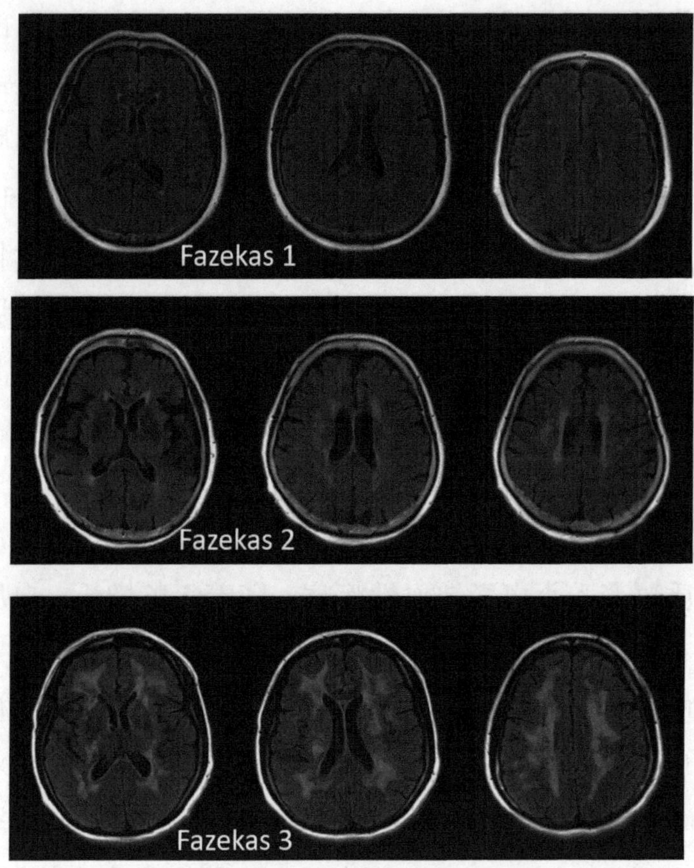

图 10　磁共振 FLAIR 像上白质信号增加不同 Fazekas 评分的表现

（图片来源于首都医科大学附属北京天坛医院。）

表 11　Fazekas 量表

分值	脑室旁	深部白质
0 分	无病变	无病变
1 分	帽状或者铅笔样薄层病变	点状病变
2 分	病变呈光滑的晕圈	病变开始融合
3 分	不规则的脑室旁高信号，延伸到深部白质	病变大面积融合

26. 高血压与白质高信号发生关系密切

多项横向和纵向研究确定了高血压与白质高信号的关系。其中比较重要的研究是社区动脉粥样硬化风险（atherosclerosis risk in communities，ARIC），它研究了近 20 年来的血压值和白质高信号进展的关系。在这个队列中，平均每日收缩压高 20 mmHg 的人群是白质高信号进展最多的前 1/5 的人群，调整多种混杂因素后比值比为 2.0。

白质高信号也是与有症状和无症状的颅内动脉粥样硬化有关的颅内狭窄闭塞性疾病。白质高信号的负担与脑卒中风险、脑卒中后更差的结果、步态障碍和认知障碍有关。认知障碍主要涉及执行功能、视觉空间记忆和组织、视觉扫描和运动速度及新的学习，但似乎保留了语言记忆。白质高信号也与老年患者的抑郁症相关，导致血管性抑郁假说，这些病变通常在前额叶背外侧皮质中发现。

27. 白质高信号严重程度评估可以依据 Fazekas 量表和体积测量的自动化方法

白质高信号可以使用序数量表进行定性测量，最常见的是 Fazekas 量表，其范围为 0 ～ 3，并已在许多出版物中得到验证。白质高信号体积也可以使用经过验证的算法，以立方厘米（cm^3）为单位测量，该方法依赖于计算机从脑实质中的正常 T_2 信号中分割出异常的 T_2 高信号。在特定的情况下，如急性卒中患者，利用半自动方法去除急性梗死区域后，发现非梗死区域，19.5% 的患者有大面积的白质高信号，而没有卒中的人群为 7.5%。

28. 老年人轻微白质高信号并不需要额外的辅助检查，但与年龄不称的严重的白质高信号需要进一步评估

白质高信号在高龄人群中非常常见，超过 90 岁的个体均可出现不同程度的白质高信号。因此，在中老年人群中发现散在的白质高信号很常见，并不需要进行额外的辅助检查。然而，与年龄不相称的严重的白质高信号，考虑进行以下评估：①白质高信号增加了卒中的风险，因此存在与年龄不相符的过量白质高信号的患者，建议进行常规血管危险因素的评估，包括高血压、糖尿病、高血脂、吸烟和缺乏体力活动等。②流行病学发现心房颤动是危险因素，建议通过脉搏和心电图筛查心房颤动。③白质高信号与无症状性颈动脉粥样硬化仅呈弱相关性，在症状性颈动脉狭窄侧发生的概率并不增加。因此，近端栓子来源的寻找，如颈动脉影像学检查和超声心动图检查可能并不需要。④广泛、汇合的白质高信号也是 CADASIL 的一个特征。CADASIL 患者白质高信号位于前颞白质和外囊区域，但是尚未对这些部位白质高信号的阳性预测价值进行相关试验，预计是比较低的。因此，常规的基因检查并不需要，只是对于相对年轻且有其他 CADASIL 的特征或其他单基因遗传病的患者，可以考虑进行基因检查。目前，识别白质高信号的严重程度还依赖于医生的临床经验，尚缺乏统一的对照。在试验中有时用白质高信号汇合成片或开始汇合所对

应的 Fazekas 评分的 2 级或 3 级作为广泛白质变性的定义，对这部分患者，尤其是年龄较小时可参考上述内容进行评估。

29. 白质高信号可能增加症状性卒中的发生

一项包含 6 项社区研究的荟萃分析发现，白质高信号增多与未来卒中发生风险增高相关（*HR* 3.1，95% *CI* 2.3 ～ 4.1，$P < 0.001$）。值得注意的是，这项荟萃分析中包含的各项研究白质高信号的评分系统和临界点选择均不同。由于没有统一的白质高信号增多的阈值，因而无法利用上述荟萃分析结果建立出预测个体发生卒中风险的模型。同样，目前汇总所得的结果，也无法预测不同程度白质高信号的患者每年发生卒中的绝对风险。目前缺乏足够的资料说明白质高信号与卒中风险之间的具体关系，也不知道是否存在一个阈值，在这个阈值下，白质高信号的存在与大小不用于预测卒中风险的高低。

30. 白质高信号与卒中和认知障碍有关

白质高信号的负担与脑卒中风险、脑卒中后更差的结果、步态障碍和认知障碍有关。对 4 项基于人群的研究调查了白质高信号与痴呆的关系。参与者总数为 3913 名，入组时年龄为 69 ～ 80 岁。汇总结果显示，白质高强度与所有痴呆风险之间存在临界统计学的相关性（*OR* 1.39，95% *CI* 1.00 ～ 1.94）。但是 4 项研究之前的异质性明显。认知障碍主要涉及执行功能、视觉空间记忆和组织、视觉扫描和运动速度及新的学习，但似乎保留了语言记忆。

31. 卒中后不同时期、不同部位白质高信号与卒中后抑郁的相关性不同

有学者认为，白质高信号也与老年患者的抑郁症相关，导致血管性抑郁假说。这些病变通常在背外侧前额叶皮质中发现，然而相关的研究结果并不相同。近期有研究对 15 项研究、4133 名不同卒中期患者的白质高信号与抑郁的关系进行了荟萃分析。

在急性期（＜1 个月），白质高信号、深部白质高信号、重度白质高信号和重度深部白质高信号不是发生抑郁症的重要危险因素，但脑室周围白质高信号（*OR* 1.21，95% *CI* 1.01 ～ 1.44）和重度脑室白质高信号（*OR* 1.72，95% *CI* 1.12 ～ 2.65）与卒中后抑郁显著相关。在亚急性期（1 ～ 6 个月），深部白质高信号和重度白质高信号与卒中后抑郁无显著相关性，但脑室周围白质高信号（*OR* 2.44，95% *CI* 1.25 ～ 4.76）与卒中后抑郁显著相关。在慢性期（＞6 个月），重度脑白质高信号与卒中后抑郁无显著关联，而白质高信号（*OR* 1.063，95% *CI* 1.03 ～ 1.09）、深部白质高信号（*OR* 1.40，95% *CI* 1.11 ～ 1.76）、脑室白质高信号（*OR* 1.28，95% *CI* 1.11 ～ 1.48）和重度深部白质高信号（汇总 *OR* 1.52，95% *CI* 1.12 ～ 2.05）与卒中后抑郁显著相关。研究结果提示，白质高信号、深部白质高信号和脑室白质高信号与慢性卒中后阶段的卒中后抑郁之间存在显著关联，与白质高信号和深部白质高信号相比，脑室周围白质高信号与脑卒中后每个时期的卒中后抑郁具有更强的相关性，但仍需要高质量的前瞻性研究来证实。

32. 降压治疗可能是预防白质高信号最有前途的方法

目前尚缺乏资料将白质高信号当作症状性卒中的等位症。因此，对于白质高信号增加但是没有血管事件病史的患者，卒中的二级预防指南并不一定适用，应首先使用卒中一级预防指南。

高血压与白质高信号的关系是研究较多的领域。在培哚普利预防卒中复发研究的子研究中，192 例症状性卒中患者与对照组相比，积极的降压治疗（培哚普利 + 吲达帕胺）导致收缩压下降 11.2 mmHg，在进行平均 3 年的随访后，治疗组发生新的白质高信号较少。但是，在卒中二级预防有效性试验中，替米沙坦虽然使收缩压降低了 3 mmHg，但并没有减缓白质高信号的进展。另外，积极降压治疗可能增加跌倒风险，因为白质高信号与步态不稳和平衡失调相关。在控制糖尿病心血管风险的行动 - 糖尿病记忆（action to control cardiovascular risk in diabetes-memory in diabetes，ACCORD-MIND）的二次分析中，与标准降压控制（＜ 140 mmHg）组相比，强化降压（＜ 120 mmHg）组白质高信号进展更慢 [Δ 白质高信号 =（0.67 ± 0.95）cm^3 *vs.*（1.16 ± 1.13）cm^3，$P < 0.001$]。SPRINT-MIND 中有类似的发现，还报告了强化血压控制的轻度认知功能障碍发生率较低。4 项试验 [ACCORD-MIND、PRoFESS、PROGRESS 和老年人认知与预后研究（study on cognition and prognosis in the elderly，SCOPE）] 的荟萃分析表明，与常规降压相比，在 28 ～ 47 个月期间的白质高信号进展较少，强化降压药物可显著减少白质高信号进展。但是在

ACCORD-MIND 中，血压降至＜ 120/80 mmHg 与更多的脑卒中损失总脑容量相关。在 SPRINT 和 SPRINT-MIND 中观察到将收缩压降至＜ 120 mmHg 后，心血管和认知益处的增加会伴随着其他不良事件的增加，如晕厥和肾损伤。因此降压治疗的目标值有待进一步研究。

33. 降脂和降糖治疗是否可以延缓脑白质高信号的发展还有待进一步研究

无症状性脑血管病积极进行医疗管理是否安全的数据很少且相互矛盾。新近的研究表明，对于高血脂患者进行降脂治疗，可以延缓脑白质变性的发展。对 732 例患者进行研究发现，较安慰剂组新发 Fazekas 量表≥ 2 的风险高于瑞舒伐他汀组（*HR* 2.150，95% *CI* 1.443 ～ 3.203，$P < 0.001$）。脑动脉狭窄消退（regression of cerebral artery stenosis，ROCAS）研究也指出，他汀类药物可以减缓白质高信号的进展。FINGER 研究还表明，包括饮食、运动和血管风险监测在内的多领域干预，可以减少认知能力下降。这些结果支持这样一种可能性，即改变纵向暴露于高血压、高脂血症和心血管健康状况不佳，可能会减少症状性脑血管病的发生。但是也有研究证明，他汀类药物治疗可能会增加出血性卒中的风险，这对于基线时患有严重白质高信号或脑微出血的患者来说尤其令人担忧。

积极的降糖治疗并不能延缓白质高信号的进展，事实上还可能增加。但是，所有上述数据均来自于大的随机对照试验的子研究，随访期限较短，可能不足以观察到白质高信号减少引起的临床变化。

34. 没有其他危险因素的患者，仅有脑白质高信号，不常规使用阿司匹林

在卒中二级预防的后分析中发现，白质高信号患者使用抗栓药物，可能增加出血的风险。可逆性缺血卒中预防试验（stroke prevention in reversible ischemia trial，SPIRIT）评估了动脉源性卒中患者二级预防的效果，严重的白质高信号是抗凝治疗引起脑出血的独立危险因素（*HR* 2.7，95% *CI* 1.4 ～ 5.3）。在阿尔茨海默病的血管治疗评估（evaluation of vascular care in Alzheimer' s disease，EVA）试验中，伴随≥ 1 个脑小血管病表现（白质高信号或梗死）的阿尔茨海默病（Alzheimer' s disease，AD）患者被随机分配到多模式的血管治疗（包括阿司匹林）组和对照组。在 65 例服用阿司匹林的患者中，有 3 例发生致死性脑出血，但没有统计学意义。这些研究，虽然没有提供直接证据证明使用抗栓药物的风险 / 收益比，但是提醒医生在使用时应当注意。根据目前指南，当有明确的使用指征时，临床医生不应该因为白质高信号而不给患者使用抗栓药物。

35. 什么是脑微出血？

脑微出血被认为是既往由无症状性小量出血引起的含铁血黄素的沉积，使用磁共振梯度回波序列可以发现，在正常人群中脑微出血的患病率为 5% ～ 21%，在缺血性卒中患者中达到 30% ～ 40%，在脑出血患者中达到 60% ～ 68%。在不同种族人群之间脑微出血的患病率类似。

36. 磁共振扫描的参数不同，检测脑微出血的敏感性有较大差异

脑微出血在磁共振磁敏感加权序列上表现为小的、圆形的、直径在 5 ～ 10 mm 的信号缺失（图 11）。影像学表现有扩大效应，也就是说，MRI 上磁敏感序列上信号丢失的直径大于实际的病灶直径。MRI 扫描的参数不同，检测的敏感性有较大差异，使用更长的回波时间、更短的层间间距、3D 影像检查、更高的场强和新的序列或磁敏感加权序列，可以将微出血检出率提高 2 ～ 3 倍。另外需要注意的是，脑微出血有可能被误诊，因为血液流空、海绵状血管畸形、小的梗死的出血转化、铁沉积及散在的钙化等，均可能被误认为是微出血。

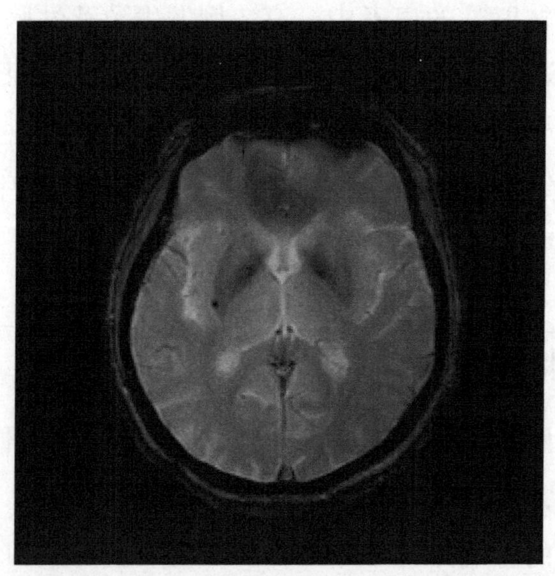

图 11　脑微出血在梯度自旋回波上信号缺失

（图片来源于首都医科大学附属北京天坛医院。）

37. 脑微出血的发生也与年龄增长有关

与其他无症状性脑血管病类似，脑微出血的发生也与年龄增长密切相关。在高敏感性磁共振序列中，60 ～ 69 岁人群微出血患病率为 18%，> 80 岁的人群患病率为 38%。在使用不太敏感的梯度自旋回波序列的研究中，平均年龄为 67 岁和 76 岁的人群患病率分别为 9% 和 13%。另有研究发现，脑微出血的患病率在 45 ～ 50 岁的人群中为 6%，但在 80 岁之后增加到 36%。

38. 脑微出血患者需要注意筛查是否有高血压或淀粉样血管病等

脑微出血通常在 MRI 上偶然看到，没有明显的相关症状。与高血压相关的脑微出血最常与白质高信号和腔隙性静止性脑梗死发生在同一部位，特别是基底神经节、脑桥和小脑。高血压也被证明会增加脑微出血负荷纵向进展的风险。多叶微出血与脑淀粉样血管病的关系更为密切（与高血压相比）。中度至重度 CAA 的患病率在 65 ～ 74 岁的人群中为 2.3%，但在 85 岁以上的人群中上升至 12.1%。脑叶微出血还与高密度脂蛋白胆固醇升高和甘油三酯降低有关，并且与 *Apoeε 4* 等位基因有关。

脑微出血最常与高血压动脉病和淀粉样血管病相关。少见的病因包括感染性心内膜炎、多发海绵状血管畸形、凝血障碍及头部外伤，这些可以通过病史询问和相关检查帮助诊断。范围较大的无症状脑出血（> 1.0 cm）较微出血少见，可能与症状性脑出血的病因类似。微出血发生的部位通常分为深部位置（基底节或脑干）和脑叶部位（大脑皮质或皮质下白质）。脑微出血根据发生部位不同，危险因素也不相同，在临床上应根据不同情况进行相应的检查。脑叶的微出血与 *ApoE ε4* 等位基因有关，而深部的微出血与高血压、吸烟和脑梗死相关。血管淀粉样变性与高血压不同，常发生于含有 *ApoE ε4* 等位基因的个体，是脑叶微出血的常见原因，血管淀粉样变性诊断标准包括脑叶出血的病史。依据波士顿诊断标准，局限于脑叶出血的患者中，根据多发或单一出血，可以诊断为很可能或可能的血管淀粉样变性。修改的诊断标准（表12）包括了表面的铁沉积，认为其与出血等同。然而，波士顿诊断标准和修改的波士顿诊断标准均缺乏在人群中的验证。当深部位置和脑叶部位均发现有微出血时，病因可能既有脑淀粉样血管病，又有动脉粥样硬化（与年龄、高血压和其他血管危险因素有关）。对于静息性微出血的患者，应进行针对脑出血的危险评估，尤其应对高血压进行评估。对临床或影像学诊断有疑问时，可进行 CT 动脉造影（CT angiography，CTA）、CT 静脉造影（CT venography，CTV）、增强 CT、增强磁共振、磁共振动脉成像（magnetic resonance angiography，MRA）和磁共振静脉成像（magnetic resonance venography，MRV）检查，有助于评估大的（直径超过 1 cm）静息性出血的潜在病因，如血管畸形和肿瘤等。对于静息性出血或微出血，在排除血管畸形等疾病后，可以使用修改波士顿标准对 CAA 的可能性进行评估。因为 *ApoE* 检查并不能识别 CAA，因此不推荐用于脑出血患者，同样也不推荐用于微出血患者的检查。

表 12　修改的脑淀粉样血管病的波士顿诊断标准

分类	诊断标准
明确的 CAA	完整的尸体解剖检查发现： 脑叶、皮质或皮质－皮质下出血； 严重 CAA 的证据； 没有其他疾病的病理表现
有病理学证据的高度可能的 CAA	临床资料和病理组织学（通过对血肿或皮质活检标本）证实： 脑叶、皮质或皮质－皮质下出血； 某些程度的 CAA 的证据； 没有其他疾病的病理表现
很可能的 CAA	临床资料和 MRI 或 CT 结果证实： 年龄≥ 55 岁； （a）多发出血局限于脑叶、皮质或皮质－皮质下出血（包括小脑出血）或（b）单个脑叶、皮质或皮质－皮质下出血和局部或散在的表面铁沉积； 没有其他导致出血或铁沉积的原因
可能的 CAA	临床资料和 MRI 或 CT 结果证实： 年龄≥ 55 岁； （a）单个脑叶、皮质或皮质－皮质下出血或（b）局部或散在的表面铁沉积； 没有其他导致出血或铁沉积的原因

39. 脑微出血增加缺血性卒中和出血性卒中的发生风险

最近的研究也显示，脑微出血不仅会增加出血性卒中的发生风险，也会增加缺血性卒中的发生风险。总体而言，缺血性卒中较出血性卒中更多。脑微出血引起的卒中类型可能与部位有关，局限于脑叶的微出血提示患者可能有淀粉样血管变性，发生脑出血的风险较高；而其他部位的脑微出血，发生脑出血和脑梗死的风险均增加。目前尚未见脑微出血患者缺血性卒中预防的研究。

40. 即使存在脑微出血，对急性缺血性卒中患者进行再灌注治疗也是合理的

对于急性缺血性卒中患者，静脉溶栓和血管内治疗可以带来收益，但同时增加出血风险。预测哪些患者会发生脑出血可用于指导临床。通过 T_2 或磁敏感成像序列发现的脑微出血与症状性脑出血有关，有可能成为预测应用组织型纤溶酶原激活物（tissue-type plasminogen activator，t-PA）后脑出血的指标。

关于脑微出血的存在是否是急性缺血性卒中静脉阿替普酶溶栓后出现症状性颅内出血的危险因素，存在相互矛盾的数据。然而，脑微出血灶的数量介导了这种风险。与只有少量脑微出血灶的患者相比，脑微出血灶＞ 10 个的患者在 3 个月时发生症状性脑出血和临床结果不佳的风险要高得多。AHA/ASA《急性缺血性卒中早期管理指南（2019 年版）》指出，不建议在静脉应用阿替普酶前常规做 MRI 以排除脑微出血。对既往 MRI 发现有少量（1 ～ 10 个）微出血灶的患者进行静脉溶栓是合理的。既往 MRI 发现大量（＞ 10 个）微出血灶的患者，阿替普酶静脉溶栓与症状性脑出血风险增加相关，且临床获益不明确，如果有显著潜在获益，静脉溶栓可能是合理的。

有证据表明，脑微出血会使静脉溶栓后脑出血的风险增加 1 倍。然而，目前没有充分的证据说明，这种风险超过了溶栓治

疗的巨大获益。即使存在≥1个微出血灶，依据指南对适合的患者进行溶栓治疗也是合理的。同样，如果患者其他条件适合，即使存在脑微出血，也建议进行血管内治疗。

41. 脑微出血的存在，并不是限制使用抗凝或抗血小板药物的理由

心房颤动患者，当卒中发生风险较高或者既往发生过TIA或卒中后，应当使用抗凝剂来预防血栓栓塞事件，包括维生素K拮抗剂（华法林）或者非维生素K新型口服抗凝药（new oral anticoagulants，NOAC）（如达比加群、阿哌沙班、利伐沙班和依度沙班）。荟萃分析发现，基线时有脑微出血的患者发生缺血性卒中和脑梗死的比例均高。

目前尚缺乏随机对照研究观察脑微出血患者抗凝治疗的风险/收益比。非瓣膜性心房颤动患者发生抗凝治疗相关的脑出血风险较低，提示即使存在脑微出血可能提高脑出血风险时，使用抗凝治疗也能使患者获益。脑微出血（既往没有症状性脑出血史）的存在并不足以改变临床决策以规避脑出血，且脑微出血的患者发生脑梗死的概率也会增加，更支持上述观点。因此，不需要对非瓣膜性心房颤动的患者进行脑微出血检查。当脑微出血的数量较多和（或）位于皮质，发生脑出血的风险较高时，可以选择新型口服抗凝药物，如达比加群、利伐沙班、阿哌沙班和依度沙班，而不是华法林，其他可替代华法林的方法还有经皮左心耳闭合术。

通常认为服用抗血小板药物或他汀类药物的患者比抗凝治

疗的患者发生脑出血的风险低。根据抗栓协作组的数据，抗血小板治疗的患者发生出血性卒中的 *OR* 是 1.22（标准误 0.10）。在强化降低胆固醇水平预防卒中（stroke prevention by aggressive reduction in cholesterol levels，SPARCL）试验中，使用高剂量的阿托伐他汀增加了出血风险（*HR* 1.68，95% *CI* 1.09 ～ 2.59），但在接下来的荟萃分析中未发现出血风险增加（*OR* 1.08，95% *CI* 0.88 ～ 1.32）。对于脑出血患者，将脑微出血考虑在内是合理的。对于脑出血患者，应强调血压的控制，但不限制他汀类药物使用。如果没有其他的适应证，脑出血患者应避免使用抗血小板药物治疗；当有其他适应证时，脑出血急性期后可以考虑使用。对于没有症状性卒中病史的患者，如果仅有脑微出血而没有其他适应证时，不建议使用抗血小板或他汀类药物。

42. 人群中筛查无症状性脑血管病的价值目前尚不清楚

尽管从观察性研究中发现，无症状性脑血管病与认知功能下降有关，但是阻止其进展是否有助于改善认知功能目前还未知。在人群中或者在某些特定人群中进行 MRI 筛查是否有意义还不清楚。筛查无症状性脑血管病需要解决以下几个问题：①目前缺少有效的药物阻止无症状性脑血管病的进展，即使筛查出来，有效治疗方法也较少，筛查的必要性本身存在疑问。②即使无症状性脑血管病会增加卒中或痴呆的风险，筛查有助于危险因素的查找和控制，但它的绝对获益很小，在人群中筛查的费用－效益比是否合适也存在疑问。无意中筛查到的脑血管病是否有助于健康管理也存在疑问。如果筛查发现有无症状性脑血管病，从而进行危险因素的控制，可能会带来获益，但在人群中筛查脑血管病也有过度检查和过度治疗的风险，增加医疗支出，甚至对患者带来伤害。其他特殊人群的筛查，如针对镰状细胞性贫血的儿童是否应该应用 MRI 筛查无症状性脑血管病也无定论，镰状细胞性贫血发生无症状性脑血管病的比例较高，而无症状性脑血管病与认知功能下降、卒中发生有关，输血能够减少静息性脑梗死的复发，对这类患者筛查可能获益。但时至今日，尚未建立有证据支持的筛查和处理流程，根据目前现有的资料，不支持对患有无症状性镰状细胞病的儿童、青少年或成人进行影像学筛查。总体而言，不建议对无症状的个体筛查静息性脑梗死或其他脑血管病。对于临床上不易识别的脑血管病，比如有局灶性神经系统症状或认知功能下降的患者，可以考虑进行影像学检查。

43. 建议使用统一术语以方便不同研究结果的比较，目前无症状性脑血管病的信息主要依赖于其他的随机对照试验或队列研究

在今后研究无症状性脑血管病时，建议使用准确和可靠的统一名称进行描述（表 13），这有助于不同研究之间的比较。同时，应该对临床实践报告的准确性和可靠性进行研究，以及对技术性因素，如场强和序列参数是否影响敏感性和特异性进行研究。目前缺乏无症状性脑血管病的随机对照研究来指导临床，但实施这

样的试验面临巨大挑战：①在人群中筛查出来的无症状性脑血管病的风险相对较低，因此为了设计预防症状性卒中发生的临床试验，需要很大的样本量；②在筛选无症状性脑血管病患者时，必须要用 CT/MRI 的方法筛选，其中包括了大量的无症状性脑血管病个体的检查，所需要的费用过于昂贵；③在临床实践中，不同的检查中心、不同的影像科医生报告描述差异较大，也增加了分析的难度。目前实施治疗无症状性脑血管病的随机对照试验可行性低，可以通过一些其他的随机对照试验或队列研究得到重要的信息。例如，在相关研究中设计 MRI 子课题，在基线或随访时获取无症状性脑血管病的信息，有助于观察无症状性脑血管病的自然史、在某种药物干预之后的演变过程及其影像学演变与临床的关系。

表 13　小血管病病变的神经影像学特征的建议术语与词汇

建议术语	定义
近期小皮质下梗死	神经影像学证据显示穿支小动脉供血区的近期梗死灶，其影像学特征或临床症状符合数周内的病变
推测血管起源的腔隙灶	圆形或卵圆形皮质下病变，有液体充填空洞（信号与脑脊液相似），直径在 3 ～ 15 mm，与既往穿支小动脉供血区的急性小皮质下梗死或出血一致
推测为血管起源的脑白质高信号（MRI）或低密度灶（CT）	多种大小不等的白质内信号异常，常显示出下列特征：T_2 加权像（如 FLAIR）上的高信号或 CT 上的低密度灶，内无空洞（信号与脑脊液不同）。除非明确说明，否则皮质下灰质或脑干的病灶不包括在此类，如果包括皮质下灰质和脑干的 MRI 高信号或 CT 低密度灶，则术语应该使用 MRI 皮质下高信号（或 CT 皮质下低密度）

（续表）

建议术语	定义
血管周围间隙	充满液体的空间，管状结构，穿过皮质和白质，血管周围间隙在所有序列上具有脑脊液类似的信号强度。由于该间隙的结构特点，当从平行于血管的方向进行成像时，该间隙表现为线性结构，当垂直于血管方向成像时，则表现为圆形或卵圆形结构，直径通常小于 3 mm
微出血	在 MRI 的 SWI、T_2 加权或其他敏感序列上，观察到的小型空信号灶，直径通常为 2 ～ 5 mm，但有时达 10 mm，并可见晕染效应
萎缩	与创伤或梗死等局部损伤无关的肉眼可见的脑体积减小。除非特别说明，否则脑梗死病灶不包括在内

参考文献

1. ZHENG S L，RODDICK A J. Association of aspirin use for primary prevention with cardiovascular events and bleeding events：a systematic review and meta-analysis. JAMA，2019，321（3）：277-287.

2. GUIRGUIS-BLAKE J M，EVANS C V，PERDUE L A，et al. Aspirin use to prevent cardiovascular disease and colorectal cancer：updated evidence report and systematic review for the US Preventive Services Task Force. JAMA，2022，327（16）：1585-1597.

3. ARNETT D K，BLUMENTHAL R S，ALBERT M A，et al. 2019 ACC/AHA guideline on the primary prevention of cardiovascular disease：executive summary：A report of the American College of Cardiology/American Heart Association Task Force on clinical practice guidelines. Circulation，2019，140（11）：e563-e595.

（秦海强　整理）

心源性卒中的诊疗新观点

44. 左心耳封堵术用于房颤患者卒中预防

众所周知，目前口服抗凝药物已被广泛推荐用于降低房颤患者的卒中风险，但口服抗凝药物仍存在出血风险，尤其是一些存在抗凝治疗相对或绝对禁忌证的患者。近些年左心耳封堵术逐渐用于降低房颤患者血栓栓塞风险，目前推出的设备包括经皮左心耳导管封堵器（percutaneous left atrial appendage transcatheter occlusion，PLAATO）装置（Appriva Medical，Plymouth，MN）、Amplatzer 心脏塞（AGA Medical Corporation/St.Jude Medical，Golden Valley，MN）、Watchman 装置（Boston Scientific，Natick，MA）和 LARIAT 缝线传送装置（SentreHeart，Redwood City，CA）。对于左心耳封堵术与抗凝治疗的疗效对比研究一直在进行中，针对广泛使用的 Watchman装置有两项随机对照试验：房颤患者保护试验(protection in patients with atrial fibrillation，PROTECT-AF）是一项多中心随机对照非劣效性试验，共纳入 707 例至少有卒中或 TIA 史、充血性心力衰竭、高血压或年龄≥ 75 岁其中 1 项的非瓣膜性房颤患者，按 2∶1 的比例随机分为 Watchman 封堵组（术后给予华法林治疗至少 45 天，然后从超声心动图证实 LAA 封堵成功起，联合应用阿司匹林 + 氯吡格雷直至术后 6 个月，再单独服用阿司匹林；*n*=463）和华法林治疗组（目标 INR 2 ～ 3；*n*=244）。主要联合疗效终点事件为卒中、心血管性死亡和全身性栓塞，主要安全终点为严重出血、心包积液和装置栓塞。随访显示，Watchman 封堵组和华法林治疗组的主要疗效终点事件发生率（每年每 100 例患者）分别为 3.0%（95% *CI* 1.9 ～ 4.5）和 4.9%（95% *CI* 2.8 ～ 7.1），非劣效性概率＞ 99.9%；主要安全事件发生率分别为 7.4%（95% *CI* 5.5 ～ 9.7）和 4.4%（95% *CI* 2.5 ～ 6.7），Watchman 封堵组主要安全事件风险显著更高（*RR* 1.69），其中封堵组需治疗的心包积液发生率为 4.8%。该研究确实证明了封堵器效果并不劣于华法林。然而，在围术期安全问题（心包栓塞）及患者选择上，美国食品药品监督管理局（Food and Drug Administration，FDA）需要对 Watchman 封堵器进行更严格的调查。

Watchman LAA 封堵器与长期华法林治疗前瞻性随机评价试验（prospective randomized evaluation of the Watchman LAA closure device in patients with atrial fibrillation vs long—term warfarin therapy，PREVAIL）是一项比较 Watchman 封堵术与长期华法林治疗预防 AF 患者卒中安全性和有效性的随机对照试验。该试验纳入 CHADS2 评分≥ 2 分或 1 分且伴有任何 1 种高危因素（年龄≥ 75 岁的女性、基线射血分数≥ 30% 但＜ 35%、年龄 65 ～ 74 岁且伴有糖尿病或冠状动脉疾病及年龄≥ 65 岁且伴有充血性心力衰竭）的非瓣膜性 AF（包括阵发性、持续性和永久性 AF）患者，按 2∶1 的比例随机分入 Watchman 封堵组（*n*=269）和长期华法林治疗组（*n*=138）。在 18 个月时，Watchman 封堵组和长期华法林治疗组主要复合疗效终点（卒中、全身性栓塞和心血管性 / 不明原因死亡）发生率分别为 0.064 和 0.063（*RR* 1.07，95% *CI* 0.57 ～ 1.89），并未达到预先设定的非劣效性标准；次要复合疗效终点（随机分组 7 天后卒中或全身性栓塞）发生率分别为 0.0253 和 0.0200（风险差 0.0053，95% *CI* 0.0190 ～ 0.0273），达到非劣效性标准。Watchman 封堵组的早期安全性事件发生率为 2.2%，显著低于 PROTECT AF 试验。2021 版 AHA/ASA 二级预防指南推荐，合并非瓣膜性心房颤动的缺血性卒中或 TIA 患者，如果存在终身抗凝治疗禁忌证，但能耐受抗凝 45 天，可以考虑应用 Watchman 封堵术进行左心耳封堵，减少卒中复发和出血的风险（Ⅱ b 级推荐，B 级证据）。

随着新型口服抗凝药物的推广，左心耳封堵的综合效价比如何是决定左心耳封堵走向的重要问题。2021 年 1 月，一项关于经皮左心耳封堵与直接口服抗凝药物对比的观察性注册研究通过倾向评分匹配的策略，对比了 1071 例接受 Amplatzer Amulet 封堵器治疗和 1184 例接受新型口服抗凝药物治疗的高危房颤患者的结局。研究发现，左心耳封堵组的患者主要复合终点（包括缺血性卒中、大出血和全因死亡）发生率更低（*HR* 0.57，95% *CI* 0.49 ～ 0.67），缺血性卒中发生率两组相似（*HR* 1.11，95% *CI* 0.71 ～ 1.75），但左心耳封堵组患者大出血（*HR* 0.62，95% *CI* 0.49 ～ 0.79）及全因死亡风险（*HR* 0.53，95% *CI* 0.43 ～ 0.64）

更低。研究认为，对于高危的房颤患者，左心耳封堵术与新型口服抗凝药物对于预防卒中的疗效相当，但左心耳封堵术组患者大出血及死亡风险更低。

2021 年 5 月，LAAOS Ⅲ研究结果发表，该研究旨在明确对于 CHA2DS2-VASc 评分≥ 2 分的房颤患者，在因为其他适应证进行心外科手术的同时，干预左心耳（包括切除和缝合、吻合器缝合、双层直线缝合等）能否减少缺血性卒中或系统性栓塞的发生。研究结果显示，干预组的 2379 名参与者和非干预组的 2391 名参与者平均 CHA2DS2-VASc 评分为 4.2 分，平均随访 3.8 年，76.8% 的参与者继续接受口服抗凝药物治疗。干预组 114 例（4.8%）和非干预组 168 例（7.0%）患者发生了卒中或系统性栓塞事件（*HR* 0.67，95% *CI* 0.53 ～ 0.85），围手术期出血、心力衰竭或死亡的发生率在两者之间没有显著差异。需要指出的是，由于多数患者在随访期间仍在服用抗凝药物，缺乏手术干预与抗凝治疗的直接对比，因而无法得出外科手术可替代口服抗凝药物的结论，仅在因其他原因接受外科手术治疗的患者中可考虑同时干预左心耳。

对于出血高危、口服抗凝药禁忌、卒中高危的房颤患者，左心耳封堵或外科手术仍然有其应用价值。因此临床工作中需要依据患者自身情况选择适宜的治疗策略，也期待未来新的随机对照临床试验提供更多的证据。

45. 卵圆孔未闭与隐源性卒中

约 1/4 的成年人存在卵圆孔未闭（patent foramen ovale，PFO），与中青年人的隐源性卒中密切相关。2013 年发表的 3 项随机对照试验（randomized controlled trial，RCT）用于比较 PFO 封堵与抗血小板或抗凝药物治疗预防缺血性卒中复发的疗效：封堵术或药物治疗用于合并卵圆孔未闭的隐源性卒中患者试验（closure or medical therapy for cryptogenic stroke with patent foramen ovale，CLOSURE I）、PFO 与隐源性栓塞（patent foramen ovale and cryptogenic embolism，PC）试验和 PFO 封堵或药物治疗预防卒中复发（patent foramen ovale closure or medical therapy after stroke，RESPECT）试验。其中 CLOSURE Ⅰ与 PC 试验结果并未显示 PFO 封堵获益优于药物治疗，RESPCECT 试验的亚组分析显示，PFO 伴有房间隔瘤（*HR* 0.19，95% *CI* 0.04 ～ 0.87，*P* =0.02）或大量右向左分流者（*HR* 0.18，95% *CI* 0.04 ～ 0.81，*P* =0.01），PFO 封堵的获益明显。

2017 年发表的 PFO 封堵或抗凝治疗与抗血小板治疗预防卒中复发（patent foramen ovale closure or anticoagulants versus antiplatelet therapy to prevent stroke recurrence，CLOSE）试验（*HR* 0.03，95% *CI* 0 ～ 0.26，*P* ＜ 0.001）、卒中患者 PFO 封堵与抗血小板治疗对于预防隐源性卒中患者卒中复发试验（patent foramen ovale closure or antiplatelet therapy for cryptogenic stroke，Gore REDUCE）（*HR* 0.23，95% *CI* 0.09 ～ 0.62，*P* = 0.002）和 RESPCECT 的长期随访（中位数 5.9 年）结果（*HR* 0.55，95% *CI*

0.31 ～ 0.99，P =0.046），均显示了在预防卒中复发方面，PFO 封堵的临床获益优于药物治疗。2018 年伴高危 PFO 的隐源性卒中患者封堵治疗对比药物治疗（device closure versus medical therapy for cryptogenic stroke patients with high-risk patent foramen ovale，DEFENSE-PFO）试验也进一步证实，对于具有高危解剖特征的 PFO（房间隔瘤或大量右向左分流），PFO 封堵优于单纯抗血小板药物治疗（0% *vs*. 12.9%，P =0.013）。

2021 年有学者进一步提出了 PFO 相关卒中（PFO-associated stroke，PFO-AS）的概念，研究汇总了多项 RCT 研究的结果，发现 PFO 相关卒中占 18 ～ 60 岁缺血性卒中患者的 10%，亚组分析通过联合反常性栓塞风险（the risk of paradoxical embolism，RoPE）评分及高危 PFO 特征（房间隔瘤或大量右向左分流），将 PFO 与卒中的因果关系分为不可能、可能和很可能（unlikely，possible，probable），3 组 PFO 封堵治疗的 HR 分别为 1.14（95% CI 0.53 ～ 2.46）、0.38（95% CI 0.22 ～ 0.65） 和 0.10（95% CI 0.03 ～ 0.35）（交互 P =0.003）。2021 年 3 月，Gore REDUCE 试验公布了 5 年随访结果，封堵组 8 名患者（1.8%）、单独抗血小板治疗组 12 名患者（5.4%）发生了缺血性卒中（HR 0.31，95% CI 0.13 ～ 0.76）。两组患者严重不良事件及死亡、大出血、深静脉血栓或肺栓塞的发生率相似。在延长的随访期间，无封堵器相关的血栓发生，也没有发现封堵器断裂或对周边组织侵蚀的情况。

基于以上结果，对于 18 ～ 60 岁伴有 PFO 经全面评估仍病因不明的缺血性卒中患者，如 PFO 具有高危解剖特征（房间隔瘤或大量右向左分流），选择经导管封堵 PFO 以预防卒中复发是合理的。对于年龄＞ 60 岁的患者，PFO 封堵是否获益的 RCT 数据极为有限，并且随着年龄的增长，PFO 封堵的围术期并发症发生率也越高。此外，对于 PFO 合并不明原因卒中，抗凝与抗血小板治疗的优劣尚无定论，期待未来高质量的研究来回答。

46. 长程心电监测与缺血性卒中

近年来研究已证实了长程心电监测（包括体外监测及植入式设备监测）可显著提高隐源性卒中患者房颤检出率，同时亚临床房性快节律可增加患者缺血性卒中及系统性栓塞风险。近年来，针对整个缺血性卒中人群开展了数项随机对照试验，以明确长程心电监测是否可提高房颤检出率；同时房颤检出率提高是否会影响临床抗凝药物的使用，进而减少患者卒中复发，改善患者结局，尚缺乏充分的证据支持。

已知原因卒中及潜在房颤（the stroke of known cause and underlying atrial fibrillation，STROKE-AF）研究纳入了 496 例 10 天内发病的大动脉粥样硬化性卒中或小血管病卒中，按 1∶1 的比例随机分入植入式心电监测组和常规监测组（包括 12 导联心电图 / 动态心电图 / 传感器 / 事件记录仪），主要结局为随访 1 年持续＞ 30 秒的房颤。研究发现干预组房颤检出率显著高于对照组（12.1% *vs*. 1.8%，*HR* 7.4，95% *CI* 2.6 ～ 21.3，$P < 0.001$），然而这些检出的房颤的临床意义及对患者预后结局的影响尚不可知。

对比植入式心电监测仪和体外记录仪对于栓塞后节律检测（post-embolic rhythm detection with implantable *vs*. external monitoring，PERDIEM）的研究纳入了 300 例发病 6 个月以内且无明

确房颤病史的缺血性卒中患者，按 1∶1 的比例随机分入植入式心电监测组（12 个月）和体外事件记录仪组（30 天），主要结局为随访 1 年持续≥ 2 分钟的新发房颤。研究发现植入式心电监测组房颤检出率显著提高（15.3% *vs*. 4.7%，*RR* 3.29，95% *CI* 1.45 ～ 7.42，*P* =0.003），但对于提高的房颤检出率是否与卒中复发率降低有关，该研究未能得出结论。

应用监测检出缺血性卒中后房颤（monitoring for detection of atrial fibrillation in ischemic stroke，MonDAFIS）的研究试图回答提高房颤检出率与临床抗凝决策的相关性问题，研究纳入了 3465 例急性缺血性卒中及短暂性脑缺血发作的患者，按 1∶1 的比例随机分配至对照组（常规监测组）及干预组（住院期间给予额外的 7 天动态心电图监测），主要结局为卒中 1 年后使用口服抗凝药物的患者比例。研究发现 1 年时 13.7% 的干预组患者及 11.8% 的对照组患者使用口服抗凝药物（*OR* 1.2，95% *CI* 0.9 ～ 1.5，*P* =0.13），干预组新发房颤的检出率显著提高（5.8% *vs*. 4.0%，*HR* 1.4，95% *CI* 1.0 ～ 2.0，*P* =0.024）。研究认为尽管系统性中心化判读的长程心电监测可行且提高了房颤检出率，然而对于口服抗凝药的使用率并未产生显著影响，因此对于缺血性卒中及 TIA 患者，仍需探索其他有效的策略，以改善抗凝治疗的比例及结局。

房颤的系统性筛查（systematic screening for atrial fibrillation，STROKESTOP）研究纳入了 28 768 例 75 ～ 76 岁的社区人群，按 1∶1 的比例随机分配至应邀筛查组（无房颤的患者要求参加 14 天间断的心电图检测）和对照组，检测房颤后会给予抗凝治疗，主要结局为随访 5 年联合终点事件（缺血性或出血性卒中、系统性栓塞、导致住院的出血及全因死亡）。研究发现平均随访 6.9 年后，应邀筛查组主要终点事件发生率显著低于对照组（31.9% *vs*. 33.0%，*HR* 0.96，95% *CI* 0.92 ～ 1.00，P=0.045）。研究认为对于老年人群，系统性房颤筛查是安全的，且与普通手段相比，显示了微小净获益。

在高危人群中应用植入式循环记录仪检测房颤以预防卒中（atrial fibrillation detected by continuous ECG monitoring using implantable loop recorder to prevent stroke in high-risk individuals，LOOP）的研究纳入了 6004 例合并至少 1 项卒中危险因素的非房颤患者，按 1∶3 的比例随机分配至干预组（植入式心电监测）和对照组（常规检测），干预组患者一旦发现持续≥ 6 分钟的房颤，即推荐给予抗凝治疗，主要结局为发现首次卒中或系统性动脉栓塞的时间。研究平均随访 64.5 个月，干预组房颤检测率为 31.8%，对照组为 12.2%（*HR* 3.17，95% *CI* 2.81 ～ 3.59，P < 0.0001）；干预组口服抗凝药物率为 29.7%，对照组为 13.1%（*HR* 2.72，95% *CI* 2.41 ～ 3.08，P < 0.0001）；干预组主要结局发生率为 4.5%，对照组为 5.6%（*HR* 0.80，95% *CI* 0.61 ～ 1.05，P=0.11）。研究认为，对于存在卒中危险因素的患者，植入式心电监测可提高其房颤检出率及抗凝药物使用率，然而并未降低卒中及系统性动脉栓塞的比例。

尽管目前研究已证实了长程心电监测可显著提高不同类型缺血性卒中及 TIA 患者房颤检出率。然而哪些房颤（持续时间 / 合并危险因素）值得筛查，筛查出的哪些房颤值得抗凝治疗，进而改善患者结局，仍是未来研究的方向。

47. 原因不明的栓塞性卒中

隐源性卒中患者中约 80% 既非腔隙性（由小动脉疾病所致），又与严重的动脉粥样硬化性狭窄无关，且无主要的心源性栓塞来源（如房颤），最近的监测及影像学研究显示，在这群患者中大多数存在潜在的栓子来源，提示了过去很大一部分隐源性卒中依据特征可被描述为原因不明的栓塞性卒中（embolic stroke of undetermined source，ESUS）。ESUS 患者为栓塞性卒中且通过足够的诊断性评估排除了主要的心源性栓塞、闭塞性动脉粥样硬化性卒中及腔隙性卒中。ESUS 潜在的病因包括低风险的潜在心源性栓塞［黏液瘤性瓣膜脱垂、二尖瓣钙化、主动脉瓣狭窄、主动脉瓣钙化、心房停搏及病态窦房结综合征、房性快节律、左心耳停滞伴血流速度降低及自发性低回声、房间隔动脉瘤、Chiari 网、左心室中度收缩或舒张功能异常（弥漫性 / 局灶性）、心室不收缩、心内膜心肌纤维化］、隐匿性阵发性房颤、动脉源性栓塞（主动脉弓动脉粥样硬化斑块、脑动脉非狭窄性溃疡斑）、反常栓塞（卵圆孔未闭、房间隔缺损、肺动静脉瘘）、肿瘤相关及不明原因。

ESUS 这一概念提出后得到了广泛的关注，回顾性研究结果显示 ESUS 最常见的潜在病因为阵发性房颤，提示了 ESUS 患者可能从抗凝治疗中获益，基于此，国际上开展了数个针对 ESUS 患者二级预防的临床试验。利伐沙班对不明原因栓塞性卒中的二级预防（new approach rivaroxaban inhibition of factor Xa in a global trial versus ASA to prevent embolism in embolic stroke of undetermined source，NAVIGATE ESUS）的研究结果显示，利伐沙班组和阿司匹林组主要结局（缺血性或出血性卒中首次复发或系统性栓塞）年发生率分别为 5.1% 和 4.8%（*HR* 1.07，95% *CI* 0.87 ～ 1.33，*P* =0.52），两组人群卒中复发风险每年均为 4.7%。而在安全性方面，利伐沙班引起的主要出血风险每年高达 1.8%，对照组仅为 0.7%（*HR* 2.72，95% *CI* 1.68 ～ 4.39，*P* ＜ 0.001）。与阿司匹林相比，利伐沙班在隐源性卒中二级预防中并不能带来额外获益，安全性方面也更令人担忧。达比加群对不明原因栓塞性卒中的二级预防（randomized，double-blind，evaluation in secondary stroke prevention comparing the efficacy and safety of the oral thrombin inhibitor dabigatran etexilate versus acetylsalicylic acid in patients with embolic stroke of undetermined source，RE-SPECT ESUS）的研究发现，达比加群组和阿司匹林组卒中复发率分别为 6.6% 和 7.7%（*HR* 0.85，95% *CI* 0.69 ～ 1.03，*P* =0.10），达比加群组和阿司匹林组大出血年发生率分别为 1.7% 和 1.4%（*HR* 1.19，95% *CI* 0.85 ～ 1.66）。研究认为对于 ESUS 患者，与阿司匹林相比，达比加群在预防卒中复发方面未显示出优势。

此后，NAVIGATE ESUS 亚组分析探索了对于伴有房颤预测因素的患者，应用利伐沙班与阿司匹林的疗效对比，研究发现对于伴有左房中至重度增大的人群（左房直径＞ 4.6 cm），利伐沙班组缺血性卒中复发风险（1.7%/ 年）低于阿司匹林组（6.5%/年）（*HR* 0.26，95% *CI* 0.07 ～ 0.94，交互作用 *P* =0.10）。Jalin 等研究将心电图 V1 导联 P 波终末电势（P-wave terminal force in lead V_1，$PTFV_1$）＞ 5000 uv·ms 及左房重度扩大作为心房心肌病的标志物，发现与非栓塞性卒中患者（大动脉粥样硬化性及小血管病）相比，ESUS 患者心房心肌病标志物的发生率显著增高。Karman 等通过钆增强心脏磁共振对比了 ESUS 患者、房颤患者及健康对照者心肌纤维化的情况，研究显示 ESUS 患者与房颤患者有着类似程度的心房纤维化，显著高于健康对照组，在校正了其他卒中危险因素后，心肌纤维化仍与 ESUS 显著相关。以上研究结果提示，左房结构及功能异常在 ESUS 的发生、发展及预后中发挥了重要的作用，需要在临床工作中引起关注。目前一项抗栓药物用于合并心房心肌病的隐源性卒中二级预防随机（atrial cardiopathy and antithrombotic drugs in prevention after cryptogenic stroke randomized trial，ARCADIA）试验正在进行中，研究拟比较阿哌沙班与阿司匹林对于合并心房心肌病的 ESUS 患者预防卒中复发的疗效，期待研究结果为 ESUS 的抗栓治疗提供新的证据支持。

参考文献

1. KLEINDORFER D O，TOWFIGHI A，CHATURVEDI S，et al. 2021 Guideline for the prevention of stroke in patients with stroke and transient ischemic attack：a guideline from the American Heart Association/American Stroke Association. Stroke，2021，52（7）：e364-e467.

2. WHITLOCK R P，BELLEY-COTE E P，PAPARELLA D，et al. Left atrial appendage occlusion during cardiac surgery to prevent stroke. N Engl J Med，2021，

384（22）：2081-2091.

3. NIELSEN-KUDSK J E，KORSHOLM K，DAMGAARD D，et al. Clinical outcomes associated with left atrial appendage occlusion versus direct oral anticoagulation in atrial fibrillation. JACC Cardiovasc Interv，2021，14（1）：69-78.

4. KENT D M，SAVER J L，KASNER S E，et al. Heterogeneity of treatment effects in an analysis of pooled individual patient data from randomized trials of device closure of patent foramen ovale after stroke. JAMA，2021，326（22）：2277-2286.

5. KASNER S E，RHODES J F，ANDERSEN G，et al. Five-year outcomes of pfo closure or antiplatelet therapy for cryptogenic stroke. N Engl J Med，2021，384（10）：970-971.

6. BERNSTEIN R A，KAMEL H，GRANGER C B，et al. Effect of long-term continuous cardiac monitoring vs usual care on detection of atrial fibrillation in patients with stroke attributed to large- or small-vessel disease：the stroke-af randomized clinical trial. JAMA，2021，325（21）：2169-2177.

7. BUCK B H，HILL M D，QUINN F R，et al. Effect of implantable vs prolonged external electrocardiographic monitoring on atrial fibrillation detection in patients with ischemic stroke：the per diem randomized clinical trial. JAMA，2021，325（21）：2160-2168.

8. HAEUSLER K G，KIRCHHOF P，KUNZE C，et al. Systematic monitoring for detection of atrial fibrillation in patients with acute ischaemic stroke（MonDAFIS）：a randomised，open-label，multicentre study. Lancet Neurol，2021，20（6）：426-436.

9. SVENNBERG E，FRIBERG L，FRYKMAN V，et al. Clinical outcomes in systematic screening for atrial fibrillation（STROKESTOP）：a multicentre，parallel

group，unmasked，randomised controlled trial. Lancet，2021，398（10310）：1498-1506.

10. SVENDSEN J H，DIEDERICHSEN S Z，HØJBERG S，et al. Implantable loop recorder detection of atrial fibrillation to prevent stroke （The LOOP Study）：a randomised controlled trial. Lancet，2021，398（10310）：1507-1516.

（杨晓萌　整理）

脑健康

脑健康是指与年龄水平相当的整合、认知和情感功能，同时没有影响脑功能的隐匿性疾病。从全球疾病负担来看，卒中和痴呆是影响健康的前两位神经系统疾病。在我国，卒中是第一位死因和致残病因。随着人口老龄化的进程，痴呆的疾病负担日益加重，60 岁以上人群中痴呆患病率约为 6%。目前针对认知障碍，缺乏有效的疾病修饰治疗方法。脑血管病和痴呆具有很多相同的危险因素，Framingham 队列研究显示控制血管危险因素可以降低脑血管病和痴呆的发病率。

脑健康行动主要包括认知风险预测、风险沟通、风险降低和认知增强。准确预测脑健康的风险，包括认知风险预测、认知功能评价、血液标志物（基因、Aβ、pTau 等）和影像学分子标志物的评价。针对不同危险因素和风险，采取以控制血管危险因素和认知训练为主的综合干预模式，有利于减少认知障碍的发生。新近的血液标志物、多模式影像重建、人工智能、大数据和机器学习等新技术，会促进对脑功能或失能状态机制的了解，有利于促进脑健康。

通过初级和高级脑健康中心的建立，并以此为基础构建脑健康联盟，以服务标准化的脑健康行动来减少疾病负担和医疗花费，早日实现“健康中国 2030”战略目标。

48. 脑健康的定义

传统意义的脑健康是指没有器质性的症状性血管病或神经变性病等疾病，如卒中或痴呆；在此基础上，进一步强调没有亚临床的影像学病变，如 MRI 显示的脑白质高信号、静息性脑梗死或微出血；或者认知功能超过与年龄、教育相关的界值。最近，微小病变还增加了脑脊液的分子标志物、淀粉样变性或 tau 蛋白 -PET、功能 MRI 和 DWI 提供的脑网络联结。

依据 ASA 在 2017 年提出的最佳定义，脑健康在理论上是指对环境的最佳适应，并可以通过“思考”“行动”“感受”3 个维度的能力来评估，包括注意、理解、感觉输入的识别，以及学习和记忆、交流、解决问题和决策、具有灵活性和情感状态的调整。这个定义可以作为脑的生命体征的等位征，用于监测脑健康的早期预警指数，用于脑健康的风险评估（图 12）。

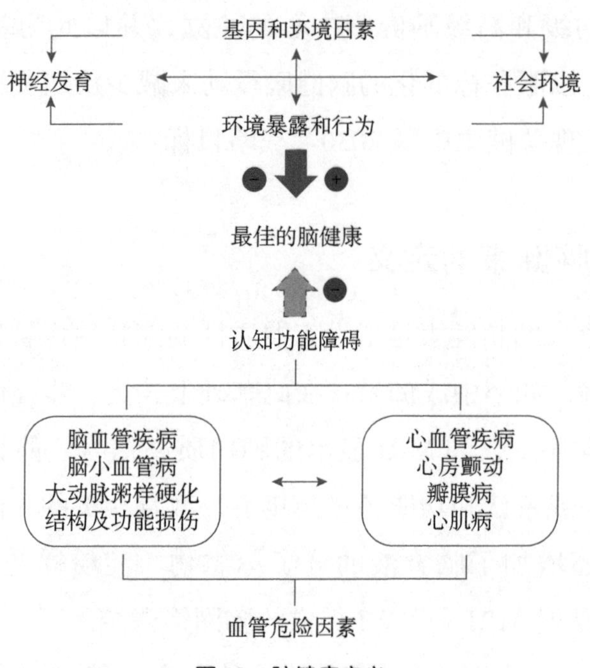

图 12　脑健康定义

图片引自：GORELICK P B，FURIE K L，IADECOLA C，et al. Defining optimal brain health in adults：a presidential advisory from the American heart association/American stroke association. Stroke，2017，48（10）：e284–e303.

目前存在多种模型，从不同的角度来定义脑健康，包括生物功能模型、疾病模型、认知模型、幸福－整体模型、多领域模型、适应性模型、动态生命过程模型、最佳功能模型、自主恢复模型和主观体验模型。2021 年 4 月科学家对上述模型和定义进行了整合，认为脑健康是一个全生命周期的、多维度的、动态的状态，包括生理过程支撑的认知、情感和运动等领域，可以被客观测量和主观感受，又被生物－心理－社会因素所影响。

面对世界范围内人口老龄化加剧的趋势，伴随着脑功能损害和神经系统疾病的严重疾病负担、医疗资源的迫切需求，2020 年

笔者在 *British Medical Journal* 刊出脑健康系列论述，强调脑健康是指与年龄水平相当的整合、认知和情感功能，同时没有影响脑功能的隐匿性疾病；强调准确的评估是促进脑健康的基础，需要统一的、多维度的、多学科的、敏感的评估工具和评估体系；强调对脑功能或失能状态机制的了解有利于改善促进脑健康的手段，而新近的人工智能、大数据、机器学习和多模式影像重建等技术将作为核心技术；强调应在上述基础上建立新的脑健康促进手段。这个定义阐明了脑健康相关临床和研究的机遇和挑战，具有重要的战略指导意义（图 13）。

脑 健 康

什么是脑健康及它为什么这么重要？

王拥军和他的同事讨论了脑健康的定义以及未来研究的机遇和挑战。

关键信息

- **脑健康是指保持最佳大脑的完整性、精神和认知功能以及没有明显的神经疾病。**
- **人类老龄化增加了大脑功能障碍和神经疾病的负担以及对医疗资源的需求。**
- **需要进一步的研究来评估脑健康，了解大脑功能紊乱的机制，并探索促进大脑健康的有效方法。**

图 13 脑健康定义和重要性

图片引自：WANG Y，PAN Y，LI H. What is brain health and why is it important? BMJ，2020，371：m3683.

脑血管病和痴呆有共同的可干预危险因素，血管危险因素增加认知障碍的风险（图 14）。由于 40% 痴呆与 12 种可干预危险因素有关（图 15），70% 心脑血管病及死亡与 14 种可干预危险因素有关（图 16），因此通过控制血管危险因素和预防卒中来预防痴呆是可行的。血管性脑健康概念则再次强调血管对于脑健康的重要性，强调全生命周期血管损害的病理生理和进展，强调改善脑小血管病的研究工具来促进对脑健康的认识，强调需要研究血管性脑健康恢复的机制，研究血管病和神经变性病的相互作用机制，需要多学科途径和合作来促进脑健康和健康老龄化。

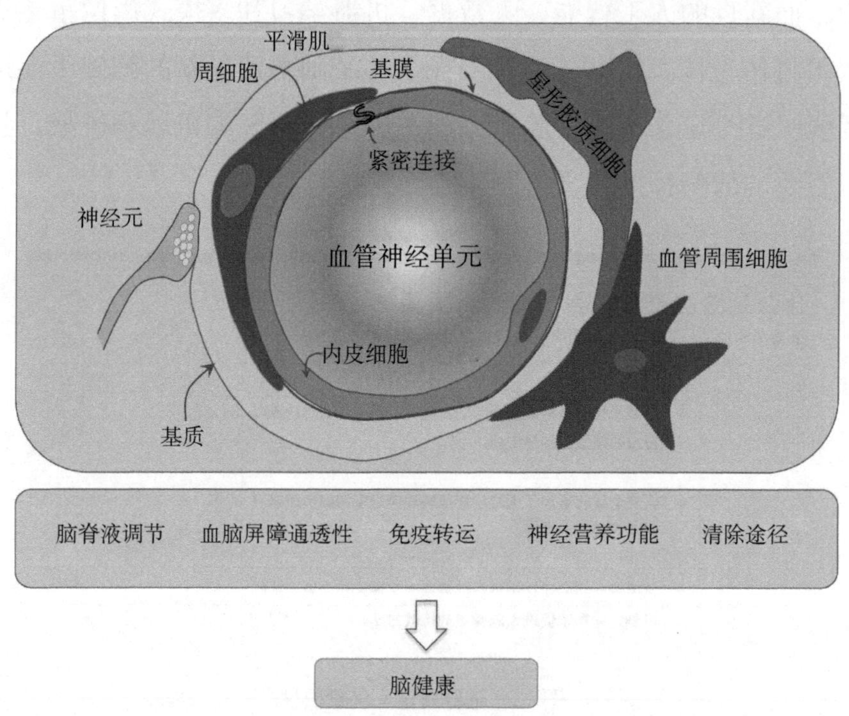

图 14　脑健康和血管神经单元（彩图见彩插 4）

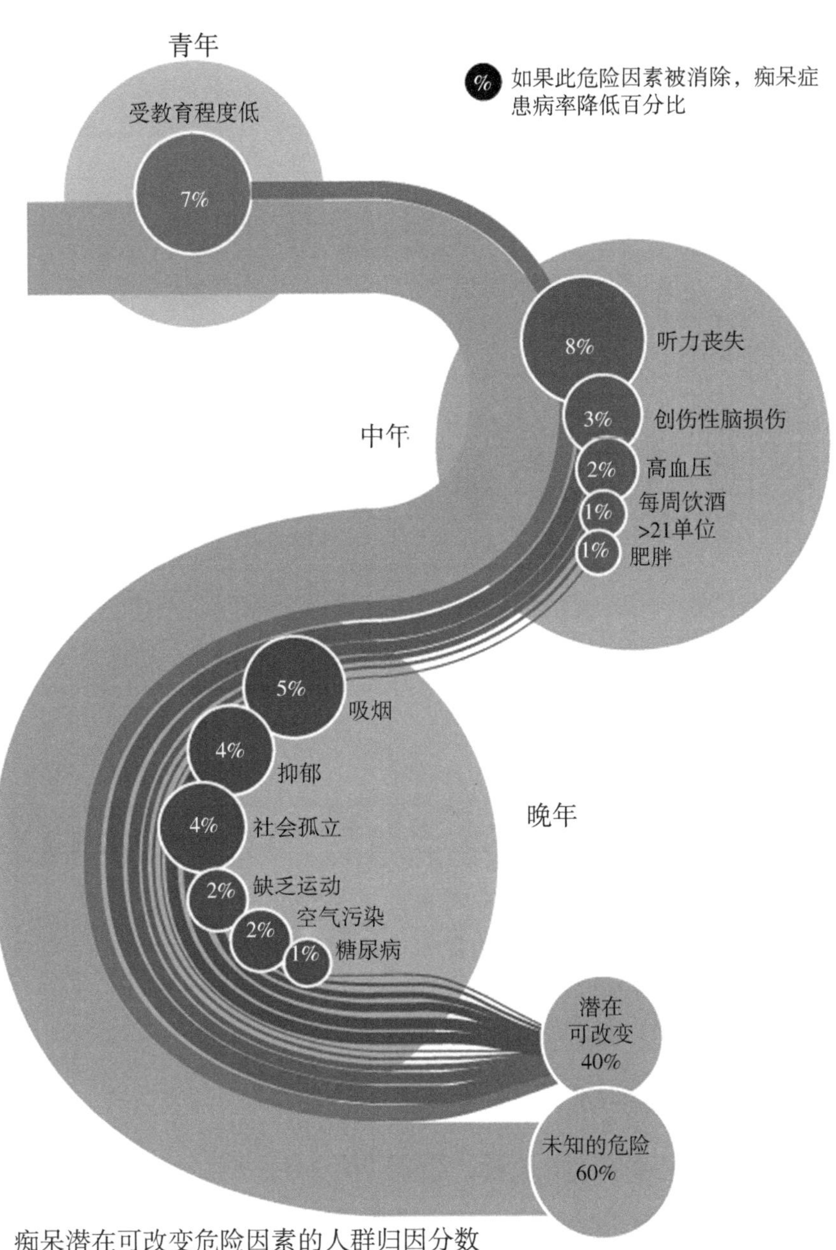

图 15 痴呆危险因素（彩图见彩插 5）

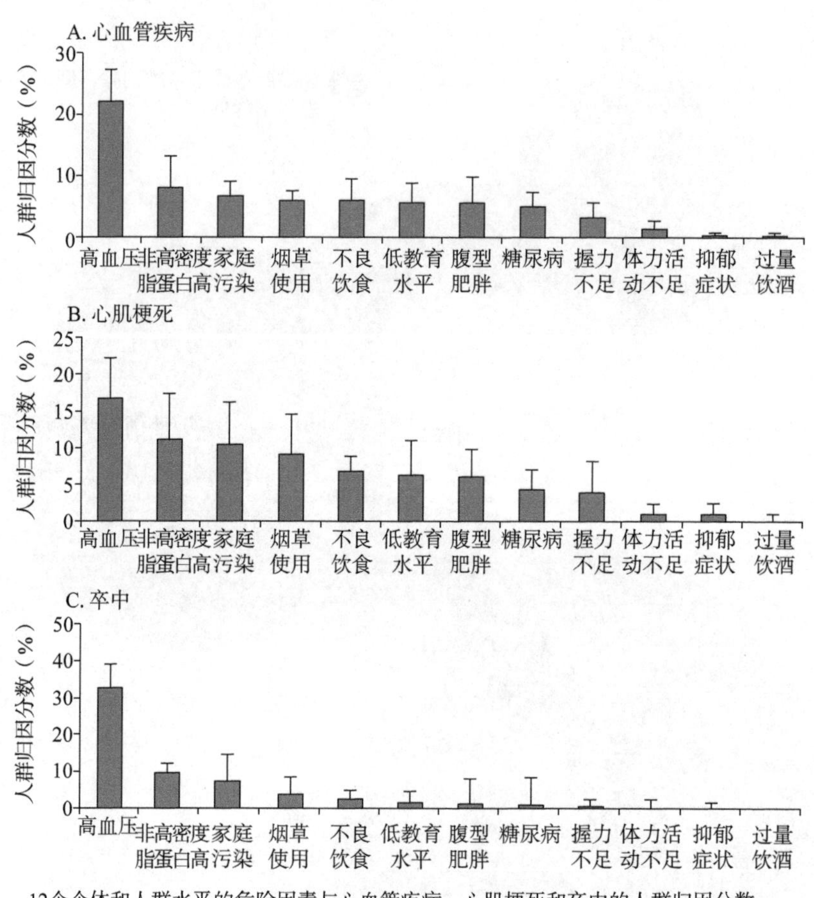

12个个体和人群水平的危险因素与心血管疾病、心肌梗死和卒中的人群归因分数。

图 16 心脑血管病、死亡和危险因素

49. 脑健康行动的意义

从疾病负担的角度来看，依据 2019 年发表在 *The Lancet* 的全球流行病学调查显示，卒中、偏头痛和痴呆是影响脑健康的前三位重点疾病（图 17）。在世界范围内，卒中是第二位死因和第一位致残病因；在我国，卒中是第一位死因和致残病因。而 90%

的卒中发病与高血压、糖尿病、高脂血症和身体活动不充分等10个危险因素有关。多项RCT研究显示，对高血压等危险因素的良好控制、采取良好的生活方式，可以降低卒中的发病率和死亡率。在发达国家，由于危险因素的综合控制，卒中的发病率正在下降；而我国卒中的发病率仍然呈上升趋势。

Rank 1 5 10 15

	全球	东亚	东南亚	大洋洲	中亚	中欧	东欧	高收入亚太地区	澳大利亚	西欧	拉丁美洲南部	高收入北美	加勒比海地区	安第斯拉丁美洲	拉丁美洲中部	热带拉丁美洲	北非和中东	南亚	撒哈拉以南非洲中部	撒哈拉以南非洲东部	撒哈拉以南非洲南部	撒哈拉以南非洲西部
卒中									2	2												
偏头痛	2	3	3	3	2	2	2	2			2	2	2	2	2	3	2	2	4	3	3	3
阿尔兹海默病和其他痴呆	3	2	2	2	4	3	3	3	3	3	3	3	3	3	3	2	3	4	3	4	4	4
脑膜炎	4	11	5	4	9	12	10	14	13	13	11	13	4	9	10	8	5	3	2	2	5	2
癫痫	5	5	4	5	3	7	8	6	7	6	5	6	5	4	4	4	4	6	5	5	2	5
脊髓损伤	6	7	8	9	7	6	5	4	4	4	4	4	9	8	9	9	6	9	6	7	10	9
创伤性脑损伤	7	6	6	7	5	4	4	7	8	8	9	8	7	7	6	7	9	7	7	8	6	7
大脑及其他中枢神经系统肿瘤	8	4	9	10	6	5	6	8	5	5	6	5	8	6	7	5	8	10	9	11	9	10
紧张型头痛	9	8	10	8	10	8	7	5	6	7	7	7	6	5	5	6	7	8	8	9	7	6
脑炎	10	9	7	6	8	13	11	11	14	14	12	14	11	10	11	12	10	5	10	10	11	8
帕金森病	11	10	11	12	12	9	9	10	9	10	8	9	12	11	12	11	12	13	13	13	12	13
其他神经系统疾病	12	12	12	11	11	10	12	9	10	9	10	10	10	12	8	10	11	12	12	12	8	12
破伤风	13	15	13	14	15	15	15	15	15	15	15	15	13	15	15	15	14	11	11	6	15	11
多发性硬化	14	14	15	15	13	11	13	13	12	11	13	11	15	14	14	14	13	14	14	14	13	15
运动神经元病	15	13	14	13	14	14	14	12	11	12	14	12	14	13	13	13	15	15	15	15	14	14

2016年所以神经疾病的年龄标准化残疾调整生命年（DALY）率按地区排名。

图17 2016年各地区所有神经疾病年龄标化DALY率排名。卒中、偏头痛和痴呆是疾病负担最高的神经系统疾病（彩图见彩插6）。

与此同时，人口老龄化趋势在我国尤为显著。随着人口老龄化的进程，痴呆的疾病负担日益加重。2015—2018年在全国开展的流行病学调查研究显示60岁以上人群中痴呆的患病率为6.0%，约1500万人；轻度认知障碍（mild cognitive impairment，MCI）的患病率为15.5%，约3877万人。同时，卒中和痴呆还给家庭或照料者带来了沉重的负担，导致了巨大的经济花费。在世界范围内，AD花费占全球GDP的1.09%；在中国范围内，AD

花费占中国 GDP 的 1.47%。估算到 2030 年中国 AD 花费约 500 亿人民币 / 年。

更为重要的是，认知障碍的预防尤为重要，其原因是目前针对认知障碍的有效治疗非常有限，缺乏有效的疾病修饰治疗（disease-modifying therapies，DMTs）来干预疾病的病理生理进程。2018 年法国因为并没有获得有意义的临床收益，而撤销了对 AD 治疗药物的批准，包括多奈哌齐、加兰他敏、卡巴拉汀和美金刚。在治疗认知障碍的药物中，Aβ 单克隆抗体阿杜那单抗（aducanumab）在 2020 年获得美国 FDA 的越级批准，用于治疗轻度 AD。关于阿杜那单抗的有效性仍然存在争议，因为阿杜那单抗并没有带来临床获益，只是减少了 Aβ 蛋白沉积，而关于减少 Aβ 蛋白沉积是否带来认知功能的临床获益还不确定。同时阿杜那单抗在临床试验中，存在局灶性脑水肿（35%）、微出血（20%）等副作用。并且每个患者的医疗花费平均是 56 000 美金，这还不包括由副作用带来的治疗花费。

令人欣喜的是，在 Framingham 队列研究中，AD 呈现下降趋势，年龄（每 5 年）、性别调整后，10 年痴呆发病风险比 *HR* 分别为 3.6%（1970—1980 年）、2.8%（1980—1990 年）、2.2%（1990—2000 年）、2.0%（2000—2010 年），同时主要血管危险因素（不包括肥胖和糖尿病）、卒中、房颤和心力衰竭也呈现下降趋势。SPRINT-MIND 研究显示，强化降压（≤ 130/80 mmHg）治疗组较普通降压（≤ 140/90 mmHg）治疗组进一步降低 MCI 年发病率（14.6/1000 *vs*.18.3/1000，*HR* 0.81，95% *CI* 0.69～0.95）；进一步降低 MCI 或痴呆的比例（20.2/1000 *vs*. 24.1/1000，*HR*

0.85，95% *CI* 0.74 ～ 0.94）。在 FINGER 研究中，对于存在认知风险（CAIDE ≥ 6）的老人随机给予 2 年多领域干预（饮食、运动、认知训练和血管危险因素监测）或一般性健康建议，结果显示干预组比对照组 NTB 评分平均每年降低 0.022（95% *CI* 0.002 ～ 0.042，*P* =0.030），提示多领域干预能够改善具有认知风险的一般人群中老年人的认知功能。同时流行病学调查显示，40% 的痴呆与 12 个 1010 可控制的危险因素有关，理论上可以推迟或预防发病。可见，痴呆可以通过控制危险因素和认知训练等措施有效预防，这在缺乏有效治疗措施的情况下尤为重要。

50. 脑健康行动的目标人群

脑健康行动的目标人群包括那些想评估痴呆风险、保护和增强认知功能的老年人和中年人，这个群体包括主观认知下降（subject cognitive decline，SCD）、功能性神经紊乱（functional neurological disorder，FND），以及“健康焦虑症”。

主观认知下降的个体，虽然存在持续认知功能下降，但是无法依靠用于诊断轻度认知功能障碍或痴呆的标准临床评测或精神心理学评价检出。主观认知下降患者尽管认知功能未受损，但是和一般人相比，痴呆的发病风险增加（年发病率是 20.1/1000 *vs*.14.2/1000）。功能性认知紊乱包括一系列重叠情况，认知症状，通常是注意力，表现为由脑功能的可逆性转变，而非破坏或是疾病导致的特征性脑功能内部不一致性。功能性认知紊乱会表现为孤立综合征，也作为焦虑或抑郁症状的一部分或伴随其他功能性或躯体症状（如慢性疼痛）。一些功能性认知紊乱患者在认知功能检测中会表现为轻度受损。当功能性认知紊乱诊断为阳性时，恰当的治疗方案应该包括能清晰说明诊断的书面支持材料。“健康焦虑症”没有任何特异的认知主诉，但是患者表达出对未来认知功能下降的担心，并尽可能保护或增强认知功能。“健康焦虑症”通常有痴呆或者阿尔茨海默病家族史。

参考文献

1. WANG Y J，LI Z X，GU H Q，et al. China Stroke Statistics 2019：A Report From the National Center for Healthcare Quality Management in Neurological Diseases，China National Clinical Research Center for Neurological Diseases，the Chinese Stroke Association，National Center for Chronic and Non-communicable Disease Control and Prevention，Chinese Center for Disease Control and Prevention and Institute for Global Neuroscience and Stroke Collaborations. Stroke Vasc Neurol，2020，5（3）：211-239.

2. LIVINGSTON G，HUNTLEY J，SOMMERLAD A，et al. Dementia prevention，intervention，and care：2020 report of the Lancet Commission. Lancet，2020，396（10248）：413-446.

3. Salim Yusuf，Philip Joseph，Sumathy Rangarajan，et al. Modifiable risk factors，cardiovascular disease，and mortality in 155 722 individuals from 21 high-income，middle-income，and low-income countries （PURE）：a prospective cohort study. Lancet，2020，395（10226）：795-808

4. WANG Y J，PAN Y S，LI H. What is brain health and why is it important? BMJ，2020，371：m3683.

5. LAZAR R M，HOWARD V J，KERNAN W N，et al. A primary care agenda for brain health：a scientific statement from the American Heart Association. Stroke，2021，52（6）：e295-e308.

6. ALTOMARE D，MOLINUEVO J L，RITCHIE C，et al. Brain Health Services：organization，structure，and challenges for implementation. A user manual for Brain Health Services-part 1 of 6. Alzheimers Res Ther，2021，13（1）：168.

7. CHEN Y H，DEMNITZ N，YAMAMOTO S，et al. Defining brain health：a concept analysis. Int J Geriatr Psychiatry，2021，37（1）.

8. SERRANO-POZO A，DAS S，HYMAN B T. APOE and Alzheimer’s disease：advances in genetics，pathophysiology，and therapeutic approaches. Lancet Neurol，2021，20（1）：68-80.

9. CHEN C L H，RUNDEK T. Vascular brain health. Stroke，2021，52（11）：3700-3705.

10. YANG A C，VEST R T，KERN F，et al. A human brain vascular atlas reveals diverse mediators of Alzheimer’s risk. Nature，2022，603（7903）：885-892.

11. GREENBERG S M. Vascular contributions to brain health：cross-cutting themes. Stroke，2022，53（2）：391-393.

12. KIVIPELTO M，PALMER K，HOANG T D，et al. Trials and treatments for vascular brain health：risk factor modification and cognitive outcomes. Stroke，2022，53（2）：444-456.

13. MUN K T，HINMAN J D. Inflammation and the link to vascular brain health：timing is brain. Stroke，2022，53（2）：427-436.

14. VEMURI P，DECARLI C，DUERING M. Imaging markers of vascular brain health：quantification，clinical implications，and future directions. Stroke，2022，53（2）：416-426.

15. VAN VELUW S J，ARFANAKIS K，SCHNEIDER J A. Neuropathology of vascular brain health：insights from ex vivo magnetic resonance imaging-histopathology studies in cerebral small vessel disease. Stroke，2022，53（2）：404-415.

16. KLEIMAN M J，CHANG L C，GALVIN J E. The brain health platform：combining resilience，vulnerability，and performance to assess brain health and risk of Alzheimer's disease and related disorders. J Alzheimers Dis，2022，90（4）：1817-1830.

17. AYBEK S，PEREZ D L. Diagnosis and management of functional neurological disorder. BMJ，2022，376：o64.

（郑华光　整理）

再灌注治疗

51. 荒漠绿洲：再灌注治疗成为缺血性卒中急性期首选治疗方法

缺血性卒中的致病机制是血栓形成或栓塞造成脑内血管闭塞，导致闭塞血管下游的血液循环受阻，阻碍了葡萄糖、氧气等的供应，继而造成神经元的坏死。因此，针对这一理论，及时开通闭塞的血管，有可能挽救大量因血管闭塞而受损的神经元，再灌注治疗应运而生。

目前主流的再灌注治疗方式主要包括静脉溶栓和机械取栓，两种治疗方式互为补充，均有夯实的循证医学证据背景，且不断出现新的临床试验来补充两种治疗方式的治疗指征，是脑血管领域最热门的研究方向之一。由于多个大型临床试验均证实再灌注治疗对保证患者功能独立的切实有效性，世界各地的指南均将再灌注治疗列为缺血性卒中急性期的最高级别推荐。

然而，再灌注治疗在实际临床工作中仍有一系列问题需要改进，包括时间窗的限制、额外的出血风险、院前和院内延误可能对治疗结局造成巨大影响、溶栓药物的药理学缺陷、取栓器械的探索等。因此，世界各地的注册登记研究开始为再灌注治疗补充真实世界证据，帮助发现再灌注治疗存在的问题并为临床试验提供初步的思路。其中在静脉溶栓方面，从北欧发起的 SITS 队列研究历时 20 余年，收集了 30 余万例静脉溶栓的患者信息，在不同维度呈现了阿替普酶静脉溶栓的真实世界信息；在机械取栓方面，2014 年结束的 MR CLEAN 试验是最早的机械取栓阳性试验，同样来自荷兰的 MR CLEAN 登记队列也是较早开始的关于机械取栓的真实世界研究。此外，来自法国的 ETIS 队列，来自德国的 GSR-ET 队列都为机械取栓提供了翔实的真实世界证据。我国在 2017 年由中国人民解放军南部战区总医院牵头进行了第一个机械取栓登记研究——ACTUAL 研究，记录了我国机械取栓真实世界情况。近些年，首都医科大学附属北京天坛医院缪中荣团队的 ANGEL-ACT 登记队列展示了近年我国取栓的真实现状。

国家卫生健康委脑卒中防治工程委员会借助中国卒中大数据观测平台分析了 2019—2020 年我国再灌注治疗的患者数据。2019—2020 年共有 1724 家三级和二级医院上报了再灌注治疗患者信息，其中 192 247 名患者接受了静脉溶栓治疗，49 551 名患者接受了包括机械取栓在内的血管内治疗。再灌注治疗率较前有明显上升（接受该治疗的患者数 / 该医院对应时间内收治的缺血性卒中患者数）：静脉溶栓治疗率从 2% 上升到 5.64%（2006—2013 年数据），血管内治疗率从 0.45% 提升到 1.45%（2015—2020 年数据）。然而与同期欧美发达国家数据相比仍有一定差距。

52. 推陈出新：主要的溶栓药物比较

历经多年发展，目前已经有多种溶栓药物先后面世。其中，尿激酶与链激酶是第一代溶栓药物的典型代表，是纤维蛋白溶解剂，无纤维蛋白特异性，通过溶解血栓改善病情。由于其纤溶作用都是非特异性的，因此常常伴有全身性的出血，包括一些重要脏器（如颅脑）的出血。阿替普酶是第二代溶栓药物的典型代表，纤维蛋白特异性较高，半衰期短，是目前在脑血管领域应用最多的溶栓药物。替奈普酶是第三代溶栓药物的典型代表，其纤维蛋白特异性更高，半衰期长，是最有希望替代阿替普酶的溶栓药物；其他第三代溶栓药物还有重组去氨普酶、瑞替普酶等。主要的溶栓药物比较及各药物的药理学特点见表 14、表 15。

表 14　主要溶栓药物特点比较

药物名称	来源	优点	缺点	应用情况
尿激酶	在大肠埃希菌、小鼠骨髓瘤细胞和 CHO 细胞中通过基因工程手段表达	经临床验证药效确切； 风险低； 国家批准使用的溶栓药物	价格昂贵； 制造工艺不成熟； 治疗效果较差； 溶解新鲜血栓，对已机化的陈旧血栓无效	多用于动脉溶栓； 循证医学证据有限，真实世界应用较少
链激酶	从 β - 溶血性链球菌培养液中提取的一种非酶性单链蛋白	/	有抗原性； 可能会引起变态反应； 对纤维蛋白特异性低； 溶解新鲜血栓，对已机化的陈旧血栓无效	真实世界应用较少

（续表）

药物名称	来源	优点	缺点	应用情况
阿替普酶	利用DNA重组技术在血管内皮细胞来源的组织型纤溶酶原激活物t-PA	循证医学证据充分	选择性低； 药物使用方法复杂； 可能对血－脑屏障有损伤	应用最广泛的溶栓药物
瑞替普酶	一种改良的非糖基化重组t-PA，包含kringle-2和丝氨酸蛋白酶结构域	溶栓疗效好； 耐受性较好； 半衰期长于阿替普酶	循证医学证据较少	应用不如阿替普酶广泛
替奈普酶	基因修饰的t-PA，3个基因位点发生突变后形成的	药物使用方法简单； 价格低廉； 血管再通率优于阿替普酶； 风险低； 纤维蛋白特异性高； 允许单次推注给药	循证医学证据较少	应用不如阿替普酶广泛

表15　药理学特点

药物名称	作用机制	半衰期	代谢清除
尿激酶	作用于内源性纤维蛋白溶解系统，能将纤溶酶原催化裂解成纤溶酶，发挥溶栓作用	15分钟	肝脏清除
链激酶	链激酶先与纤溶酶原形成SK-纤溶酶原复合物，使其中的纤溶酶原构象发生变化，转化为SK-纤溶酶复合物，后者将纤维蛋白表面的纤溶酶原激活为纤溶酶，使血栓溶解	6分钟	肝脏清除

（续表）

药物名称	作用机制	半衰期	代谢清除
阿替普酶	能激活与纤维蛋白结合的纤溶酶原，使其转化为纤溶酶的作用比激活循环血液中纤溶酶原的作用大得多，主要作用是消化局部纤维蛋白凝块	5 分钟	肝脏清除
瑞替普酶	使凝血结合的纤溶酶原变为纤溶酶，比 t-PA 与纤维蛋白结合更特异	13 ～ 16 分钟	肝脏清除
替奈普酶	使凝血结合的纤溶酶原变为纤溶酶，比 t-PA 与纤维蛋白结合更特异	17 ～ 24 分钟	肝脏清除

53. 汗牛充栋：阿替普酶研究成果坚实可靠

静脉溶栓治疗是缺血性卒中急性期最有效的治疗方法之一，而重组组织型纤溶酶原激活物（recombinant tissue plasminogen activator，rt-PA）阿替普酶（爱通立）是唯一具有确切循证医学证据支持的静脉溶栓药物。近年来，血管内治疗的快速发展给急性大血管闭塞导致的缺血性卒中患者带来了新的选择和更有效的治疗手段，但静脉注射阿替普酶仍是缺血性卒中急性期首选的治疗方法之一。本部分汇总了近年来阿替普酶静脉溶栓在缺血性卒中领域的重要临床试验（表 16）。

自 20 世纪 90 年代开始，就有三大临床试验旨在验证 rt-PA 用于急性缺血性卒中患者静脉溶栓的效益与风险。1995 年发表于 *The New England Journal of Medicine* 的美国国立神经疾病和卒中研究院（National Institute of Neurological Disorders and Stroke，NINDS）重组组织型纤溶酶原激活物研究是一项大型随机、双盲、安慰剂对照试验，共纳入 624 例发病 3 小时内、功能缺损

表 16　缺血性卒中领域阿替普酶静脉溶栓重要临床试验总结

研究名称 / 发表年份	样本量	地区	时间窗	影像入排标准	90 天 mRS 评分 0 ～ 1 分比例（治疗组 *vs*. 对照组）	症状性颅内出血（治疗组 *vs*. 对照组）	死亡（治疗组 *vs*. 对照组）
NINDS 1995	624 Part 1：291； Part 2（pivotal study）：333	美国	3 h（302 名患者在 90 min 内）	平扫 CT 排除脑出血	Part 1： 47/144 *vs*. 27/147； *OR* 2.3， 95% *CI* 1.4 ～ 3.6； *RR* 1.7， 95% *CI* 1.3 ～ 2.3； $P < 0.001$ Part 2： 39/168 *vs*. 26/165； *OR* 1.7， 95% *CI* 1.1 ～ 2.6； *RR* 1.5， 95% *CI* 1.1 ～ 2.0； $P = 0.019$	6.4% *vs*. 0.6%，$P < 0.001$	17% *vs*. 21%，$P = 0.30$
ECASS 1995	620	欧洲	6 h	平扫 CT 排除脑出血和大面积脑梗死	ITT：35.7% *vs*. 29.3%， *OR* 1.15， 95% *CI* 0.98 ～ 1.35； TP：40.9% *vs*. 29.2%， *OR* 1.29， 95% *CI* 1.09 ～ 1.54	颅内出血： ITT：42.8% *vs*. 36.8%； TP：43.7% *vs*. 36.7%	22.4% *vs*. 15.8%，$P = 0.04$

（续表）

研究名称 / 发表年份	样本量	地区	时间窗	影像入排标准	90 天 mRS 评分 0 ～ 1 分比例（治疗组 *vs*. 对照组）	症状性颅内出血（治疗组 *vs*. 对照组）	死亡（治疗组 *vs*. 对照组）
ATLANTIS-A 2000	142	北美	6 h，85% 在 3 ～ 6 h 时间窗，32% 在 5 ～ 6 h 时间窗	平扫 CT 排除脑出血	主要功能结局： 早期神经功能改善： 24 h：40% *vs*. 21%， *P* =0.02； 30 d：60% *vs*. 75%， *P* =0.05； mRS 评分：5 *vs*. 2， *P* =0.05	11.3% *vs*. 0， *P* ＜ 0.003	22.5% *vs*. 7%， *P* =0.009
ATLANTIS-B 1999	617	北美	5 h，547（ITT 集）/ 613（TP集）在 3 ～ 5 h 时间窗	平扫 CT 排除脑出血和大面积脑梗死（梗死面积＞ 1/3 大脑中动脉供血区）	主要功能结局： 90 天 NIHSS 评分 0 ～ 1 分比例： ITT：34.5% *vs*. 34%， *P* =0.89； TP：33.8% *vs*. 32%， *P* =0.65； 90 天 mRS 评分 0 ～ 1 分比例： ITT：41.7% *vs*. 40.5%， *P* =0.77； TP：42.3% *vs*. 38.9%， *P* =0.42	ITT：6.7% *vs*. 1.3%， *P* ＜ 0.001； TP：7.0% *vs*. 1.1%， *P* ＜ 0.001	90 天死亡率： ITT：10.9% *vs*. 6.9%， *P* =0.08； TP：11.0% *vs*. 6.9%， *P* =0.09

（续表）

研究名称 / 发表年份	样本量	地区	时间窗	影像入排标准	90 天 mRS 评分 0 ～ 1 分比例（治疗组 *vs*. 对照组）	症状性颅内出血（治疗组 *vs*. 对照组）	死亡（治疗组 *vs*. 对照组）
ECASS Ⅱ 1998	800	欧洲、澳大利亚、新西兰	6 h 内	平扫 CT 排除脑出血和大面积脑梗死（梗死面积＞ 1/3 大脑中动脉供血区）	40.3% *vs*. 36.6%，*OR* 1.17，95% *CI* 0.9 ～ 1.6，*P* =0.28	8.8% *vs*. 3.4%	7 天内：6.1% *vs*. 4.9% 104 天内：43 *vs*. 42
ECASS Ⅲ 2008	821	欧洲	3 ～ 4.5h 内，中位起病－治疗时间是 3 h 59 min	平扫 CT/MRI 排除颅内出血和大面积脑梗死	52.4% *vs*. 45.2%；*OR* 1.34；95% *CI* 1.02 ～ 1.76，*P* =0.04；a*OR* 1.42，95% *CI* 1.02 ～ 1.98，*P* =0.04	ECASS Ⅲ：2.4% *vs*. 0.2%，*OR* 9.85，95% *CI* 1.26 ～ 7.32，*P* =0.008； ECASS Ⅱ：5.3% *vs*. 2.2%，*OR* 2.43，95% *CI* 1.11 ～ 5.35，*P* =0.02； SITS-MOST：1.9% *vs*. 0.2%，*OR* 7.84，95% *CI* 0.98 ～ 63.00，*P* =0.02； NINDS：7.9% *vs*. 3.5%，*OR*：2.38，95% *CI* 1.25 ～ 4.52，*P* =0.006	7.7% *vs*. 8.4%，*OR* 0.90，95% *CI* 0.54 ～ 1.49，*P* =0.68

（续表）

研究名称 / 发表年份	样本量	地区	时间窗	影像入排标准	90 天 mRS 评分 0 ～ 1 分比例（治疗组 *vs*. 对照组）	症状性颅内出血（治疗组 *vs*. 对照组）	死亡（治疗组 *vs*. 对照组）
EPITHET 2008	101	澳大利亚、比利时、新西兰和英国的 15 家中心	3 ～ 6 h 内	平扫 CT 排除颅内出血和大面积脑梗死（梗死面积 > 1/3 大脑中动脉供血区）；磁共振上的错配定义为 PWI/DWI > 1.2 或 PWI-DWI ≥ 10 mL	主要结局：基线 DWI 和 90 天 T_2-MRI 上梗死面积对比： 平均几何梗死体积增加：rt-PA 组 1.24，安慰剂组 1.78，*OR* 0.69（95% *CI* 0.38 ～ 1.28，*P* =0.239）； 平均相对梗死体积增加：rt-PA 组 1.18，安慰剂组 1.79，*OR* 0.66（95% *CI* 0.36 ～ 0.92，*P* =0.054） 90 天 mRS 评分 0 ～ 1 分：36% *vs*. 21%，DR：15%（–4 to 34），*P* =0.153	7.7% [（4/52）] *vs*. 0，95% *CI* 2.1 ～ 18.5	

（续表）

研究名称 / 发表年份	样本量	地区	时间窗	影像入排标准	90 天 mRS 评分 0 ～ 1 分比例（治疗组 *vs*. 对照组）	症状性颅内出血（治疗组 *vs*. 对照组）	死亡（治疗组 *vs*. 对照组）
IST-3 2012	3035	12 个国家 156 家医院（欧洲、美洲、澳大利亚等）	6 h 内	CT/MRI 排除颅内出血和假性卒中	6 个月 OHS 评分 0 ～ 2：37% *vs*. 35%，*aOR* 1.13，95% *CI* 0.95 ～ 1.35，*P* =0.181	7% *vs*. 1%，*aOR* 6.94，95% *CI* 4.07 ～ 11.8，*P* ＜ 0.0001	7 天内：11% *vs*. 7%，*aOR* 1.60，95% *CI* 1.22 ～ 2.08，*P* =0.001 7 天到 6 个月：27% *vs*. 27%，*aOR* 0.96，95% *CI* 0.80 ～ 1.15，*P* =0.672
Wake-up 2018	503	欧洲	＞ 4.5 h	DWI 上表现为缺血性病变，而 FLAIR 相应区域无实质高信号作为存在可挽救脑组织的组织学标准；MRI 排除颅内出血和大面积脑梗死	53.3% *vs*. 41.8%，*aOR* 1.61，95% *CI* 1.09 ～ 2.36，*P* =0.02	2.0% *vs*. 0.4%，*OR* 4.95，95% *CI* 0.57 ～ 42.87，*P* =0.15（SITS-MOST）	4.1% *vs*. 1.2%，*OR* 3.38；95% *CI* 0.92 ～ 12.52，*P* =0.07

（续表）

研究名称 / 发表年份	样本量	地区	时间窗	影像入排标准	90 天 mRS 评分 0 ～ 1 分比例（治疗组 *vs*. 对照组）	症状性颅内出血（治疗组 *vs*. 对照组）	死亡（治疗组 *vs*. 对照组）
EXTEND 2019	225	澳大利亚、新西兰、芬兰及中国台湾	4.5 ～ 9 h 4.5 ～ 6h：10% 6 ～ 9h：25% 醒后卒中：65%	低于正常脑血流 30% 的相对阈值或 DWI 序列上不可逆损伤来评估核心缺血灶体积，利用灌注成像上造影剂的延迟征象（至最大剩余功能区域的时间＞ 6 s）测量严重低灌注区，灌注缺损—核心缺血区不匹配定义为低灌注区与核心缺血区体积之比＞ 1.2，体积相差＞ 10 mL，核心缺血区体积＜ 70 mL	35.4% *vs*. 29.5%，*aRR* 1.44，95% *CI* 1.01 ～ 2.06，*P* =0.04	6.2% *vs*. 0.95，*aRR* 7.22，95% *CI* 0.97 ～ 53.5，*P* =0.05	11.5% *vs*. 8.9%；*aRR*，1.17；95% *CI* 0.57 ～ 2.40，*P* =0.67

（续表）

研究名称 / 发表年份	样本量	地区	时间窗	影像入排标准	90 天 mRS 评分 0 ～ 1 分比例（治疗组 *vs*. 对照组）	症状性颅内出血（治疗组 *vs*. 对照组）	死亡（治疗组 *vs*. 对照组）
ECASS-4 2019	119	欧洲	4.5 ～ 9 h 中位起病时间：7 h 42 min	排除大面积脑梗死（CT/MRI 梗死核心大于 1/3 大脑中动脉灌注区域或者 DWI 上梗死核心＞ 100 mL），MRI 上 PWI 灌注区 / DWI 上梗死核心＞ 1.2 并且低灌注区＞ 20 mL	主要结局： 90 天 mRS 评分的分布：*OR* 1.200，95% *CI* 0.633 ～ 2.273，*P* =0.5766； 90 天 mRS 评分 0 ～ 1 分：35% *vs*. 28.6%，*OR* 1.346，95% *CI* 0.613 ～ 2.954，*P* =0.4585	1 *vs*. 0	11.5% *vs*. 6.8%，*OR* 1.742，95% *CI* 0.414 ～ 8.598，*PP* =0.5303
THAWS 2020	131	日本	＞ 4.5 h	WEKE-UP 标准：DWI 上表现为缺血性病变，而 FLAIR 相应区域无实质高信号	47.1% *vs*. 48.3%，*RR* 0.97，95% *CI* 0.68 ～ 1.41，*P* =0.89	1 *vs*. 0	2 *vs*. 2，*RR* 0.85，95% *CI* 0.06 ～ 12.58，*P* ＞ 0.99

注：OHS：Oxford Handicap Score，牛津残障评分。

可用美国国立卫生研究院卒中量表（National Institute of Health stroke scale，NIHSS）测量并且基线脑 CT 未发现脑出血征象的缺血性卒中患者，其中近半数溶栓者在 90 分钟内接受治疗。溶栓组予以 rt-PA 0.9 mg/kg 治疗，对照组给予安慰剂，两组均为中等严重程度的卒中患者，NIHSS 评分 14 ～ 15 分。该研究分为两部分（part 1 和 part 2），part 1 旨在评价 t-PA 的活性，设定的主要结局指标是 NIHSS 自基线值提高 4 分或者卒中发作 24 小时内神经功能恢复的患者比例，共纳入 291 名患者；part 2 评估 3 个月的 Barthel 指数（Barthel index）、mRS 评分（modified Rankin scale）、Glasgow 评分和 NIHSS 评分以评价阿替普酶的临床有效性和安全性，共纳入 333 名患者。两部分研究分别证实，与安慰剂组对比，rt-PA 治疗组 3 个月的功能结局均明显改善，综合评估（Global test）*OR* 值及 95% *CI* 分别为 2.1 和 1.3 ～ 3.2（part 1）、1.7 和 1.2 ～ 2.6（part 2）。尽管症状性脑出血发生率增加了近 10 倍（6.4% *vs*. 0.6%，$P < 0.001$），但在缺血性卒中发作后的 3 小时内使用静脉 rt-PA 溶栓仍可将卒中患者 3 个月时的临床结局改善至少 30%。此外，在根据基线年龄、卒中亚型、卒中严重程度和阿司匹林使用情况分层的亚组分析中，均观察到 rt-PA 对患者临床结局的改善。基于 NINDS 试验的研究结果，1996 年美国 FDA 批准将 rt-PA 应用于发病 3 小时内急性缺血性卒中患者的治疗。NINDS 试验证实了发病 3 小时内静脉溶栓治疗的有效性和安全性，开启了静脉溶栓临床和科研的新篇章，对缺血性卒中的急性期药物治疗具有划时代的意义。

值得一提的是，NINDS rt-PA 研究发表的前 2 个月，另一项欧洲急性脑卒中协作研究（the third European Cooperative Acute Stroke Study，ECASS）结果在 *The Journal of the American Medical Association* 上公布。这项安慰剂对照研究是阿替普酶用于急性缺血性卒中静脉溶栓领域的第一个大型 RCT，共招募了欧洲 14 个国家 75 家医院中 620 例发作时间在 6 小时内的中重度卒中患者（NIHSS 评分 12 ～ 13 分），意向性治疗（intention to treat，ITT）分析未显示出两组主要结局指标的显著性差异（Barthel 指数中位数 85 *vs*. 75，*P* =0.99；mRS 评分 3 *vs*. 3，*P* =0.41；mRS 评分 0 ～ 1 分：35.7% *vs*. 29.3%，*OR* 1.15，95% *CI* 0.98 ～ 1.35）。但该试验中有 17% 的患者，尤其是有大面积脑梗死的患者违反了原始试验方案，目标人群（target population，TP）分析显示了 rt-PA 治疗组更良好的 mRS 评分（mRS 评分 2 分 *vs*. 3 分，*P* =0.035； mRS 评分 0 ～ 1 分：40.9% *vs*. 29.2%，*OR* 1.29，95% *CI* 1.09 ～ 1.54）。虽然试验提示了在纳入人群中 rt-PA 的临床有效性，然而溶栓治疗也显著提高了死亡率（22.4% *vs*. 15.8%，*P* =0.04）和脑实质内出血率（19.8% *vs*. 6.5%，*P* ＜ 0.001），因此本研究并不能支持 rt-PA 在临床上的常规应用。随后进行的 ECASS Ⅱ试验采用了与 NINDS 试验相似的溶栓剂量、更严格的影像筛选标准和更严格的血压控制，但依然纳入发病 6 小时内的患者，结果显示不论是在 0 ～ 3 小时还是 3 ～ 6 小时的时间窗内，0.9 mg/kg 的阿替普酶与安慰剂相比并不能显著提高 90 天 mRS 评分 0 ～ 1 分的比例（0 ～ 3 小时：42% *vs*. 38%，*OR* 1.2，95% *CI* 0.6 ～ 2.3，*P* =0.628；3 ～ 6 小时：40.2% *vs*. 36.9%，*OR* 1.2，95% *CI* 0.8 ～ 1.6，*P* =0.42）。

ECASS 试验并未显示出与 NINDS 试验相近的结果，两者试验设计上最大的不同在于给予溶栓治疗的时间窗不同，由此可见时间窗在临床卒中救治中的重要地位。然而，狭窄的治疗时间窗仍是早期治疗难以逾越的瓶颈。2000 年发表于 *Stroke* 上的阿替普酶溶栓作为缺血性卒中的急性非介入性治疗（alteplase thrombolysis for acute non-interventional therapy in ischemic stroke，ATLANTIS）研究中早期神经功能改善（NIHSS 评分自基线改善 4 分以上）比例治疗组为 40%，安慰剂组为 21%，*P* =0.02。而 30 天的结果相反，治疗组神经功能改善比例（60%）低于安慰剂组（75%），并且溶栓治疗显著增加 10 天内症状性颅内出血风险（11% *vs*. 0，*P* ＜ 0.01）和 90 天的死亡率（23% *vs*. 7%，*P* ＜ 0.01）。该研究未能证明 rt-PA 的临床获益，而在 142 名患者中，仅有 15% 的患者在 3 小时的时间窗内，32% 的患者在 5 ～ 6 小时的时间窗内，因此该试验的结果提示溶栓不适用于超窗治疗。1993 年出于安全性考虑，将 ATLANTIS 研究的纳入时间窗缩短为 5 小时，并重新招募患者进行一个独立试验 ATLANTIS-B，无论是 ITT 还是 TP 分析，结果同样未发现静脉溶栓的显著效益，却显著增加了症状性颅内出血事件的发生，ATLANTIS-B 的研究结果同样不支持静脉溶栓超过 3 小时时间窗的应用。

2004 年三大临床试验研究者团队联合进行了荟萃分析，结果发表于 *The Lancet*，汇总的患者总数是 2775 人，中位基线 NIHSS 评分为 11 分，治疗时间窗为 360 分钟，其中有 67% 的患者治疗时间窗在 3 小时外，主要有效性结局为 3 个月 Rankin 评分 0 ～ 1、Barthel 指数 95 ～ 100 和 NIHSS 0 ～ 1，结果显示按照时间窗分层的溶栓治疗效应值分别为：0 ～ 90 分钟组 *OR* 为 2.8（95% *CI* 1.8 ～ 4.5），91 ～ 180 分钟组 *OR* 为 1.6（95% *CI* 1.1 ～ 2.2），181 ～ 270 分钟组 *OR* 为 1.4（95% *CI* 1.1 ～ 1.9），271 ～ 360 分钟组 *OR* 为 1.2（95% *CI* 0.9 ～ 1.5），随着治疗时间窗的延长，溶栓效益显著下降（P =0.005）。虽然静脉溶栓治疗会增加出血风险（5.9% *vs*. 1.1%，$P < 0.0001$），但是并不会增加患者死亡率。该研究提供了传统 3 小时时间窗内静脉溶栓治疗的循证医学一级证据，提示了治疗时间的延误影响溶栓的效益，但同时也说明了阿替普酶治疗的有效性可延长至 4.5 小时时间窗。

20 世纪静脉溶栓的试验告一段落，NINDS 试验首次收获了 rt-PA 治疗缺血性卒中的阳性证据，带来了静脉溶栓领域的第一缕曙光，然而扩大治疗窗的试验仍屡遭重创，寻找更宽的时间窗仍是临床医生的迫切愿望。2008 年发表于 *The New England Journal of Medicine* 的 ECASS Ⅲ研究是自 1995 年 NINDS 试验后时隔 13 年急性卒中治疗领域的又一大进步，为扩大狭窄的 3 小时溶栓时间窗提供了循证医学证据。ECASS Ⅲ研究是一项欧洲多中心、临床Ⅲ期、双盲、随机、安慰剂对照的临床试验，入组人员为 18 ～ 80 岁、发病 3 ～ 4.5 小时的急性缺血性卒中患者，2003—2007 年 ECASS Ⅲ研究共纳入 19 个欧洲国家 130 家中心的 821 名患者，0.9 mg/kg 阿替普酶治疗组 418 人，安慰剂组 403 人，治疗组中位发病至治疗时间是 3 小时 59 分钟，发病 3.5 ～ 4 小时及 4 ～ 4.5 小时的患者分别占 45.7% 和 41.6%。结果发现治疗组 90 天 mRS 评分 0 ～ 1 分比例明显高于对照组（52.4%

vs. 45.2%，*OR* 1.34，95% *CI* 1.02 ～ 1.76，*P* =0.04），调整混杂因素后结论不变（*aOR* 1.42，95% *CI* 1.02 ～ 1.98，*P* =0.04），次要研究结局即 90 天 mRS 评分 0 ～ 1 分、Barthel 评分≥ 95 分、NIHSS 评分 0 ～ 1 分和 Glasgow 结局评分为 1 组成的神经功能综合分析也支持阿替普酶的疗效（*OR* 1.28，95% *CI* 1.00 ～ 1.65）。虽然阿替普酶治疗的同时提高了患者的颅内出血风险（颅内出血：27.0% *vs*. 17.6%,*P* =0.001；症状性颅内出血：2.4% *vs*. 0.2%，*P* =0.008），但是患者死亡率和其他严重不良结局没有明显组间差别，症状性颅内出血率与以往的试验相比也没有明显增加。该结果提示起病 4.5 小时内使用阿替普酶可以明显改善患者预后，这一急性卒中静脉溶栓的破冰之旅发现了超过传统时间窗后使用静脉溶栓的可能性，使得卒中超窗患者获得了更多的治疗机会。2009 年发表的 ECASS Ⅲ各亚组分析支持在 4.5 小时内的各个亚群使用 rt-PA。

ECASS Ⅲ的发表开启了静脉溶栓 4.5 小时时间窗时代，并写入指南，但是其循证医学证据等级并不是Ⅰ级。随后 2010 年发表于 *The Lancet* 上的静脉溶栓的联合分析（pooled analysis）为 4.5 小时的溶栓治疗提供了Ⅰ级证据。这篇联合分析在 2004 年荟萃分析 2775 名患者的基础上加入新发表的 ECASS Ⅲ和超声平面成像溶栓评价试验（echoplanar imaging thrombolytic evaluation trial，EPITHET）的数据，纳入 3670 名起病 6 小时内的急性卒中患者，探讨治疗时间窗与临床预后的关系。研究结果发现 90 天 mRS 评分 0 ～ 1 分的比例随起病时间的延长而下降，各个分层时间窗的效应值分别是：0 ～ 90 分钟，*aOR* 2.55（95% *CI*

1.44 ～ 4.52）；91 ～ 180 分钟，*aOR* 1.64（95% *CI* 1.12 ～ 2.40）；181 ～ 270 分钟，*aOR* 1.34（95% *CI* 1.06 ～ 1.68）；271 ～ 360 分钟，*aOR* 1.22（95% *CI* 0.92 ～ 1.61）。在安全性结局方面，阿替普酶治疗增加大面积脑实质出血的风险（5.2% *vs*. 1.0%，*aOR* 5.37，95% *CI* 3.22 ～ 8.95，$P < 0.0001$），但并不受起病时间的影响（P =0.4140），而死亡率随着治疗时间的延长而显著增加（P =0.0444）：0 ～ 90 分钟，*aOR* 0.78（95% *CI* 0.41 ～ 1.48）；91 ～ 180 分钟，*aOR* 1.13（95% *CI* 0.70 ～ 1.82）；181 ～ 270 分钟，*aOR* 1.22（95% *CI* 0.87 ～ 1.71）；271 ～ 360 分钟，*aOR* 1.49（95% *CI* 1.00 ～ 2.21）。综合来看，该结果提示超过 4.5 小时时间窗的溶栓治疗不能获益。基于该联合分析建立的循证医学证据，确立了发病 4.5 小时为时间窗的以非强化 CT 为指导的静脉 rt-PA 治疗。

2012 年 *The Lancet* 发表了发病 6 小时溶栓治疗的试验——第三次国际卒中试验（the third international stroke trial，IST-3），共招募 3035 名起病 6 小时内的急性卒中患者，其中有超半数（53%）的患者年龄超过 80 岁，14% 的患者基线 NIHSS 评分超过 20 分，33% 的患者起病时间在 4.5 ～ 6 小时内，结果显示 6 个月时两组无障碍存活即牛津残障评分（Oxford handicap scale，OHS）为 0 ～ 2 分的比例相似（治疗组 37% *vs*. 对照组 35%，*aOR* 1.13，95% *CI* 0.95 ～ 1.35，P =0.181），但移位分析显示了溶栓对残障程度的改善（common *OR* 1.27，95% *CI* 1.10 ～ 1.47，P =0.001）。虽然 7 天内的症状性颅内出血率和死亡率明显增加，但 7 天到 6 个月的死亡率有所下降（16% *vs*. 20%，*aOR* 0.73，95% *CI* 0.59 ～ 0.89，P =0.002），因此在 6 个月内两组总死亡率相当（27% *vs.* 27%，*aOR* 0.96，95% *CI* 0.80 ～ 1.15，*P* =0.672 ）。IST-3 探索了更为宽泛的时间窗、年龄和疾病严重程度，结果证明超窗使用阿替普酶增加出血风险但不增加死亡风险，这增加了患者对溶栓安全的信心，为急性缺血性卒中的溶栓治疗这一老话题提供了新的循证医学证据。

以往的溶栓试验筛选入组的患者大多基于平扫 CT/MRI。EPITHET 试验尝试引入影像学错配来筛选入组患者，将具有磁共振灌注加权成像（perfusion weighted imaging，PWI）– 弥散加权成像（diffusion weighted imaging，DWI）错配（mismatch）模型证实存在半暗带的患者纳入分析，错配定义为 PWI/DWI ＞ 1.2 或 PWI-DWI ≥ 10 mL。近年来，影像学错配受到了关注，科学家们提出了缺血性卒中的“组织窗”概念，将影像学技术纳入科学研究中，进一步探索扩大静脉溶栓治疗的时间窗。尤其是对于临床实践中部分发病时间不明确的患者，“组织窗”概念的引入可能给予这些患者更多的再灌注治疗的机会。醒后卒中患者基于 MRI 溶栓安全性及有效性（efficacy and safety of MRI-based thrombolysis in wake-up stroke，WAKE-UP）研究就是为了探讨 MRI 错配指导下的患者筛选能否使溶栓患者受益，2018 年该试验的结果发表在 *The New England Journal of Medicine* 上。WAKE-UP 研究是一项多中心、双盲、随机对照试验，将 DWI 上表现为缺血性病变而 FLAIR 相应区域无实质高信号作为存在可挽救脑组织的影像标准（图 18）。研究共纳入 503 例年龄在 18 ～ 80 岁，具有影像学错配的不明时间或醒后缺血性卒中患者，其中 rt-PA 溶栓治疗组 254 例，对照组 249 例。主要终点事件是 90 天预后良好（mRS 评分 0 ～ 1 分）。结果发现，与对照组相比，治疗组 90 天随访后功能预后良好的患者比例更高（53.3% *vs*. 41.8%），校正后的效应值为 *aOR* 1.61，95% *CI* 1.09 ～ 2.36。但静脉溶栓组中症状性颅内出血（SITS-MOST 标准）和死亡的风险也有所增加（症状性颅内出血 2.0% *vs*. 0.4%，*OR* 4.95，95% *CI* 0.57 ～ 42.87，*P* =0.15；死亡率 4.1% *vs*.1.2%，*OR* 3.38，95% *CI* 0.92 ～ 12.52，*P* =0.07），脑实质出血（2 型）的发生率在两组之间具有统计学差异（4.0% *vs*. 0.4%，*aOR* 10.46，95% *CI* 1.32 ～ 82.77，*P* =0.03）。两组的研究证实了对于未知症状发作时间但具有 DWI-FLAIR 影像学错配的急性缺血性卒中患者，与安慰剂相比，使用静脉溶栓能够为患者带来更好的功能预后，但同时接受静脉溶栓也会增加出血风险。主要基于 WAKE-UP 试验的研究结果，最新的 AHA/ASA 指南提出了影像指导的不明起病时间卒中患者溶栓治疗的筛选（Ⅱ a 级推荐，B-R 级证据）。随后 2019 年 5 月 *The New England Journal of Medicine* 公布了澳大利亚墨尔本大学牵头的延长急性神经功能缺损溶栓时间（extending the time for thrombolysis in emergency neurological deficits，EXTEND）的临床研究结果，将静脉溶栓时间窗突破到发病后 9 小时。EXTEND 研究是一项多中心、临床Ⅲ期、随机对照试验，2010—2018 年在澳大利亚、新西兰、芬兰及中国台湾的多家中心共纳入 225 名发病 4.5 ～ 9 小时（包括醒后卒中）、基线 mRS 评分＜ 2 分、基线 NIHSS 评分 4 ～ 16 分、具有影像学上可挽救的脑组织，且没有血管内治疗计划的成人急性缺血性卒中患者，该研究将时间窗和组织窗结合，通过灌注成像（CT/

MRI 灌注成像或 DWI 序列）和 RAPID 自动化软件识别可挽救的脑组织（半暗带），以识别灌注缺损 – 核心缺血区不匹配的患者，该研究使用低于正常脑血流 30% 的相对阈值或 DWI 序列上的不可逆损伤来评估核心缺血灶体积，利用灌注成像上造影剂的延迟征象（至最大剩余功能区域的时间＞ 6 秒）测量严重低灌注区，灌注缺损 – 核心缺血区不匹配定义为低灌注区与核心缺血区体积之比＞ 1.2，体积相差＞ 10 mL，核心缺血区体积＜ 70 mL（图 19）。随机分配后，阿替普酶标准治疗组 113 人，对照组 112 人，结果发现溶栓组 90 天 mRS 评分 0 ～ 1 分的比例高于对照组（35.4% *vs*. 29.5%），在调整了年龄和基线 NIHSS 后的效应值为 *aRR* 1.44，95% *CI* 1.01 ～ 2.06，结果具有统计学差异（*P* =0.04）。溶栓同时增加了症状性颅内出血的风险（6.2% *vs*. 0.9%，*aRR* 7.22，95% *CI* 0.97 ～ 53.54），但结果没有统计学差异（*P* =0.053）。两组患者 90 天死亡率也没有显著差别（11.5% *vs*. 8.9%，*aRR* 1.17，95% *CI* 0.57 ～ 2.40，*P* =0.67）。因此，对于发病 4.5 ～ 9 小时的急性缺血性卒中患者，基于多模式影像学指导的静脉溶栓治疗能够显著增加患者良好预后的比例，但其出血风险会随之增加。由于 EXTEND 研究的提前终止，最终只纳入了研究预计样本量的 73%，所以并未在 90 天 mRS 分布中显示出显著的功能改善（common *OR* 1.55，95% *CI* 0.96 ～ 2.49），仍需更多的证据支持。同年 7 月发表于 *International Journal of Stroke* 的 ECASS-4 研究纳入 119 例起病 4.5 ～ 9 小时，基线 NIHSS 评分为 4 ～ 26 分，MRI 上 PWI 灌注区 /DWI 上梗死核心＞ 1.2 并且低灌注区＞ 20 mL 的急性卒中患者，其中约有 69% 的患者是醒后卒中，主要结局是 90 天患者 mRS 的分布情况，结果显示两组之间疗效没有显著差别（*OR* 1.20，95% *CI* 0.63 ～ 2.27，*P* =0.58）。症状性颅内出血患者仅在阿替普酶治疗组出现 1 例，死亡也没有显著组间差异（11.5% *vs*. 6.8%，*OR* 1.74，95% *CI* 0.41 ～ 8.60，*P* =0.53）。本试验的研究结果不支持 rt-PA 在 4.5 ～ 9 小时的使用。此后 EXTEND 试验发起人之一 Bruce 等对年龄≥ 18 岁、发病 4.5 ～ 9 小时的缺血性卒中或醒后卒中，同时进行 MRI 或 CT 灌注成像提示存在可挽救的脑组织的患者进行系统综述和 Meta 分析，结果发表于 *The Lancet* 上。该研究筛选了 2006—2019 年期间符合入组标准的临床研究，最终纳入 EXTEND、ECASS 4、EPITHET 三项研究共 414 名患者。影像学定义为对于 CT 灌注，不可逆核心缺血区定义为相对脑血流量低于正常脑血流量的 30%；对于 MRI 灌注，核心缺血区定义为表观弥散系数（apparent diffusion coefficient，ADC）＜ 620 $\mu m^2/s$；低灌注区域体积（包含缺血半暗带和核心缺血区）定义为 CT 或 MRI 灌注上时间最大阈值＞ 6 秒；灌注不匹配定义为低灌注区与核心缺血区体积之比＞ 1.2，体积相差＞ 10 mL，并且缺血核心体积＜ 70 mL。结果表明，在校正了基线年龄和 NIHSS 评分后，相较于安慰剂组，阿替普酶组获得 3 个月良好功能结局（mRS 评分 0 ～ 1 分）的比例更高（36% *vs*. 29%，*aOR* 1.86，95% *CI* 1.15 ～ 2.99，*P* =0.01）。尽管阿替普酶组症状性颅内出血比安慰剂组更常见（5% *vs*. ＜1%，*aOR* 9.7，95% *CI* 1.23 ～ 76.55，*P* =0.03），但出血风险增高并不能抵消溶栓治疗带来的获益。此外，两组死亡率无明显差异（14% *vs*. 9%，*aOR* 1.55，95% *CI* 0.81 ～ 2.96，*P* =0.19）。

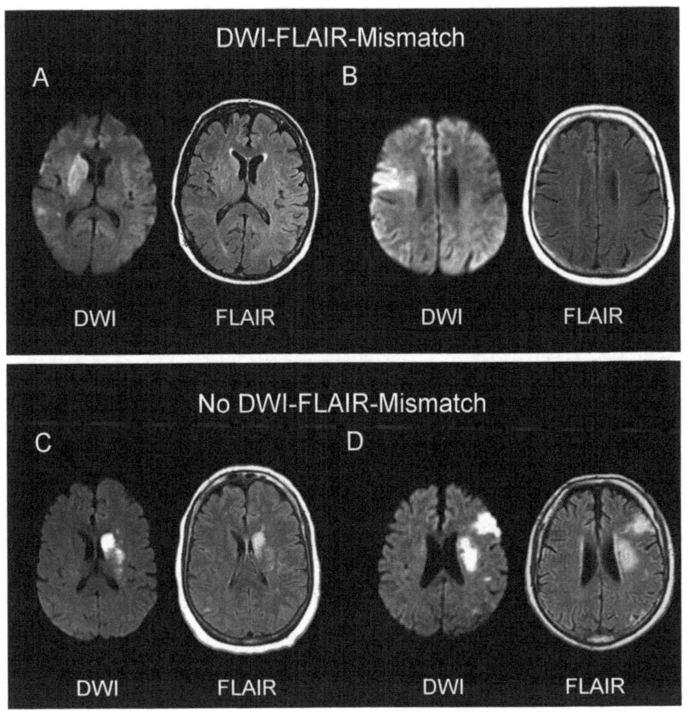

图 18　WAKE-UP 试验影像学错配示例

图片引自：THOMALLA G，SIMONSEN C Z，BOUTITIE F，et al. MRI-guided thrombolysis for stroke with unknown time of onset. N Engl J Med，2018，379（7）：611-622.

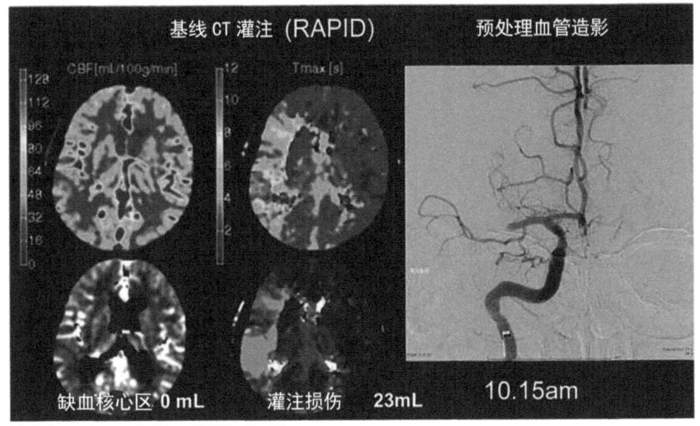

图 19　EXTEND 试验影像学错配示例（彩图见彩插 7）

近几年的多项研究均表明，再灌注治疗的适应证正在从关注传统的时间窗转变为时间窗与组织窗相结合，即通过多模式影像学评估，确定卒中患者存在可挽救的脑组织，并对其进行再灌注治疗。系统综述和 Meta 分析表明，延长静脉溶栓时间窗是安全有效的。因此，对于发病 4.5 ～ 9 小时的缺血性卒中或醒后卒中患者，有可能从灌注成像指导的静脉溶栓治疗中获益。上述研究大多在欧洲发达国家进行，亚洲人群的超窗溶栓效益仍未得到证明，2000 年发表在 *Stroke* 上的急性觉醒型卒中和发病时间不明确卒中阿替普酶溶栓（thrombolysis for acute wake-up and unclear-onset strokes with alteplase at 0.6 mg/kg ，THAWS）试验是一项在日本本土进行的多中心开放标签随机对照试验，与 WAKE-UP 设计相似，同样将 MRI 的 DWI-FLAIR 影像的错配作为存在可挽救脑组织的组织学标准，与 WAKE-UP 试验不同的是，该试验的试验组采用了低剂量阿替普酶 0.6 mg/kg，与标准治疗相比较（使用口服阿司匹林、口服氯吡格雷和静脉注射阿加曲班或肝素其中的 1 ～ 3 种抗栓药物），90 天 mRS 评分 0 ～ 1 分的比例在两组之间没有显著统计学差异（47.1% *vs*. 48.3%，*RR* 0.97，95% *CI* 0.68 ～ 1.41，*P* =0.89），PP 分析可得出相同的结论，两组间症状性颅内出血率和 90 天死亡率低且无差异（症状性颅内出血：1 *vs*. 0；90 天死亡率：2 *vs*. 2，*RR* 0.85，95% *CI* 0.06 ～ 12.58，*P* ＞ 0.99）。该试验未证明 0.6 mg/kg 溶栓药与常规抗栓药相比具有有效性。

随着 WAKE-UP 研究结果的发表，利用影像学的组织窗代替传统的时间窗来筛选能从静脉溶栓治疗中获益的患者成为再灌注治疗领域的新热点。通过影像学的错配筛选出存在缺血半暗带的患者，使发病时间不明的卒中患者接受静脉溶栓成为可能。目前，国际上针对这类患者的静脉溶栓治疗一共有 4 项大型研究：WAKE-UP、EXTEND、THAWS 和 ECASS-4。WEKE-UP 发起人之一、德国的 Thomalla 教授等将这 4 项研究的数据进行了 Meta 分析，以比较阿替普酶静脉溶栓在影像学指导下发病时间不明的卒中患者的安全性与有效性，其结果发表在 2020 年的 *The Lancet* 上。该 Meta 分析共纳入 843 名患者，溶栓组 429 人，对照组 414 人，研究的主要终点是 90 天 mRS 评分 0 ～ 1 分的比例。结果显示，在主要终点方面，溶栓患者优于未溶栓患者（47% *vs.* 39%，*aOR* 1.49，95% *CI* 1.10 ～ 2.03，*P* =0.01），但溶栓患者具有更高的 90 天死亡率（6% *vs.* 3%，*OR* 2.06，95% *CI* 1.03 ～ 4.09，*P* =0.04）和症状性颅内出血风险（3% *vs.* ＜ 1%，*OR* 5.58，95% *CI* 1.22 ～ 25.50，*P* =0.02），但溶栓组中 90 天 mRS 评分 4 ～ 6 分即严重残疾或死亡的比例小于对照组（21% *vs.* 25%，*aOR* 0.76，95% *CI* 0.52 ～ 1.11，*P* =0.15）。综合来看，溶栓患者整体获益大于风险。这是 2020 年非常重要的结论性数据，把临床实践中急性缺血性卒中患者的再灌注治疗分类推进到了一个新时期。早时间窗（4.5 小时内）、晚时间窗（＞ 4.5 小时）及发病时间不明的急性缺血性患者影像检查及治疗策略不同，对于发病时间不明的患者，影像检查可首选 MRI 平扫（DWI-FLAIR 不匹配）或 CTP，治疗可采用静脉溶栓或机械取栓治疗。这些新的循证医学证据为我们在临床上对发病时间不明的缺血性卒中诊疗提供了新的影像和临床决策选择。

尽管再灌注治疗时间窗的扩大给更多的患者带来健康的机会，但是再灌注治疗多是针对中重度残疾的卒中患者，对于轻型卒中患者是否有效仍然是个悬而未决的问题。但轻型卒中占了卒中人群的半壁江山，探讨轻型卒中最有效的治疗方法非常有必要。NINDS 和 IST-3 试验的亚组分析使用了不同的轻型卒中定义，得出了阿替普酶对轻型卒中患者疗效的不同结论，2014 年发表在 *The Lancet* 上，包含 9 个临床试验的荟萃分析得出了阿替普酶对 NIHSS 评分 0 ～ 4 分的轻型卒中的阳性结论（mRS 评分 0 ～ 1 分：68.7% *vs*. 58.9%，*OR* 1.48，95% *CI* 1.07 ～ 2.06）。ECASS Ⅲ试验的亚组分析显示了阿替普酶的疗效与安全性在 NIHSS 0 ～ 9、NIHSS 10 ～ 19 和 NIHSS ≥ 20 评分亚组中无差别，但这些研究都不是针对轻型卒中的临床试验，也没有把轻型卒中进一步分为致残性和非致残性。2018 年 *The Journal of the American Medical Association* 发表了 rt-PA 治疗轻度症状缺血性卒中的潜力试验（the potential of rt-pa for ischemic strokes with mild symptoms，PRISMS）试验结果。PRISMS 研究是一项临床Ⅲ b 期、双盲、随机对照试验，原计划纳入 948 例发病 3 小时内、NIHSS 评分在 0 ～ 5 分的非致残性卒中患者，因为试验的提前终止，最终纳入 313 例患者，1 : 1 随机分到标准静脉 rt-PA 溶栓治疗联合阿司匹林安慰剂组和口服阿司匹林 325 mg 联合 rt-PA 安慰剂静脉溶栓组。最终两组 90 天良好预后（mRS 评分 0 ～ 1 分）的比例无显著统计学差异（78.2% *vs*. 81.5%，*aRD* −1.1%，95% *CI* −9.4% ～ 7.3%）。在安全性结局方面，仅有 5 例溶栓患者在 36 小时内发生症状性颅内出血，两组的症状性颅内出血率也没有统计学差异（*RD* 3.3%，95% *CI* 0.8% ～ 7.4%）。PRISMS 试验明确区分了致残性与非致残性卒中，研究结果进一步支持溶栓治疗并不能使轻型、非致残性卒中患者的功能获益。基于以上研究结果，最新 AHA/ASA《急性缺血性卒中早期管理指南（2019 年版）》指出对于 4.5 小时内的轻型非致残性卒中可以使用阿替普酶（B 级推荐），但不推荐轻型非致残性卒中患者使用阿替普酶。对于伴有大血管闭塞（large vessel occlusion，LVO）的该类患者，有推荐使用阿替普酶，但是缺乏可靠的证据。对于轻型缺血性脑血管病患者，阿替普酶对于轻型卒中的治疗价值是不确切的，需要进一步临床试验的证实，相比之下，抗血小板治疗高歌猛进，取得了一项又一项循证医学证据的支持。正在进行的抗血小板药物与 rt-PA 治疗轻型急性缺血性卒中比较（antiplatelet vs rt-PA for acute mild ischemic stroke，ARAMIS）试验就比较了 NIHSS ≤ 5 的非致残性卒中患者进行阿司匹林和氯吡格雷双抗抗血小板治疗和阿替普酶溶栓的安全性和有效性，作为一个 4 期临床试验，ARAMIS 研究将为划定静脉溶栓的适宜人群及探索轻型卒中的最佳治疗方式提供更多的证据和参考。

从急性卒中临床试验阿替普酶溶栓初登场到如今临床成熟的溶栓方案与扩宽的时间窗，阿替普酶的研究历经近 30 年的风雨与万里征程。牛津大学的 Rothwell 教授在 *The Lancet Neurology* 创刊 20 周年之际，回顾了脑血管病诊疗的 20 多年历程，将急性缺血性卒中的静脉溶栓治疗视为改变脑血管病临床实践的重要里程碑之一。静脉溶栓虽然方便可及，但我国急性缺血性卒中 4.5 小时内静脉溶栓患者只有大约 30%，大血管再通率也只有

10% ～ 30%，如何提高药物溶栓率及寻找更有效的再灌注治疗方法仍是未来的重要课题。

54. 日新月异：替奈普酶成为静脉溶栓新选择

替奈普酶是缺血性卒中领域目前最有希望替代阿替普酶的溶栓药物。与阿替普酶相比，替奈普酶拥有更长的半衰期、更优的纤溶特异性，理论上会带来更低的出血风险和更高的再通率。另外，替奈普酶的长半衰期使得其可以通过一次性团注的方式给药，而不需像阿替普酶一样长时间静脉滴注，这给后续桥接治疗和院际间转诊带来很大的便利。现将替奈普酶在缺血性卒中领域的主要临床研究总结如下（表 17、表 18）。

表 17　已发表的替奈普酶的现状和证据相关研究

发表时间	作者	研究设计	试验名称	有效性	安全性
				治疗组 / 对照组	治疗组 / 对照组
2010	Haley，et al	发病 3 h 内的急性缺血性脑卒中（acute ischemic stroke，AIS）患者，TNK-tPA 剂量 0.1 mg/kg、0.25 mg/kg、0.4 mg/kg，对照组 rt-PA 0.9 mg/kg	剂量探索性试验	TNK-tPA 0.1 mg/kg、0.25 mg/kg 组和 rt-PA 组的 3 个月功能结局（mRS 评分 0 ～ 1 分）没有统计学上的差异	TNK-tPA 0.1 mg/kg 组未出现症状性颅内出血，TNK-tPA 0.25 mg/kg 组症状性颅内出血比例为 6.5%（95% *CI* 0.8% ～ 21.4%），而 TNK-tPA 0.4 mg/kg 组比例最高，为 15.8%（95% *CI* 3.4% ～ 39.6%），被认为具有劣效性而提前终止；作为对比，rt-PA 组的比例为 3.2%（95% *CI* 0.1% ～ 16.7%）
2012	Parsons，et al	发病 6 h 内的 AIS 患者，TNK-tPA 剂量 0.1 mg/kg、0.25 mg/kg，对照组 rt-PA 0.9 mg/kg	TAAIS	TNK-tPA 与 rt-PA 相比在治疗 24 h 后具有明显更好的再灌注效果（P =0.004）和临床改善（P < 0.001）；较高剂量的 TNK-tPA（0.25 mg/kg）90 天功能结局优于较低剂量的 TNK-tPA（0.1 mg/kg）和 rt-PA，包括 90 天内无严重残疾（TNK-tPA 0.25 mg/kg 72% *vs*. rt-PA 40%，P =0.02）	颅内出血或其他严重不良事件的组间差异并不明显（P =0.09）
2015	Huang，et al	发病 4.5 h 内的 AIS 患者，TNK-tPA 剂量 0.25mg/kg，对照组 rt-PA 0.9 mg/kg	ATTEST	获得救治的半暗带体积百分比［MD=1.3%（-9.6 ～ 12.1），P =0.81］在两组之间没有差异；且 90 天良好功能结局（mRS 评分 0 ～ 1 分）在两组间无明显差异［*OR*=1.8（0.6 ～ 5.5），P =0.28］	症状性颅内出血发生率［ECASS Ⅲ 定义：*OR*=0.6（0.1 ～ 3.2），P =0.59；SITS-MOST 定义：*OR*=0.4（0.04 ～ 5.1），P =0.50］和总颅内出血发生率［*OR*=0.4（0.2 ～ 1.2），P =0.09］在两组之间无统计学差异

（续表）

发表时间	作者	研究设计	试验名称	有效性	安全性
				治疗组 / 对照组	治疗组 / 对照组
2015	Coutts，et al	发病 12 h 内的轻度卒中伴颅内动脉闭塞患者，TNK-tPA 剂量 0.1 mg/kg 和 0.25 mg/kg	TEMPO-1	两组完全再通率分别为 39% 和 52%，完全再通与 90 天后的良好功能结局（mRS 评分 0 ～ 1 分）明显相关（*RR* 1.65，95% *CI* 1.09 ～ 2.5，*P* =0.026）	在 0.1 mg/kg 组中没有与药物相关的严重不良事件；在 0.25 mg/kg 组中有 1 例症状性颅内出血（4%，95% *CI* 0.01 ～ 20.0），6% 的病例发生了疾病进展
2017	Logallo，et al	发病 4.5 h 内的 AIS 患者，TNK-tPA 剂量 0.4 mg/kg（最大 40 mg），对照组 rt-PA 0.9 mg/kg（最大 90 mg）	NOR-TEST	90 天 mRS 评分 0 ～ 1 分的比例没有组间差异［*OR*=1.08（0.84 ～ 1.38），*P* =0.52］	组间严重不良事件的发生频率相似（*P* =0.74），包括症状性颅内出血（ECASS Ⅲ标准）（*P* =0.07）
2018	Campbell，et al	发病 4.5 h 内的 AIS 患者，血管内血栓切除术前桥接治疗使用 TNK-tPA 剂量 0.25 mg/kg（最大 25 mg），对照组 rt-PA 0.9 mg/kg（最大 90 mg）	EXTEND IA TNK	TNK-tPA 组与 rt-PA 组相比，有更高的再灌注发生率（非劣效性 *P* =0.002，优效性 *P* =0.03）和更好的功能结局［*OR*=1.7（1.0 ～ 2.8），*P* =0.04］	两组中都有 1% 的患者发生症状性脑内出血
2020	Campbell，et al	在发病 4.5 h 内计划进行血管内血栓切除术的大血管闭塞 AIS 患者，TNK-tPA 剂量 0.25 mg/kg、0.4 mg/kg	EXTEND IA TNK Ⅱ	0.4 mg/kg 剂量的 TNK-tPA 并不比 0.25 mg/kg 的剂量有优势，之前闭塞的血管区域再灌注超过 50% 的患者比例：19.3% *vs*. 19.3%（*RR* 1.03，95% *CI* 0.66 ～ 1.61，*P* =0.89），神经功能结局无统计学差异（*P* =0.73）	全因死亡：17% *vs*. 15%（*RD* 2.7%，95% *CI* -5.6% ～ 11.0%）症状性颅内出血：4.7% *vs*. 1.3%；（*RD* 3.3%，95% *CI* -0.5% ～ 7.2%）；安全性结局组间无统计学差异

（续表）

发表时间	作者	研究设计	试验名称	有效性	安全性
				治疗组 / 对照组	治疗组 / 对照组
2021	Li，et al	发病 3 h 内 AIS 患者，TNK-tPA 剂量 0.1 mg/kg、0.25 mg/kg、0.32 mg/kg(最大 40 mg)，对照组 rt-PA 0.9 mg/kg（最大 90 mg）	TRACE	第 14 天 NIHSS 评分改善无统计学差异（63.3% vs. 77.2% *vs.* 66.7% *vs.* 62.7%）	症状性颅内出血：0.1 mg/kg 组 5.0% *vs.* 0.25 mg/kg 组 0 *vs.* 0.32 mg/kg 组 3.3% vs. rt-PA 组 1.7%，*P* =0.52；严重不良事件的组间差异不大（20% *vs.* 12.3% *vs.* 11% vs. 23.7%，*P* =0.46）
2022	Kvistad，et al	发病 4.5 h 内的中度或重度缺血性卒中患者（NIHSS 评分≥ 6 分），TNK-tPA 剂量 0.4 mg/kg，对照组 rt-PA 0.9 mg/kg	NOR-TEST 2	90 天功能结局（mRS 评分 0 ～ 1 分）明显改善：TNK-tPA 组 32% *vs.* rt-PA 组 51%，*P* =0.0064，*OR*=0.51（0.32 ～ 1.14）	该试验 A 阶段因安全原因提前停止；TNK-tPA 组 90 天死亡率（16%）较 rt-PA 组（5%）显著增高，*P* =0.013，*OR*=2.94（0.97 ～ 8.89）；症状性颅内出血：TNK-tPA 组 6% vs. rt-PA 组 1%，*P* =0.061，*OR*=5.91（0.69 ～ 50.68）
2022	Menon，et al	发病 4.5 h 内 AIS 患者，TNK-tPA 剂量 0.25 mg/kg，对照组 rt-PA 0.9 mg/kg	AcT	90 ～ 120 天时的 mRS 评分 0 ～ 1 分比例：TNK-tPA 组 36.9% *vs.* rt-PA 组 34.8%，符合预先指定的非劣效性阈值，*RR*=1.1（1.0 ～ 1.2）	24 h 内症状性颅内出血：TNK-tPA 组 3.4% *vs.* rt-PA 组 3.2%，*RD*=0.2（-1.5 ～ 2.0）；开始治疗后 90 天内死亡率：TNK-tPA 组 15.3% *vs.* rt-PA 组 15.4%，*RD*=-0.1（-3.7 ～ 3.5）

表 18　正在进行的 / 未发表的替奈普酶的现状和证据相关研究

研究项目研究编号	治疗时间窗	研究设计 TNK-tPA 剂量组 / 非 TNK-tPA 溶栓对照组	纳入标准	主要结局
CHABLIS-T NCT04086147	4.5 ～ 24 h	低剂量组 TNK-tPA（0.25 mg/kg）；高剂量组 TNK-tPA（0.32 mg/kg）/ 无	前循环急性缺血性卒中，CTA/MRA 提示有大动脉狭窄或闭塞	4 ～ 6 h 再灌注评估，安全性结局（24 ～ 36 h 症状性颅内出血）
ROSE-TNK NCT04752631	4.5 ～ 24 h	TNK-tPA（0.25 mg/kg）/ 标准治疗组	基线 NIHSS 评分 6 ～ 25 分，或 NIHSS 评分≤ 5 分且 CTA/MRA 提示伴有大动脉狭窄或闭塞（ICA、MCA-M1/M2、ACA）	90 天 mRS 评分 0 ～ 1 分比例
TRACE Ⅱ NCT04797013	＜ 4.5 h	rhTNK-tPA（0.25 mg/kg）/ rt-PA（0.9 mg/kg）	基线 NIHSS 评分 5 ～ 25 分	90 天 mRS 评分 0 ～ 1 分比例
TEMPO-2 NCT02398656	≤ 12 h	TNK-tPA（0.25 mg/kg）/ 抗血小板药（单独使用阿司匹林或阿司匹林联合氯吡格雷）	TIA 或轻型卒中（NIHSS 评分≤ 5 分）；发病前 mRS 评分 0 ～ 1 分或 0 ～ 2 分	90 天 mRS 评分
CHABLIS-T Ⅱ NCT04516993	4.5 ～ 24 h	TNK-tPA（0.25 mg/kg）/ 最佳内科药物治疗	基线 NIHSS 评分≥ 6 分，前循环急性缺血性卒中，CTA/MRA 提示有大动脉狭窄或闭塞，多模式 CT/MRI 成像：灌注病变体积（DT ＞ 3 秒）与梗死核心体积比值（rCBF ＜ 30% 或弥散加权成像病变）＞ 1.2，绝对差＞ 10 mL，缺血性核心体积＜ 70 mL	90 天 mRS 评分变化

（续表）

研究项目研究编号	治疗时间窗	研究设计 TNK-tPA 剂量组 / 非 TNK-tPA 溶栓对照组	纳入标准	主要结局
TWIST NCT03181360	＜ 4.5 h（醒后）	TNK-tPA（0.25 mg/kg）+ 标准药物治疗 / 标准药物治疗组	醒后卒中，NIHSS 评分≥ 3 分伴肢体无力或出现语言障碍	90 天 mRS 评分
ATTEST 2 NCT02814409	＜ 4.5 h	rhTNK-tPA（0.25 mg/kg）/ rt-PA（0.9 mg/kg）	符合静脉溶栓的条件、卒中前功能独立（mRS 评分 0 ～ 1 分）	90 天 mRS 评分
DIRECT-TNK NCT05199194	＜ 4.5 h	机械取栓前使用 rhTNK-tPA（0.25 mg/kg）/ 机械取栓前使用安慰剂（0.25 mg/kg）	基线 NIHSS 评分≥ 6 分，CTA/MRA 或血管造影提示 MCA-M1/M2 有大动脉狭窄或闭塞	90 天 mRS 评分分布（移位分析）
EXTEND- Ⅳ NCT05199662	4.5 ～ 12 h	TNK-tPA（0.25 mg/kg）/ 安慰剂	无近端动脉闭塞，有失能障碍（失语、忽视、偏盲或偏瘫）和（或）基线 NIHSS 评分≥ 4 分	90 天 mRS 评分分布（移位分析）
3T Stroke- Ⅱ NCT05281549	＜ 4.5 h	TNK-tPA（0.25 mg/kg）和 TNK-tPA（0.4 mg/kg）/rt-PA（0.9 mg/kg）	基线 NIHSS 评分 6 ～ 25 分	90 天 mRS 评分 0 ～ 1 分比例
BRETIS-TNK NCT04202458	＜ 4.5 h	在微导管导航穿过血栓后，动脉内给予 4 mg 替奈普酶；在第一次尝试取栓装置通过后，动脉内连续给予替奈普酶（0.4 mg/min）30 分钟，然后再进行 DSA/ 无对照组	TOAST 分型：大动脉粥样硬化，前循环大动脉闭塞或狭窄，符合机械取栓标准	治疗后即刻充分的再通比例（TI*CI* 2b ～ 3）

（续表）

研究项目研究编号	治疗时间窗	研究设计：TNK-tPA 剂量组 / 非 TNK-tPA 溶栓对照组	纳入标准	主要结局
INSIST-TNK NCT04201964	＜ 4.5 h	在血栓切除装置通过后立即动脉内给予替奈普酶（0.2 ～ 0.4 mg/min），持续 30 ～ 40 分钟	前循环大动脉闭塞，符合机械取栓标准	治疗后即刻充分的再通比例（TI*CI* 2b ～ 3）
POST-ETERNAL NCT05105633	＜ 24 h	TNK-tPA（0.25 mg/kg）/ 标准治疗组［可能有 rt-PA（0.9 mg/kg）］	后循环缺血性卒中，基底动脉闭塞	90 天 mRS 评分 0 ～ 1 分或回到基线水平
TRACE Ⅲ NCT05141305	4.5 ～ 24 h	rhTNK-tPA（0.25 mg/kg）/ 标准治疗组（阿司匹林联合氯吡格雷或单独使用阿司匹林或单独使用氯吡格雷）	基线 NIHSS 评分 6 ～ 25 分，经 CTA/MRA 证实的颈内动脉、大脑中动脉 M1 或 M2 闭塞；以及经认证的自动软件证明的 CT 灌注（CTP）或 MRI_perfusion 加权成像（MRI_PWI）上的目标不匹配图谱，包括缺血性核心体积＜ 70 mL，错配体积比值≥ 1.8 和不匹配体积差≥ 15 mL	90 天 mRS 评分 0 ～ 1 分
BRIDGE-TNK NCT04733742	＜ 4.5 h	静脉注射替奈普酶桥接取栓 / 直接取栓	CTA/MRA 证实的大脑中动脉 M1 或 M2、基底动脉或大脑后动脉 -P1 闭塞，符合 TNK-tPA 静脉溶栓治疗的条件	90 天 mRS 评分

（续表）

研究项目研究编号	治疗时间窗	研究设计 TNK-tPA 剂量组 / 非 TNK-tPA 溶栓对照组	纳入标准	主要结局
ALLY NCT05172934	＜ 24 h	机械取栓达到 mTI*CI* 2b 或 2c 再灌注后动脉内给予替奈普酶	前循环大血管闭塞（ICA，M1 or M2），ASPECTS 评分＞ 6 分； 6 ～ 24 h 接受治疗的患者须存在缺血半暗带	治疗后 24 小时内任何颅内出血和神经系统恶化（NIHSS 分增加≥ 4 分）的发生率
TECNO NCT05499832	＜ 345 min	机械取栓术后使用微导管动脉内给 TNK-tPA/ 机械取栓术后标准化治疗组	前循环大血管闭塞，已完成血管内治疗，再灌注状态不佳	早期再灌注（25 分钟） 晚期再灌注（24 h ± 6 h）
ETERNAL-LVO NCT04454788	＜ 24 h	TNK-tPA（0.25 mg/kg）/ 标准治疗组［可能有 rt-PA（0.9 mg/kg）］	影像评估存在大血管闭塞，符合机械取栓条件，在自动灌注 CT（CTP）或弥散 – 灌注 MRI 软件上存在“靶标不匹配”，缺血性核心为＜ 70 mL，半影为＞ 20 mL，缺血性核心与灌注病变之比＞ 1.8	90 天 mRS 评分 0 ～ 1 分或回到基线水平

55. 难分伯仲：直接取栓能否替代桥接取栓尚无定论

随着溶栓桥接机械取栓成为急性大动脉闭塞性卒中（large vessel occlusion stroke，LVOS）患者的首选治疗，这部分患者是否可以跳过使用阿替普酶或替奈普酶溶栓阶段，直接在综合性卒中中心进行介入手术治疗，目前存在着激烈的争论。静脉溶栓可以更早启动再灌注治疗，软化血栓来提高再通机会，深入微循环的阿替普酶还可以帮助溶解小血管的血栓。然而，静脉溶栓对大血管的大负荷血栓再通率一般，且可能会延误后续的桥接取栓。溶栓药物还会带来额外的出血风险，并限制抗凝 / 抗血小板药物的使用。此外，阿替普酶有一定的神经毒性，可能会损伤神经元及血 – 脑屏障。跨过静脉溶栓直接进行血管内治疗，可减少救治环节，加快救治速度，同时还可减少患者的经济负担。这不仅是脑卒中救治领域中的重大科学问题，同时也是重大社会经济问题。美国 Ospel 等的研究表明，假设阿替普酶的最低成本仅为 1 美元，与直接取栓相比，桥接治疗导致了 5664 美元 /4804 美元（医疗角度 / 社会角度）的终身成本增加，并且减少了 0.25 个质量调整生命年（quality-adjusted life year，QALYs）。

2020 年海军军医大学附属第一医院（上海长海医院）刘建民教授团队发表了中国急性大血管闭塞性缺血性卒中直接动脉治疗的疗效评估研究（DIRECT-MT 研究）结果。DIRECT-MT 研究是一项前瞻性、多中心、随机、开放性试验，并对急性缺血性卒中患者进行了盲法结果评估，该研究共入组了 656 名发病 4.5 小时内符合机械取栓指征的患者，基于 *OR* 0.8 的非劣效界值，结果发现直接取栓组患者 3 个月的功能预后（改良 Rankin 评分，mRS 评分 0 ～ 2 分）不劣于桥接治疗（36.5%*vs*.36.8%，*OR* 1.07，95% *CI* 0.81 ～ 1.40，*P* =0.04）。但研究预先设定的非劣性范围较为宽泛，样本量较小，主要结果的置信区间较宽，可能会影响研究的价值，还需要其他研究进行进一步的验证。

2021 年关于直接取栓与桥接取栓对比的三大研究发表，使得直接取栓的临床有效性引发了越来越多的讨论。

2021 年 3 月 *The Journal of the American Medical Association* 发表了由陆军军医大学第二附属医院（重庆市新桥医院）杨清武教授团队开展的急性前循环大血管闭塞患者直接取栓与桥接取栓比较研究，研究对比了直接取栓与桥接取栓 3 个月的临床结局，在首次中期分析时由于达到非劣效性界值（10% 率差）而提前终止，最终入组 234 例患者。结果显示在 90 天良好功能预后比例方面，直接取栓组比例高于桥接取栓组（54.3% *vs*. 46.6%，差值 7.7%，*P* =0.003）。且两者的死亡率、症状性颅内出血比例等安全性结局事件未见显著差异。本研究支持了 DIRECT-MT 研究的观点，为直接取栓的作用再添有力证据。

与急性前循环大血管闭塞患者直接取栓与桥接取栓比较研究同期发表在 *The Journal of the American Medical Association* 的急性 LVO 卒中的直接机械血栓切除术研究是一项由 Kimura 教授开展的，在日本进行的对比直接取栓与桥接取栓非劣效性的多中心随机对照试验，共入组了 204 例发病 4.5 小时内由颈内动脉或大脑中动脉 M1 段闭塞所致的急性缺血性卒中患者，研究发现虽然直接取栓组的患者功能预后良好（mRS 评分 0 ～ 2 分）的比例高于桥接取栓组，但因未达到预先设定的非劣效性界值（*OR* 0.74），不能证明直接取栓组非劣于桥接取栓组（*OR* 1.09，97.5% *CI* 0.6 ～ ∞）。需要注意的是，本研究桥接取栓组阿替普酶的剂量为 0.6 mg/kg，低于其他研究采用的指南推荐标准剂量 0.9 mg/kg，这可能会对试验结果产生影响。

以上研究均来自于亚洲人群，荷兰 LeCouffe 教授团队开展的荷兰急性缺血性卒中血管内治疗的多中心随机临床试验 - Ⅳ期研究（MR CLEAN-NO Ⅳ研究），选取了荷兰、比利时、法国的 20 家分中心，共入组 539 例发病 4.5 小时内颈内动脉或大脑中动脉 M1/M2 段闭塞的缺血性卒中患者，比较直接取栓治疗是否优于 / 不劣于桥接取栓治疗，结果显示，直接取栓组（273 例）的 90 天 mRS 评分中位数为 3（2 ～ 5）分，桥接取栓组（266 例）为 2（2 ～ 5）分，差异无统计学意义（*OR* 0.84，95% *CI* 0.62 ～ 1.15，*P* =0.28）。该试验结果未达到预设的优效 / 非劣效界值 0.8，因此在改善患者 90 天功能结局方面，直接取栓不优于 / 非劣于桥接治疗。意大利的 Ciccone 教授认为部分基于 MR CLEAN-NO Ⅳ研究的结果，目前对大血管闭塞性急性缺血性卒中患者进行取栓治疗前，尚不能放弃静脉溶栓治疗。

2022 年 7 月 *The Lancet* 同时发表了直接血管内血栓回收与标准桥接治疗的随机对照试验与卒中患者单独血栓切除术与静脉注射阿替普酶合并血栓切除术比较两项直接取栓与桥接取栓的对比研究。

卒中患者单独血栓切除术与静脉注射阿替普酶合并血栓切除

术比较研究共纳入了欧洲及加拿大共 48 个分中心，共入组 408 名患者，直接取栓组有 57% 的患者达到了 90 天功能预后良好（mRS 评分 0 ～ 2 分），桥接取栓组则有 65% 的患者，风险差异为 −7.3%（95% *CI* −16.6% ～ 2.1%）。非劣效性分析的 95% *CI* 下界为 −15.1%，未达到设定的 −12%。研究结果表明，不能证明直接取栓组具有非劣效性。同时，直接取栓组的术后再灌注率低于联合取栓组（91% *vs*. 96%，*P* =0.047），而两组的症状性颅内出血发生率相近（2% *vs*. 3%，*P* =0.77），这在一定程度上说明了桥接取栓的优势。关于桥接取栓组症状性颅内出血的发生率没有因为溶栓而提高的原因，可能是成功的再灌注保护了患者免受出血和出血性转化的影响。笔者最后表示，不支持在适合溶栓的人群中机械取栓前跳过静脉溶栓。

直接血管内血栓回收与标准桥接治疗的随机对照试验是一项中国与澳大利亚等国合作开展的国际多中心随机对照研究，选取了中国、越南、澳大利亚、新西兰四国共 25 个分中心，招募了经影像学证实的颅内颈内动脉及大脑中动脉 M1、M2 段或基底动脉闭塞的急性卒中患者，且在发病后 4.5 小时内进行治疗。研究计划招募 780 名患者，但在招募 295 名患者后研究提前终止。该试验预设的非劣效界值是 −0.1，研究结果不能证明直接取栓组的患者 90 天功能预后不劣于桥接取栓组（55% *vs*. 61%，风险差 −0.051，95% *CI* −0.160 ～ 0.059）。本研究特点为同时纳入了亚洲与非亚洲人群，在亚洲人群的亚组分析中，桥接取栓组 69 名患者中有 39 名（57%）出现主要功能预后结局（mRS 评分 0 ～ 2 分），直接取栓组 67 名患者中 23 名（34%）出现主要功能预后结局，结果具有显著性差异（调整后 *OR* 为 0.42，95% *CI* 0.21 ～ 0.86，*P* =0.017）。而在非亚洲地区患者，则未见到此差异（调整后 *OR* 1.35，95% *CI* 0.65 ～ 2.80，交互作用 *P* =0.024）。文章发现在亚洲患者中进行桥接取栓治疗具有显著的收益，笔者分析这可能与不同人群对于阿替普酶等溶栓药物的反应性不同有关。在未来脑卒中再灌注治疗的研究中，可能需要进一步探讨在不同种族之间的不同益处。

Podlasek 教授团队于同年发表了关于上述六大研究的荟萃分析，该荟萃分析共纳入 2333 名患者，数据分析显示，直接取栓治疗在 3 个月良好功能的结局中非劣于桥接取栓（95% *CI* -0.06 ～ 0.02），其绝对风险差为 -0.02（95% *CI* -0.06 ～ 0.02），95% *CI* 下限落在 -10% 之内，这是纳入的 6 个随机对照试验设定的最严格的非劣效界值。直接取栓组的成功再通率（TICI 分级 ≥ 2b）显著降低（*OR* 0.74，95% *CI* 0.59 ～ 0.92），这在包括 M2 闭塞的研究中更常见。两组在 3 个月死亡率（*OR* 1.07，95% *CI* 0.85 ～ 1.34）和症状性颅内出血率（*OR* 0.78，95% *CI* 0.51 ～ 1.19）等安全终点方面无显著差异。

总而言之，目前研究存在相互矛盾的结果，直接取栓与桥接取栓的有效性比较目前还存在诸多问题，值得临床研究继续探索。可能直接取栓的临床有效性需要基于不同的人群及亚组进一步分析，寻找两种干预方式各自最适合的人群或许是另一个值得探索的研究方向。基于现有证据，静脉溶栓桥接取栓治疗仍然是发病 4.5 小时内急性前循环大动脉闭塞性缺血性卒中患者的首选治疗方式。

56. 另辟蹊径：半暗带和脑保护理论成为再灌注治疗的有效补充

（1）半暗带——缺血性卒中梗死灶周围可挽救的脑组织

缺血半暗带是脑梗死灶周围的重要区域，40 余年前即被定义为在功能障碍和结构完整性阈值范围内的低灌注脑组织，如果血流改善，其功能可能恢复。半暗带的概念最初由 Astrup 等提出，成为理解局灶性缺血性脑损伤的时间和空间演变的重要里程碑。缺血区域内的不同区域随着时间的推移演变成不可逆的脑损伤，并且这种演变与脑血流量（cerebral blood flow，CBF）下降的严重程度密切相关。半暗带的定义与其病理生理学特性密切相关，Hossmann 将半暗带描述为“一个血液供应受限的区域，其能量代谢得以保留”，随附的一篇社论将这一定义进行了改良，表明缺血性半暗带中的能量代谢可能会间歇性受损。根据这些特征，半暗带在 CBF 下限阈值为 10 ～ 15 mL/（100 g·min）、上限阈值为 25 mL/（100 g·min）的区间可被识别。半暗带的生理病理学要点及其定义为指导急性缺血性卒中再灌注治疗的诊断工具的发展奠定了基础。正电子发射断层扫描允许在体评估 CBF 与脑组织氧代谢率和脑组织氧提取率等代谢参数之间的关系。从这些变量中，可以在动物模型和脑卒中患者中明确具有不可逆组织损伤和严重灌注但可能可挽救的组织（即半暗带）。

20 世纪 70 年代后期，Lindsay Symon 等通过动物实验证实，持续的脑动脉闭塞不仅产生已经具有不可逆损伤的组织核心，而且还导致周围边缘脑组织严重缺血，这些脑组织也引起症状，但可以通过迅速再灌注从梗死中挽救。这个区域被称为“缺血半影区”。该模型将缺血脑组织按照缺血程度划分不同层级：CBF 正常是 50 ～ 55 mL/(100 g·min)，当 CBF 降低到 10 mL/(100 g·min) 左右，可以观察到细胞内钾离子大量流出，钙离子流入，即膜离子泵失效，与细胞毒性水肿表现一致，这些病理活动是不可逆的，神经元的生理活动不可恢复；CBF 在 20 mL/（100 g·min）左右，神经元生理活动暂停，但细胞膜内外离子梯度正常。血流量恢复后可以观察到神经元生理活动恢复。因此把 10 ～ 20 mL/(100 g·min) 这个区间的脑组织定义为可挽救脑组织（半暗带)。后续该模型得到了进一步的修正，即不同缺血程度的脑组织能否通过再灌注拯救与时间有关，缺血核心大多仅能在 1 小时内被再灌注治疗拯救，而半暗带的被拯救时间可能超过 3 小时。梗死核心由于缺血较严重，特别是存在血 - 脑屏障破坏者，在接受再灌注治疗后可能无法获益，甚至出现出血转化或脑水肿等不良反应；而半暗带中的神经元则可以在血运恢复后复原正常神经元活动，表现为宏观的神经系统受损好转甚至恢复。因此，半暗带较大且核心较小往往暗示着患者可以从再灌注治疗中获益，且这种获益可以从更长的时间窗中获得。

如何在临床中快速筛选出存在大量半暗带的患者，继而在更长的时间窗内启动再灌注治疗，是近些年再灌注治疗的热点。快速量化半暗带主要通过灌注影像学获得，目前应用较为广泛的理论是“梗死核心 - 低灌注区不匹配”理论，即通过 AI 等软件自动判读并量化不同灌注阈值的体积。MR-DWI 是用来评价梗死核心较为常用的影像学手段。早在 1995 年 DWI 就显示出早期显影细胞毒性水肿的优秀能力，这与梗死核心的表现一致。但是由于MR 扫描时间长，难以在再灌注治疗前快速开展，急需另一种灌注影像评价方法来量化梗死核心。2011 年 Campbell 以 MR-DWI 作为"金标准"，对比了 CTP 不同参数对 MR-DWI 阳性的预测价值（TTP、CBF、CBV、MTT）。最终证实了 rCBF 30% 可以作为量化梗死核心的阈值，该团队的 EXTEND 系列试验也沿用了这一阈值。低灌注区的筛选阈值最开始是通过 PET 获得的，这也同样面临着难以在溶栓 / 取栓前快速开展的问题。同样将其作为"金标准"时，T_{max}（time to maximum）显示出了最为良好的一致性效能，其阈值为 6 秒，使得后续大部分研究将 T_{max} 6 秒作为低灌注的阈值。

（2）识别半暗带组织并评估其可挽救机会（侧支循环）是再灌注治疗的关键

侧支循环是指除闭塞血管以外，可以向缺血组织供血的旁路血管。这些血管在发生血管闭塞前往往没有或极少开放，但在发生血管闭塞后开放来给缺血组织供血。总体来说，侧支血管往往只能延缓缺血程度和范围的进展，即尽可能地保留缺血半暗带，防止转换成梗死核心，以便通过再灌注治疗改善功能结局。

目前经典的侧支循环理论认为主要包括三级侧支循环，即作为一级侧支循环的 Willis 环（主要是前、后交通动脉），作为二级侧支循环的软脑膜血管网（也包括眼动脉等沟通颅内外血运的血管），以及作为三级侧支循环的新生血管。

目前对侧支循环的观测主要通过 DSA 或 CTA 等血管影像进行肉眼观察，经典的侧支循环量表包括 ASTIN/SIR 量表等。除此以外，灌注影像也被认为可以观察侧支循环。其中典型的影像学指标是低灌注强度比值（hypoperfusion intensity ratio，HIR），并被认为其可以反映侧支血运进入脑组织微循环的情况。

尽管目前认为较好的侧支循环预示着较好的再灌注治疗结局，但相关结论多来自于队列研究或 RCT 的事后分析，这使得侧支循环的循证基础不如半暗带理论充分。

（3）脑细胞保护治疗

缺血性卒中后会出现神经细胞能量缺乏、细胞去极化、兴奋性毒性作用、血 - 脑屏障受损等一系列病理过程（图 20）。首先，缺血性卒中后神经元损伤或死亡：①缺血、缺氧导致星形胶质细胞释放谷氨酸，激活神经元内兴奋性毒性信号传导，同时激活小胶质细胞；②钙离子进入神经元后，经钙离子激活通路导致神经元损伤或死亡，并释放损伤相关分子模式（damage associated molecular patterns，DAMPs），后者激活小胶质细胞；③激活的小胶质细胞释放促炎细胞因子，进一步导致神经元损伤；④中性粒细胞等白细胞转运并迁移至缺血区，导致促炎细胞因子进一步释放、神经炎症放大及神经元持续损伤；⑤神经元释放“HELP ME”信号，激活星形胶质细胞和小胶质细胞，释放神经保护因子，帮助神经元存活。同时，卒中后的一系列病理反应可导致血 - 脑屏障破坏及梗死灶的出血转化：①损伤或死亡的神经元释放 DAMPs，促进血 - 脑屏障受损；②激活的小胶质细胞释放促炎细胞因子，促进血 - 脑屏障通透性增高；③中性粒细胞迁徙释放基质金属蛋白酶（matrix metalloproteinases，MMPs），进一步导致血 - 脑屏障通透性增高；④血 - 脑屏障破坏后导致脑梗死出现出血转化。因此，部分急性缺血性卒中患者在接受积极的再灌注治疗后（包括静脉溶栓和动脉取栓），仍存在不同程度的神经损伤。由此，我们不断对神经保护剂进行探索研究。随着神经血管单元这一概念的出现，“神经保护”这一术语也逐渐被“脑细胞保护”“脑保护”所取代。40 多年来，尽管经过了大量临床前研究及临床试验，针对缺血性卒中的脑细胞保护治疗策略一直未得到突破性进展。

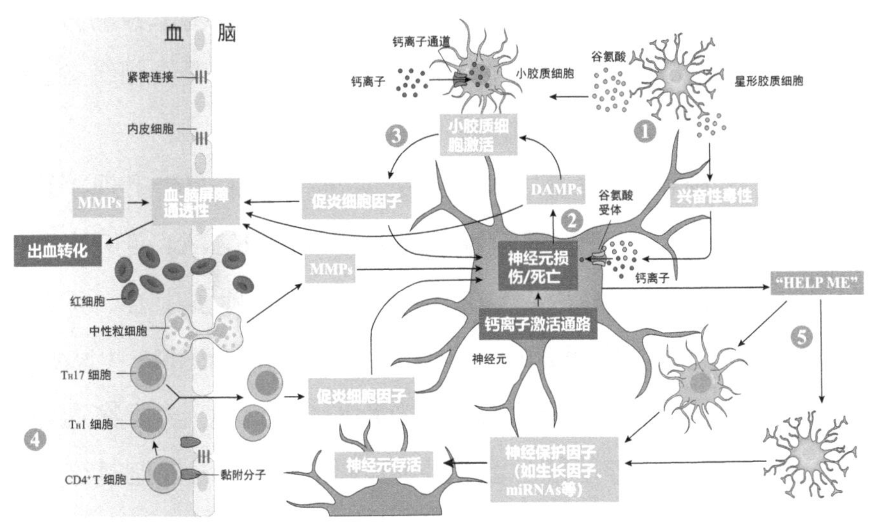

DAMPs，损伤相关分子模式；MMPs，基质金属蛋白酶。

图 20　梗死后细胞内的损伤示意（彩图见彩插 8）

图片引自 FISHER M，SAVITZ S I. Pharmacological brain cytoprotection in acute ischaemic stroke - renewed hope in the reperfusion era. Nat Rev Neurol，2022，18（4）：193-202.

许多靶向缺血级联不同组分的药物已在采用不同方法的、严谨的卒中动物模型中展现出有希望的结果，但在临床试验的主要临床终点中没有展现出明确、可重复的疗效。临床前和临床试验之间的障碍是阻碍神经保护剂进步的一大问题，这其中包括临床试验的设计不科学（缺乏盲法、随机化及严谨的样本量预估等）、动物实验模型的不足（实验动物年轻、缺乏卒中共患病等）、临床中用药时间较晚、结局评价有差异等。这其中，保证充足的血运支持神经保护药物进入缺血脑组织至关重要，这也使得再灌注治疗为神经保护疗法带来了新的曙光。卒中治疗学术工业圆桌会议（stroke treatment academic industry roundtable，STAIR）曾对神经保护的研究提出了三大方向：必须是多靶点治疗作用的药物；将临床前研究修订为临床前试验，并按照临床试验的方法学研究来进行；最后，将神经保护剂和再灌注治疗理论相结合，确保药物可以有效进入缺血组织。

在 STAIR 原则的指导下，过去两年神经保护剂出现了两个令人兴奋的进展：一是来自加拿大的 ESCAPE-NA1 研究，另一个就是 TASTE 研究。ESCAPE-NA1 研究是一项多中心、双盲、随机、安慰剂对照的Ⅲ期临床试验，探究了 nerinetide （NA-1）在接受再灌注治疗的患者中的有效性和安全性。该药物通过干扰 PSD-95 与神经毒性信号蛋白之间的相互作用而抑制神经元兴奋性毒性信号的传递，曾在临床前研究中展现出来良好的治疗效应。ESCAPE-NA1 试验入组了 1105 例 12 小时内接受机械取栓治疗的缺血性卒中患者，在整个入组人群中 NA-1 组相比安慰剂组未能体现出更好的功能结局。但在未接受阿替普酶的亚组，NA-1 组预后良好率显著高于安慰剂组（59.3% *vs*. 49.8%，*RR* 1.19，95% *CI* 1.01 ～ 1.41），这可能是由于阿替普酶对 NA-1 的降解作用阻碍了药效的发挥。TASTE 试验采用的药物则是由依达拉奉和右莰醇两种成分组成的多靶点神经保护剂依达拉奉右莰醇。其中。依达拉奉可清除多种自由基，右莰醇可以抑制缺血导致的炎性细胞因子 TNF-α、IL-1β 的表达和致炎蛋白 COX-2、iNOS 的表达，抑制谷氨酸兴奋性毒性。经过科学严谨的配比筛选过程，最终确定依达拉奉和右莰醇在 4∶1 的配比时能发挥最佳的神经保护作用。1165 例发病 48 小时内的急性卒中患者随机分为依达拉奉右莰醇组（*n*=585）和依达拉奉组（*n*=580），依达拉奉右莰醇组第 90 天 mRS 评分在 0 ～ 1 分的受试者比例显著高于依达拉奉组，分别为 67.18% 和 58.97%（*OR* 1.42，95% *CI* 1.12 ～ 1.81，*P* =0.004）。亚组分析表明，女性患者比男性患者受益更多（*OR* 2.26，95% *CI* 1.49 ～ 3.43 *vs*. 1.14，95% *CI* 0.85 ～ 1.52）。因此该试验的结论是在 AIS 后 48 小时内使用依达拉奉右莰醇和依达拉奉时，依达拉奉右莰醇组患者 90 天的功能独立的比例优于依达拉奉组，特别是女性患者。基于 TASTE 研究显示出的良好疗效，依达拉奉右莰醇已于 2020 年在国内获批上市，神经保护剂真正在循证医学上突破了临床转化障碍。但是该试验未纳入静脉溶栓和血管内治疗的患者，限制了其结论的外推性，正在进行的 TASTE Ⅱ 研究（NCT05249920）将探究依达拉奉右莰醇在接受了早期再通治疗的患者中的疗效与安全性。

总之，在沉寂了多年以后，神经保护剂在再灌注治疗的帮助下迎来了新的希望，也值得更多的研究和探讨。

参考文献

1. BERGE E，WHITELEY W，AUDEBERT H，et al. European Stroke Organisation（ESO）guidelines on intravenous thrombolysis for acute ischaemic stroke. Eur Stroke J，2021，6（1）：Ⅰ-LⅫ.

2. ZHU F，BEN HASSEN W，BRICOUT N，et al. Effect of operator's experience on proficiency in mechanical thrombectomy：a multicenter study. Stroke，2021，52（9）：2736-2742.

3. TONG X，WANG Y L，FIEHLER J，et al. Thrombectomy versus combined thrombolysis and thrombectomy in patients with acute stroke：a matched-control study. Stroke，2021，52（5）：1589-1600.

4. YE Q，ZHAI F F，CHAO B H，et al. Rates of intravenous thrombolysis and endovascular therapy for acute ischaemic stroke in China between 2019 and 2020. Lancet Reg Health West Pac，2022，21：100406.

5. KOGA M，YAMAMOTO H，INOUE M，et al. Thrombolysis with alteplase at 0.6 mg/kg for stroke with unknown time of onset：a randomized controlled trial. Stroke，2020，51（5）：1530-1538.

6. THOMALLA G，BOUTITIE F，MA H，et al. Intravenous alteplase for stroke with unknown time of onset guided by advanced imaging：systematic review and meta-analysis of individual patient data. Lancet，2020，396（10262）：1574-1584.

7. ROTHWELL P M. 20 years of improvement in stroke care：the rewards from finally funding more research. Lancet Neurol，2022，21（5）：402-404.

8. 王拥军，谷鸿秋，翟屹，等.中国卒中报告2020（中文版）（2）. 中国卒中杂志，2022，17（6）：553-567.

9. CAMPBELL B C V，MITCHELL P J，CHURILOV L，et al. Effect of intravenous tenecteplase dose on cerebral reperfusion before thrombectomy in patients with large vessel occlusion ischemic stroke：the EXTEND-IA TNK part 2 randomized clinical trial. JAMA，2020，323（13）：1257-1265.

10. LI S Y，PAN Y S，WANG Z R，et al. Safety and efficacy of tenecteplase versus alteplase in patients with acute ischaemic stroke （TRACE）：a multicentre，randomised，open label，blinded-endpoint （PROBE） controlled phase. Ⅱ study. Stroke Vasc Neurol，2022，7（1）：47-53.

11. KVISTAD C E，NÆSS H，HELLEBERG B H，et al. Tenecteplase versus alteplase for the management of acute ischaemic stroke in Norway （NOR-TEST 2，part A）：a phase 3，randomised，open-label，blinded endpoint，non-inferiority trial. Lancet Neurol，2022，21（6）：511-519.

12. MENON B K，BUCK B H，SINGH N，et al. Intravenous tenecteplase compared with alteplase for acute ischaemic stroke in Canada （ACT）：a pragmatic，multicentre，open-label，registry-linked，randomised，controlled，non-inferiority trial. Lancet，2022，400（10347）：161-169.

13. OSPEL J M，MCDONOUGH R，KUNZ W G，et al. Is concurrent intravenous alteplase in patients undergoing endovascular treatment for large vessel occlusion stroke cost-effective even if the cost of alteplase is only US$1? J Neurointerv Surg，2022，14（6）：568-572.

14. YANG P F，ZHANG Y W，ZHANG L，et al. Endovascular thrombectomy with or without intravenous alteplase in acute stroke. N Engl J Med，2020，382（21）：1981-1993.

15. ZI W J，QIU Z M，LI F L，et al. Effect of endovascular treatment alone vs

intravenous alteplase plus endovascular treatment on functional independence in patients with acute ischemic stroke：the DEVT randomized clinical trial. JAMA，2021，325（3）：234-243.

16. SUZUKI K，MATSUMARU Y，TAKEUCHI M，et al. Effect of mechanical thrombectomy without vs with intravenous thrombolysis on functional outcome among patients with acute ischemic stroke：the SKIP randomized clinical trial. JAMA，2021，325（3）：244-253.

17. LECOUFFE N E，KAPPELHOF M，TREURNIET K M，et al. A randomized trial of intravenous alteplase before endovascular treatment for stroke. N Engl J Med，2021，385（20）：1833-1844.

18. CICCONE A. Alteplase and thrombectomy - not a bridge to dismantle. N Engl J Med，2021，385（20）：1904-1905.

19. MITCHELL P J，YAN B，CHURILOV L，et al. Endovascular thrombectomy versus standard bridging thrombolytic with endovascular thrombectomy within 4.5 h of stroke onset：an open-label，blinded-endpoint，randomised non-inferiority trial. Lancet，2022，400（10346）：116-125.

20. FISCHER U，KAESMACHER J，STRBIAN D，et al. Thrombectomy alone versus intravenous alteplase plus thrombectomy in patients with stroke：an open-label，blinded-outcome，randomised non-inferiority trial. Lancet，2022，400（10346）：104-115.

21. DESAI S M，TONETTI D A，MORRISON A A，et al. Relationship between reperfusion and intracranial hemorrhage after thrombectomy. J Neurointerv Surg，2020，12（5）：448-453.

22. PODLASEK A，DHILLON P S，BUTT W，et al. To bridge or not to bridge：

summary of the new evidence in endovascular stroke treatment. Stroke Vasc Neurol, 2022, 7（3）: 179-181.

23. PODLASEK A, DHILLON P S, BUTT W, et al. Direct mechanical thrombectomy without intravenous thrombolysis versus bridging therapy for acute ischemic stroke: A meta-analysis of randomized controlled trials. Int J Stroke, 2021, 16（6）: 621-631.

24. FISHER M, SAVITZ S I. Pharmacological brain cytoprotection in acute ischaemic stroke renewed hope in the reperfusion era. Nat Rev Neurol, 2022, 18（4）: 193-202.

25. HILL M D, GOYAL M, MENON B K, et al. Efficacy and safety of nerinetide for the treatment of acute ischaemic stroke（ESCAPE-NA1）: a multicentre, double-blind, randomised controlled trial. Lancet, 2020, 395（10227）: 878-887.

26. XU J, WANG A X, MENG X, et al. Edaravone dexborneol versus edaravone alone for the treatment of acute ischemic stroke: a phase Ⅲ, randomized, double-blind, comparative trial. Stroke, 2021, 52（3）: 772-780.

（熊云云　整理）

急性缺血性脑卒中动脉取栓治疗新观点

脑血管病是导致人类残疾和死亡的主要疾病，目前是我国疾病负担的首位原因（年龄标准化患病率为1115/10万，年龄标准化发病率为247/10万，死亡率为115/10万），其中缺血性卒中占比高达80%。大血管闭塞导致的急性缺血性卒中通常起病急、病情重、预后差（死亡率可达15.3%～40%）。自2015年以来，前循环5项取栓研究相继公布了结果：在经过合理筛选的前循环LVO导致的急性缺血性卒中患者中，血管内介入治疗可以带来明显获益。近期，前循环桥接治疗的6项研究结果、应用影像手段筛选前循环超时间窗患者的2项取栓研究结果及后循环取栓研究的最新成果也陆续公布，这些循证医学证据对临床实践具有指导性意义。

57. 前循环LVO的血管内介入治疗

2015年发表于*The New England Journal of Medicine*的5项随机对照试验，包括MR CLEAN研究、SWIFT PRIME研究、

EXTEND-IA 研究、SCAPE 研究及 REVASCAT 研究。这 5 项研究均证明，合理筛选的前循环 LVO 导致急性缺血性卒中患者可以从机械取栓治疗中显著获益。对这 5 项研究通过汇总病例进行的 Meta 分析——多项血管内治疗卒中试验再灌注高效评价（highly effective reperfusion evaluated in multiple endovascular stroke trials，HERMES）研究指出，对于符合血管内介入治疗适应证的患者，尽早实施机械取栓治疗能更好获益。而合理的颅脑影像学检查可以快速判断大血管闭塞部位、评估侧支循环、识别梗死核心区域及缺血半暗带，在短时间内筛选出能够通过血管内介入治疗获益的目标人群，同时还能除外颅内出血及颅内占位等病变。因此，初筛为缺血性卒中的患者入院后应尽快完善颅脑影像学评估，缩短从入院到完成影像学评估的时间，符合指南推荐的标准化治疗流程。

（1）前循环术前影像学评估

1）梗死范围的评估

Alberta 卒中项目早期 CT 评分（Alberta stroke program early CT score，ASPECTS，表 19）是评价急性缺血性卒中患者早期缺血性改变的方法，属于加权的梗死体积评分。其可以用来评价患者梗死范围，已经成为很多大型研究筛选患者的影像学标准。

表 19　前循环 ASPECTS 评分

项目	评分
核团层面（丘脑和纹状体平面）	
尾状核（C）	1
豆状核（L）	1
内囊（IC）	1
核团以上层面（核团水平以上 2 cm）	

（续表）

项目	评分
岛叶皮质（I）	1
大脑中动脉前皮质区（M1）	1
大脑中动脉岛叶外侧皮质区（M2）	1
大脑中动脉后皮质区（M3）	1
M1 上方的大脑中动脉皮质（M4）	1
M2 上方的大脑中动脉皮质（M5）	1
M3 上方的大脑中动脉皮质（M6）	1

前循环 ASPECTS 评分利用非强化 CT 平扫（non-contrast CT，NCCT），将大脑中动脉供血区分为 10 个亚区，满分共 10 分，梗死每累及一个区域减 1 分。扣分标准：核团层面所属区域存在低密度灶，即扣除该区域得分；核团以上层面区域低密度灶面积 ≥ 1/3 所属区域面积时，扣 1 分。ASPECTS 评分＞ 7 时提示患者 3 个月后很有希望独立生活，而评分≤ 7 时提示患者预后较差。

2）梗死核心及缺血半暗带的评估

梗死核心大小与患者临床预后密切相关，梗死核心越小，患者预后良好的可能性越大。对于大梗死核心体积的患者，指南尚未推荐血管内介入治疗作为首选治疗方法。然而，大梗死核心合并大缺血半暗带的患者，经过适当筛选，血管内介入治疗同样能显著减少最终的梗死体积，并有改善临床预后的倾向。因此，如何准确判断梗死核心体积及缺血半暗带成为早期医疗决策的重要影响因素。目前已有研究通过头颅 CT 灌注成像来确定梗死区域及缺血半暗带，以脑血流量小于正常值的 30% 为临界值来评估梗死核心体积，用 Tmax ＞ 6 s 来评估缺血半暗带。RAPID 软件可对 CTP 图像进行后处理以自动判读 CBF 与 Tmax，得到量化

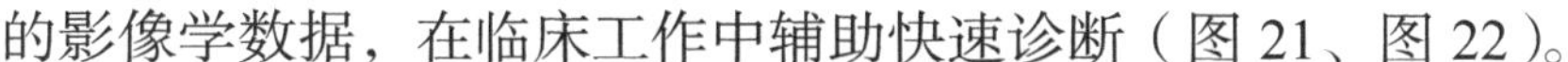
的影像学数据，在临床工作中辅助快速诊断（图 21、图 22）。

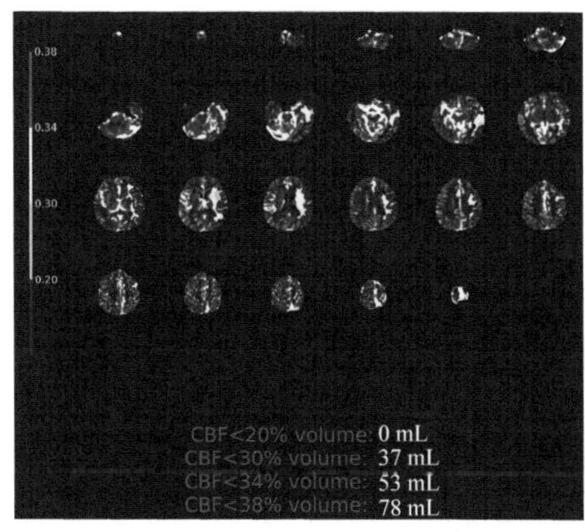

图 21　1 例急性缺血性卒中利用 RAPID 软件评估梗死核心体积（37 mL）

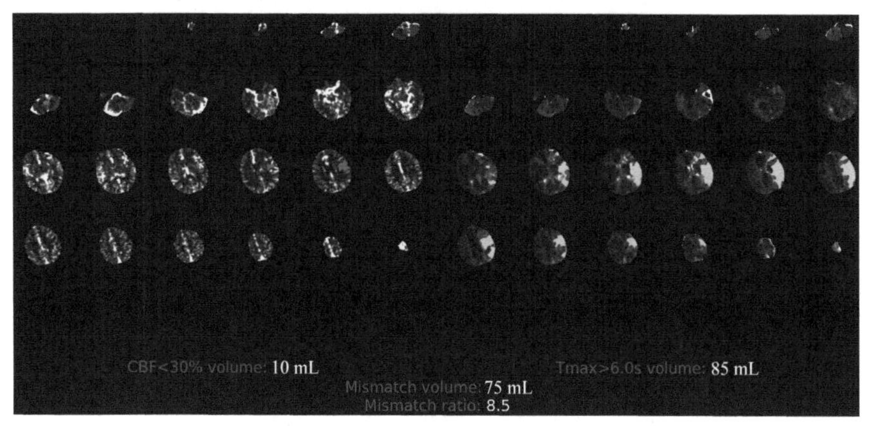

图 22　1 例急性缺血性卒中利用 RAPID 软件评估缺血半暗带（75 mL）

3）侧支代偿的评估

侧支循环同样与患者的临床预后紧密相关。目前尚无统一的关于侧支循环评估的定量体系，尽管有各种评估量表，但其预测价值、信度和效度仍有待进一步验证。目前常应用美国介入和治疗神经放射学学会 / 介入放射学学会（American Society of Interventional and the Therapeutic Neuroradiology/Society of

Interventional Radiology，ASITN/SIR）侧支分级系统（表 20）来评估侧支代偿。侧支代偿的评估对血管内介入治疗极为重要，但目前最佳的侧支评估系统仍有待进一步探究。

表 20 ASITN/SIR 侧支分级系统

分级	血管造影表现
0 级	缺血区无侧支循环形成（无）
1 级	缓慢的侧支血流到缺血周边区域，伴持续的灌注缺陷（不完全，慢）
2 级	快速的侧支血流到缺血周边区域，缺血区域内有部分血流灌注（不完全，快）
3 级	静脉晚期可见缺血区有缓慢但完全的侧支循环血液充盈（完全，慢）
4 级	侧支循环快速而完全地充盈缺血区域（完全，快）

（2）前循环六大桥接治疗临床研究

既往关于前循环的取栓研究多数采用桥接治疗（即静脉溶栓联合机械取栓治疗）的方式。机械取栓前应用阿替普酶进行静脉溶栓可以帮助缺血区域进行早期再灌注，也可以溶解机械取栓后残留的远端血栓。然而，桥接治疗可能会延缓患者再灌注的时间，并且对位于近端血管的大血栓，静脉溶栓可能会诱发靶血栓破裂，引起破裂的小栓子栓塞远端血管，从而使机械取栓过程更加复杂。因此，能否跨越静脉溶栓直接进行机械取栓治疗成为目前的研究热点。近年来，6 项比较直接机械取栓与 rt-PA 静脉溶栓联合机械取栓治疗前循环 LVO 的非劣性及安全性的研究试图来解决这一临床困惑。

6 项桥接治疗临床试验均为多中心、前瞻性、随机对照研究，将筛选的前循环 LVO 患者按 1∶1 的比例随机分至直接机械

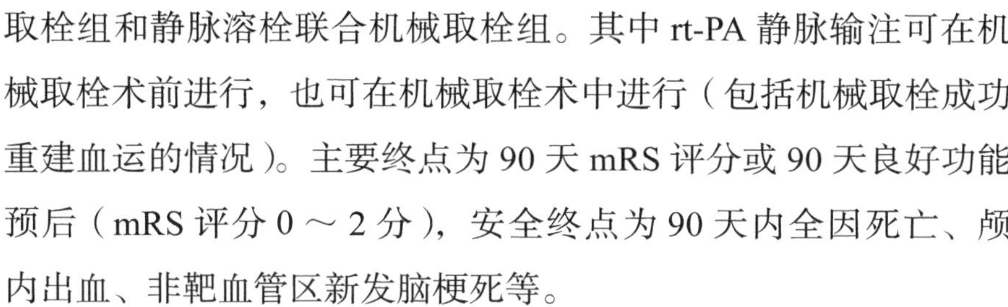

取栓组和静脉溶栓联合机械取栓组。其中 rt-PA 静脉输注可在机械取栓术前进行，也可在机械取栓术中进行（包括机械取栓成功重建血运的情况）。主要终点为 90 天 mRS 评分或 90 天良好功能预后（mRS 评分 0 ～ 2 分），安全终点为 90 天内全因死亡、颅内出血、非靶血管区新发脑梗死等。

1）中国急性大血管闭塞性缺血性卒中直接动脉治疗的疗效评估：一个前瞻性多中心随机对照（direct intra-arterial thrombectomy in order to revascularize ais patients with large vessel occlusion efficiently in Chinese tertiary hospitals：a multicenter randomized clinical trial，DIRECT-MT）研究

主要入组标准：①年龄≥ 18 岁；②头颅 CTA 评估颈内动脉颅内段、大脑中动脉（M1 段或 M2 段近端）闭塞；③可在症状出现 4.5 小时内静脉注射 rt-PA 治疗；④ NIHSS 评分≥ 2 分；⑤头颅 CT 或 MRI 除外颅内出血。主要排除标准：① mRS 评分＞ 2 分；②具有静脉溶栓治疗禁忌证。最终纳入 656 例患者，其中直接取栓组 327 例，桥接治疗组 329 例。主要终点结果显示：直接取栓治疗不劣于桥接治疗（*acOR* 1.07，95% *CI* 0.81 ～ 1.40，非劣效性 *P* =0.04）。但直接取栓组在血管内治疗前成功再灌注的比例（2.4% *vs*. 7.0%，*OR* 0.33，95% *CI* 0.14 ～ 0.74）和总体成功再灌注的比例（79.4% *vs*. 84.5%，*OR* 0.70，5% *CI* 0.47 ～ 1.06）均低于桥接治疗组。直接取栓组和桥接治疗组的 90 天内死亡率分别为 17.7% 和 18.8%（图 23）。

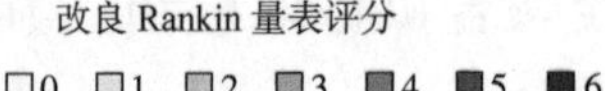

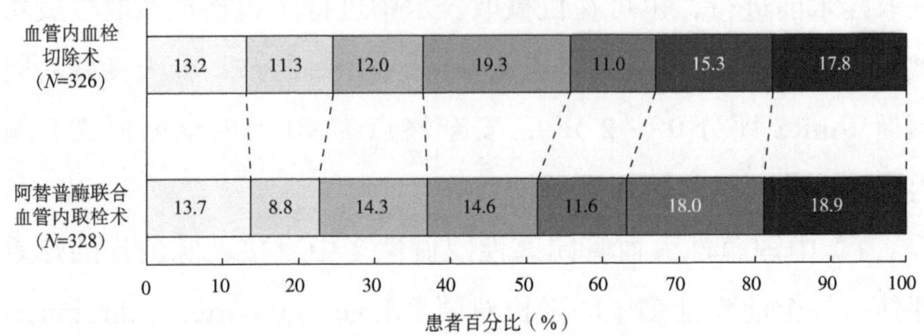

图 23　DIRECT-MT 研究的主要结局对比

图片引自：YANG P F，ZHANG Y W，ZHANG L，et al. Endovascular thrombectomy with or without intravenous alteplase in acute stroke. N Engl J Med，2020，382（21）：1981-1993.

2）急性缺血性卒中血管内治疗多中心随机临床（multicenter randomized clinical trial of endovascular treatment for acute ischemic stroke in the netherlands，MR CLEAN-NO Ⅳ）研究

主要入组标准：①年龄≥ 18 岁；②头颅 CTA 或 MRA 评估颈内动脉颅内段、大脑中动脉（M1 段或 M2 段近端）闭塞；③可在症状出现 4.5 小时内静脉注射 rt-PA 治疗；④ NIHSS 评分≥ 2 分。主要排除标准：① 6 周内新发脑梗死；②既往脑出血。最终纳入 539 例患者，其中直接取栓组 273 例，桥接治疗组 266 例。主要终点事件分析结果显示：直接取栓治疗与桥接治疗无显著性差异（*acOR* 0.88，95% *CI* 0.65 ～ 1.19），由于 *acOR* 未达到预设的非劣效界值 0.8，故未能证实直接取栓治疗的非劣效性（图 24）。此外，两组间的再灌注分级与死亡率等安全性结局同样无显著差异。

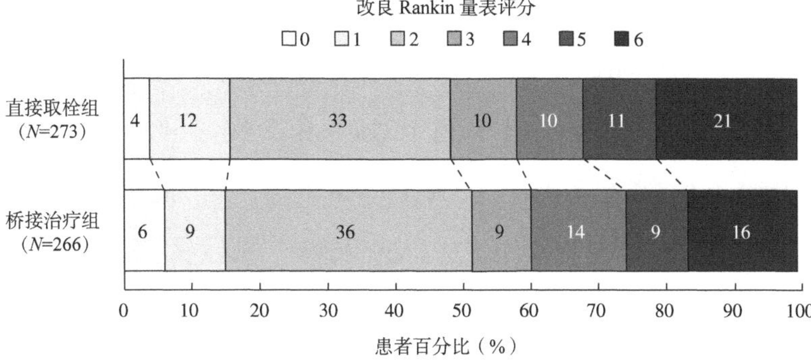

图 24 MR CLEAN-NO Ⅳ研究的主要结局对比

图片引自：LECOUFFE N E，KAPPELHOF M，TREURNIET KM，et al. A randomized trial of intravenous alteplase before endovascular treatment for stroke. N Engl J Med，2021，385（20）：1833-1844.

3）SWIFT DIRECT 研究（SOLITAIRE™ with the intention for thrombectomy plus intravenous T-PA versus direct SOLITAIRE™ stent-retriever thrombectomy in acute anterior circulation stroke）

主要入组标准：①年龄≥ 18 岁；②头颅 CTA 或 MRA 评估颈内动脉颅内段、大脑中动脉（M1 段或 M2 段近端）闭塞；③可在症状出现 4.5 小时内静脉注射 rt-PA 治疗；④NIHSS 评分≥ 5 分，同时＜ 30 分；⑤ ASPECTS 评分≥ 4 分。主要排除标准：①急性颅内出血；②具有静脉溶栓治疗禁忌证；③ mRS 评分≥ 2 分；④颅内肿瘤或占位效应；⑤存在脑血管炎的影像学证据；⑥头颅 CTA 或 MRA 提示颈动脉夹层；⑦影像学证实合并远端血管闭塞（如大脑前动脉 A2 段或大脑中动脉 M3、M4 段）。最终分析纳入 408 例患者，其中直接取栓组 201 例，桥接治疗组 207 例。主要结局显示：直接取栓组中 114 例（57%）与桥接治疗组中 135 例（65%）在 90 天时 mRS 评分可达到 0 ～ 2 分（校正风险差 7.3%，95% *CI* −16.6 ～ 2.1，单侧 95% *CI* 下限 15.1%，超过非劣效性界值 12%，图 25）。安全终点结果显示：直接取栓组与桥接治疗组分别有 5 例（2%）和 7 例（3%）出现症状性颅内出血（风险差 1.0%，95% *CI* 4.8 ～ 2.7）。直接取栓组总体成功再灌注发生率更低（91% *vs*. 96%，风险差 5.1%，95% *CI* 10.2 ～ 0.0，*P* =0.047）。

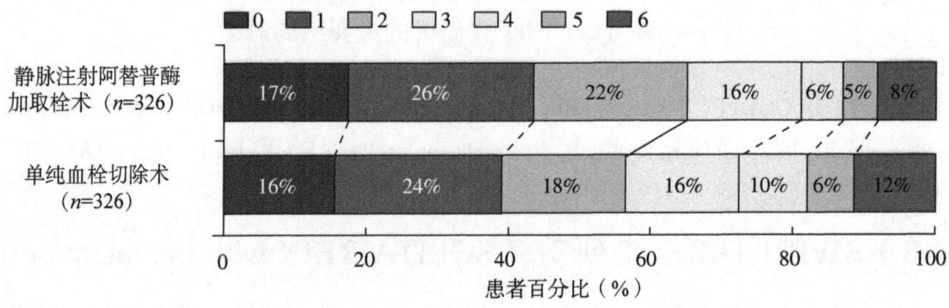

图 25　SWIFT DIRECT 研究的主要结局对比

图片引自：FISCHER U，KAESMACHER J，STRBIAN D，et al. Thrombectomy alone versus intravenous alteplase plus thrombectomy in patients with stroke：an open-label，blinded-outcome，randomised non-inferiority trial. Lancet，2022，400（10346）：104-115.

4）直接血管内血栓回收与标准桥接治疗的随机对照（a randomized controlled trial of direct endovascular clot retrieval versus standard bridging thrombolysis with endovascular clot retrieval，DIRECT-SAFE）研究

主要入组标准：①年龄≥ 18 岁；②头颅 CTA 或 MRA 评估颈内动脉颅内段、大脑中动脉（M1 段或 M2 段近端）或基底动脉闭塞；④可在症状出现 4.5 小时内静脉注射 rt-PA 治疗。主要排除标准：①头颅 CT 或 MRI 提示颅内出血；② mRS 评分≥ 4 分；③ NCCT 提示低密度影面积＞ 1/3 大脑中动脉供血区。最终

纳入 295 例患者，其中直接取栓组 148 例，桥接治疗组 147 例。主要终点事件结果显示：直接取栓组有 55% 的患者实现了功能独立，桥接治疗组有 61% 的患者实现了功能独立（意向性治疗人群风险绝对差值 0.051，双侧检验 95% *CI* 0.160 ～ 0.059；符合方案人群风险绝对差值 0.062，双侧检验 95% *CI* 0.173 ～ 0.049，图 26）。两组间的安全终点结果相似，直接取栓组中有 2 例（1%）出现症状性颅内出血，桥接治疗组中有 1 例（1%）出现症状性颅内出血（*acOR* 1.70，95% *CI* 0.22 ～ 13.04）；直接取栓组中有 22 例（15%）死亡，桥接治疗组中有 24 例（16%）死亡（*acOR* 0.92，95% *CI* 0.46 ～ 1.84）。

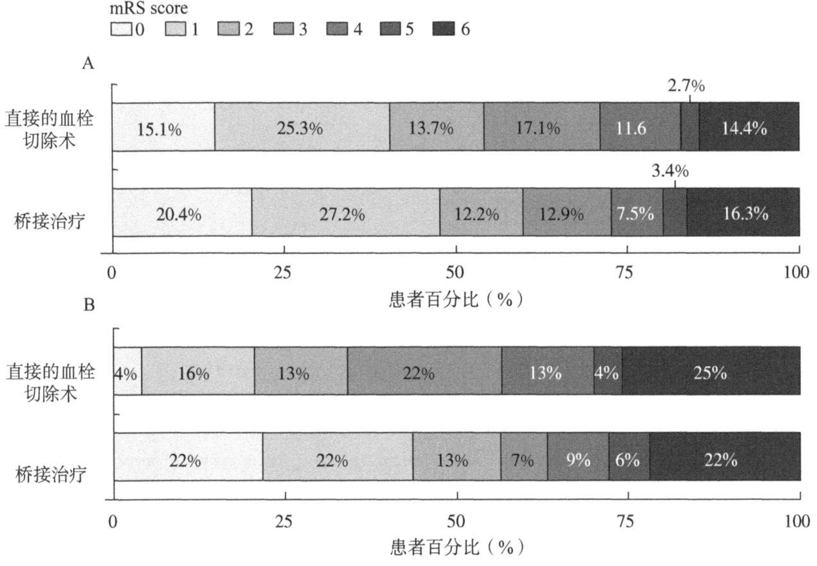

图 26 DIRECT-SAFE 研究的主要结局对比

图片引自：MITCHELL P J，YAN B，CHURILOV L，et al. Endovascular thrombectomy versus standard bridging thrombolytic with endovascular thrombectomy within 4.5 h of stroke onset：an open-label，blinded-endpoint，randomised non-inferiority trial. Lancet，2022，400（10346）：116-125.

5）急性前循环大血管闭塞患者直接取栓与桥接取栓比较（direct endovascular thrombectomy vs combined ivt and endovascular thrombectomy for patients with acute large vessel occlusion in the anterior circulation，DEVT）研究

主要入组标准：①年龄≥ 18 岁；②头颅 CTA 或 MRA 评估颈内动脉颅内段、大脑中动脉 M1 段闭塞；③可在症状出现 4.5 小时内静脉注射 rt-PA 治疗。主要排除标准：①头颅 CT 或 MRI 提示颅内出血；②具有静脉溶栓治疗禁忌证；③ mRS 评分≤ 2 分。最终纳入 234 例患者，其中直接取栓组 116 例，桥接治疗组 118 例。主要终点事件结果显示：直接取栓组 63 例与桥接治疗组 55 例功能预后良好（组间差异 7.7%，单侧 97.5% *CI* 5.1% ～ ∞，非劣效性 *P* =0.003，图 27）。两组间的症状性颅内出血发生率（6.1% *vs*. 6.8%，组间差异 −0.8%，95% *CI* −7.1% ～ 5.6%）及 90 天内死亡率（17.2% *vs*. 17.8%，组间差异 −0.5%，95% *CI* −10.3% ～ 9.2%）均无显著差异。

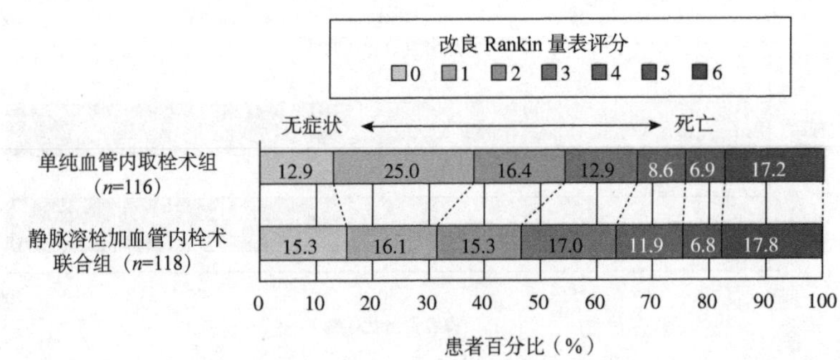

图 27　DEVT 研究的主要结局对比

图片引自：ZI W J，QIU Z M，LI F L，et al. Effect of endovascular treatment alone vs intravenous alteplase plus endovascular treatment on functional independence in patients with acute ischemic stroke：the DEVT randomized clinical trial. JAMA，2021，325（3）：234-243.

6）急性 LVO 卒中的直接机械血栓切除术（direct mechanical thrombectomy in acute LVO Stroke，SKIP）研究

入组标准：①年龄 18 ～ 85 岁；②头颅 CTA 或 MRA 评估颈内动脉颅内段、大脑中动脉 M1 段闭塞；③ CT-ASPECTS 评分 6 ～ 10 分或 DWI-ASPECTS 评分 5 ～ 10 分；④ NIHSS 评分≥ 6 分；⑤卒中前 mRS 评分≤ 2 分。主要排除标准：①造影剂或血管内治疗禁忌证；②具有静脉溶栓治疗禁忌证。最终纳入 204 例患者，其中直接取栓组 101 例，桥接治疗组 103 例。主要结局显示：直接取栓组中 60 例（59.4%）和桥接治疗组中 59 例（57.3%）可见 90 天良好功能预后（*OR* 1.09，95% CI 0.63 ～ 1.90，下界超过非劣效值 0.74，*P* =0.18，图 28）。直接取栓组相对桥接治疗组 36 小时内出现颅内出血的比率更低（33.7% *vs*. 50.5%，*OR* 0.50，95% CI 0.28 ～ 0.88，*P* =0.02）。两组 90 天内死亡率无统计学差异（7.9% *vs*. 8.7%，*P* =1.00）。

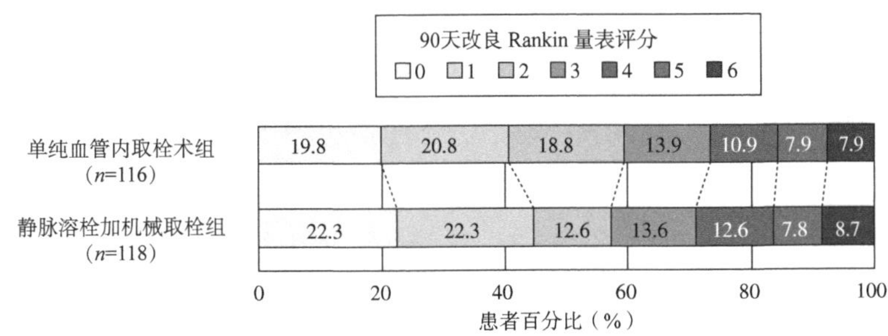

图 28　SKIP 研究的主要结局对比

图片引自：SUZUKI K，MATSUMARU Y，TAKEUCHI M，et al. Effect of mechanical thrombectomy without vs with intravenous thrombolysis on functional outcome among patients with acute ischemic stroke：the SKIP randomized clinical trial. JAMA，2021，325（3）：244-253.

来自中国的 DIRECT-MT 和 DEVT 两项研究结果显示，考

虑到选择的非劣效界值，单独取栓不劣于静脉注射阿替普酶加取栓；来自日本的 SKIP 研究得出了类似的结果，但因统计功效不足，其非劣效性意义无法进行证明。相比之下，来自欧洲的 MR CLEAN-NO Ⅳ研究和国际性的 DIRECT-SAFE 和 SWIFT DIRECT 两项研究结果均未能显示出非劣效性。同时 DIRECT-SAFE 研究提示在亚洲人群中，单独取栓治疗可能获益更大。直接取栓治疗与桥接治疗间安全性结局基本无显著差异，同时直接取栓治疗存在总体再灌注率低的风险，这可能对长期预后具有潜在的风险。

结合已发表的 6 项研究，我们发现亚洲人群从桥接治疗中获益明显。但同时，经桥接治疗的亚洲人群症状性颅内出血的发生率更高，尤其是具有大梗死核心的患者。在亚洲人群中，颅内动脉粥样硬化发病率较高，这些人群中有一定比例的患者需要取栓联合支架植入术，随后的强化抗血小板聚集治疗也可能对症状性颅内出血的发生率及严重性造成潜在威胁。因此，对于这些人群，仍需要更多的临床试验对其症状性颅内出血等并发症进行研究。

目前指南对于符合适应证的患者仍推荐桥接治疗，基于上述 6 项桥接治疗临床试验提供的研究结果，仍没有足够的证据支持跨越静脉溶栓直接进行机械取栓治疗的非劣效性。但对于某些人群，如时间窗较晚、梗死核心较大等患者，直接取栓治疗可能获益更大。然而直接取栓治疗效果优于桥接治疗的具体目标人群，仍需后续的 Meta 分析——缺血性卒中提高再灌注策略（improving reperfusion strategies in ischemic stroke，IRIS）和临床研究来进一步甄选。

（3）超时间窗患者的血管内介入治疗

对于超时间窗的 LVO 患者，是否能延长机械取栓时间窗及是否能从中获益，影像学评估可起决定性作用。应用 Trevo 装置血管内治疗经影像和临床不匹配筛选的醒后卒中和晚就诊卒中患者（DWI or CTP assessment with clinical mismatch in the triage of wake-up and late presenting strokes undergoing neurointervention with trevo，DAWN）研究和影像评估筛选缺血性卒中患者血管内治疗研究 3（endovascular therapy following imaging evaluation for ischemic stroke，DEFUSE-3）两项研究对超时间窗患者是否可以从取栓治疗中获益进行了探究。这两项研究均为多中心、前瞻性、随机化、开放标签研究，使用盲法评估终点事件。两项研究将入组患者随机分为取栓组与药物治疗组。其中 DAWN 研究共有 206 例患者入组（取栓组 107 例，药物治疗组 99 例），DEFUSE-3 研究共有 182 例患者入组（取栓组 92 例，药物治疗组 90 例）。两项研究的入排标准对比见表 21，终点事件对比见表 22。

表 21　DAWN 研究与 DEFUSE-3 研究入排标准对比

DAWN	DEFUSE-3
醒后卒中或卒中发病后 6 ～ 24 h	发病或最后正常时间 6 ～ 16 h
责任血管为颈内动脉至大脑中动脉 M1 段	责任血管为颈内动脉至大脑中动脉 M1 段
mRS 评分≤ 1 分	mRS 评分≤ 2 分
> 80 岁：NIHSS 评分> 10 分，核心梗死< 21 mL < 80 岁：NIHSS 评分> 10 分，核心梗死< 31 mL NIHSS 评分> 20 分，核心梗死< 51 mL	18 ～ 90 岁 NIHSS 评分≥ 6 分 错配体积比≥ 1.8 错配体积> 15 mL

表 22 DAWN 研究与 DEFUSE-3 研究主要结局与安全性结局对比

	DAWN	DEFUSE-3
主要终点	90 天 mRS 评分	90 天效用加权 mRS 评分和 mRS 评分≤ 2 分
安全终点	90 天内卒中相关死亡 90 天内症状性颅内出血	90 天内全因死亡 36 小时内症状性颅内出血

两项研究的结果显示，DEFUSE-3 研究取栓组 mRS 评分优于药物治疗组（*OR* 2.77，95% *CI* 1.63 ～ 4.70，$P < 0.001$；调整后 *OR* 3.36，95% *CI* 1.96 ～ 5.77，$P < 0.001$），而 90 天死亡率取栓组为 14%，药物治疗组为 26%（P =0.05），两组症状性颅内出血发生率（7% *vs*. 4%，P =0.75）及严重不良事件发生率（43% *vs*. 53%，P =0.18）均无显著差异。DWAN 研究 90 天效用加权 mRS 评分中，取栓组平均 5.5 分，药物治疗组平均 3.4 分［调整后的差异（贝叶斯分析）2.0 分，95% *CI* 1.1 ～ 3.0，后验概率＞ 0.999］；90 天良好功能预后发生率，取栓组为 49%，对照组为 13%（调整后的差异 33%，95% *CI* 24 ～ 44，后验概率＞ 0.999）；两组症状性颅内出血发生率（6% *vs.* 3%，P =0.50）与 90 天死亡率无显著差异（19% *vs*. 18%，P =1.00）。

结合两项研究结果可以看出，用影像学评估作为患者的筛选标准从而延长机械取栓治疗时间窗是可行的。其中经影像学评估后有一定比例的小梗死核心，这种临床症状与梗死体积不匹配是预测治疗效果非常重要的独立因素。根据 DEFUSE-3 研究结果，对于 DAWN 研究入组标准外的部分患者，仍能从血管内治疗中获益，这对超时间窗的 LVO 致急性缺血性卒中患者而言，通过影像学评估来适当拓宽血管内介入治疗时间窗以改善患者临床预后是有意义的。然而，影像后处理软件之间可能存在异质性，会低估或者高估梗死核心 / 缺血半暗带，导致临床决策者做出相反的决定。因此，如何提高图像后处理软件的精准度及不同软件之间的同质性也是未来研究的重点。

（4）再灌注成功的影像学评估

LVO 患者再灌注的程度与其临床功能预后密切相关。既往各大临床试验中，再灌注程度通常根据改良脑梗死溶栓分级（modified thrombolysis in cerebral infarction，mTICI）分级进行判定。目前，再灌注成功包括 mTICI 2B 级（血流灌注≥ 50% 远端缺血区）和 mTICI 3 级（远端缺血区血流完全恢复灌注）。亦有学者提出将 mTICI 2C 级（除了少许远端皮质动脉慢血流或者可见小的皮质动脉栓塞，远端缺血区几乎完全恢复灌注，即血流灌注率 90% ～ 99%）定义为成功再灌注（图 29），因为有研究表明，与 mTICI 2B 级患者相比，mTICI 2C 级患者可能会有更好的临床及影像学预后。基于血管内介入治疗的特殊性，过分追求完美灌注可能会增加相关医源性并发症的发生风险。因此对于再灌注成功的定义仍需进一步的临床试验进行验证。

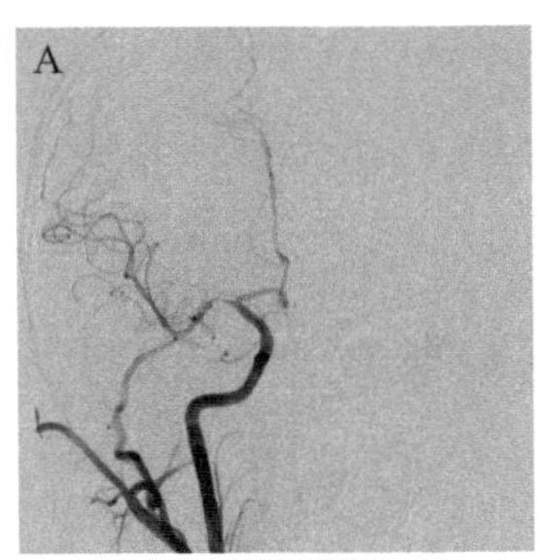

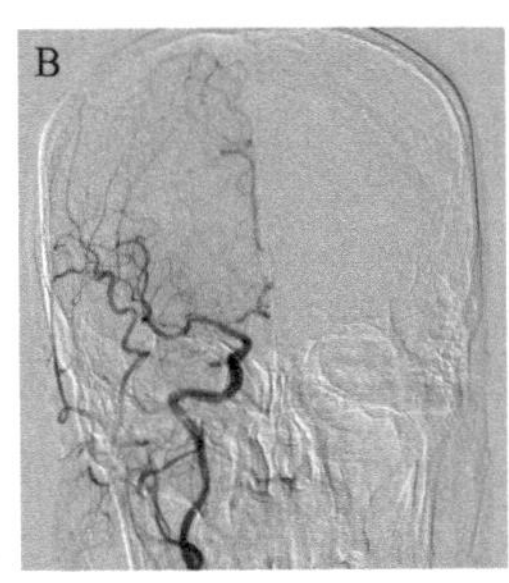

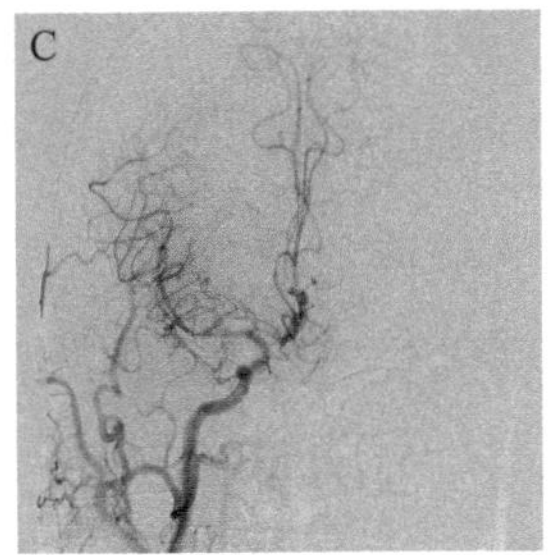

A：mTICI 分级 2B 级；B：mTICI 分级 2C 级；C：mTICI 分级 3 级。

图 29　mTICI 分级

58. 后循环 LVO 的血管内介入治疗

（1）后循环术前影像学评估

对于后循环梗死核心大小的影像学评估指标，主要为 pc-ASPECTS 评分，其将后循环供血区分为四部分：双侧丘脑、小脑、双侧大脑后动脉供血区、中脑和脑桥。与前循环 ASPECTS 评分相同，满分同样为 10 分。扣分标准为小脑两侧及双侧丘脑各 1 分、双侧大脑后动脉供血区各 1 分、中脑和脑桥各 2 分。然而目前后循环 pc-ASPECTS 评分仍缺乏高质量证据对其进行支持。

（2）后循环取栓治疗最新证据

目前已有 4 项临床试验（BEST、BASICS、BAOCHE、ATTENTION）对急性后循环 LVO 患者所致缺血性卒中的机械取栓治疗进行研究。

1）椎基底动脉闭塞的血管内介入治疗与标准药物治疗的比较（basilar artery occlusion endovascular intervention versus standard medical treatment，BEST）研究

BEST 研究由于跨组率较高等问题而提前终止，该研究未能展现出与标准内科药物治疗相比机械取栓治疗对于急性后循环 LVO 患者的优势，该项临床试验针对 8 小时内后循环闭塞的患者。主要入组标准：①年龄≥ 18 岁；②经头颅 CTA/MRA/DSA 证实急性基底动脉闭塞或椎动脉 V4 段闭塞导致基底动脉无血流；③ NIHSS 评分≤ 2 分。主要排除标准：①头颅 CT 或 MRI 提示颅内出血、明显小脑占位效应、急性脑积水或广泛脑干缺血；②静脉溶栓的任何禁忌证。最终共纳入 131 例患者，其中取

栓组 66 例，药物治疗组 65 例。主要研究结果显示，取栓组与药物治疗组在 90 天 mRS 评分 0 ～ 3 分的比例没有明显差异（42% *vs*. 32%，调整后 *OR* 1.74，95% *CI* 0.81 ～ 3.74），两组 90 天内死亡率相似（33% *vs*. 38%，*P* =0.54）。

2）基底动脉国际合作（basilar artery International Cooperation study，BASICS）研究

BEST 研究之后，2021 年 5 月 *The New England Journal of Medicine* 公布了 BASICS 研究结果，目的在于比较基底动脉闭塞 6 小时内的取栓治疗与药物治疗的疗效与安全性。主要入组标准：①年龄≥ 18 岁；②经头颅 CTA/MRA/DSA 证实基底动脉闭塞；③ NIHSS 评分≥ 10 分。但由于入组速度缓慢，后期修改了纳入标准，包括年龄≥ 85、NIHSS 评分＜ 10 分及有静脉溶栓禁忌证的患者。最终研究纳入 300 例患者，其中取栓组 154 例，药物治疗组 146 例。主要研究结果显示，取栓治疗与药物治疗在良好功能预后（mRS 评分 0 ～ 3 分）结局方面并无显著差异（44.2% *vs*. 37.7%，*RR* 1.18，95% *CI* 0.92 ～ 1.50）。症状性颅内出血的发生率在取栓组中为 4.5%，在药物治疗组中为 0.7%（*RR* 6.9，95% *CI* 0.9 ～ 53.0）；两组 90 天内死亡率分别为 38.3% 和 43.2%（*RR* 0.87，95% *CI* 0.68 ～ 1.12）。然而，在 NIHSS 评分≥ 10 分的患者的亚组分析中，与药物治疗相比，取栓治疗的患者可以获得更好的功能预后（*RR* 1.55，95% *CI* 1.06 ～ 2.27），但因为这一组患者效力不足，无法得出明确结果。

3）急性基底动脉闭塞血管内治疗临床研究（basilar artery occlusion chinese endovascular trial，BAOCHE）

2022 年 5 月，第八届欧洲卒中组织大会（European Stroke Organisation Conference，ESOC）上公布了 BAOCHE 研究的主要结果。BAOCHE 研究突破了既往后循环研究的 6 ～ 8 小时的时间窗，将入组时间扩展到 6 ～ 24 小时，并首次采用影像评估错配及应用 Solitaire 支架作为主要的干预设备。该研究的主要入组标准：①年龄 18 ～ 80 岁；②经头颅 CTA/MRA/DSA 证实基底动脉或椎动脉颅内段闭塞；③ NIHSS 评分≥ 6 分；④ mRS 评分≤ 1 分；⑤ pc-ASPECTS 评分≥ 6 分且脑桥中脑指数（Pons-midbrain-index）≤ 2 分。主要排除标准：①经皮穿刺心脏或脑血管干预及大手术后 48 小时内发生急性缺血性卒中的患者；②临床诊断或临床怀疑脑血管炎的患者。研究共纳入 217 例患者，其中取栓组 110 例，药物治疗组 107 例。主要研究结果显示，取栓组较药物治疗组有更好的功能预后（46% *vs*. 26%，调整后 *OR* 2.92，95% *CI* 1.56 ～ 5.47，*P* =0.001）。死亡率、症状性颅内出血等安全性结局方面，两组间未见明显差异。

4）急性基底动脉闭塞的血管内治疗（endovascular treatment for acute basilar artery occlusion，ATTENTION）研究

与 BAOCHE 研究同一时间，ATTENTION 研究也公布了其研究结果。ATTENTION 研究吸取了 BEST 与 BASICS 研究的经验和教训，仅纳入 NIHSS 评分≥ 10 分的患者，同样应用了影像学手段筛选患者，为 12 小时内后循环闭塞患者的血管内介入治疗效果评估增添了临床证据。主要入组标准：①年龄≥ 18 岁；②经头颅 CTA/MRA/DSA 证实急性基底动脉闭塞；③ NIHSS 评分≥ 10 分。主要排除标准：①＜ 80 岁且 mRS 评分≥ 3 分的患

者，或≥ 80 岁且 mRS 评分≥ 1 分的患者；②头颅 CT 提示颅内出血；③< 80 岁且 pc-ASPECTS 评分< 6 分的患者，或≥ 80 岁且 pc-ASPECTS 评分< 8 分的患者。最终研究纳入 342 例患者，其中取栓组 228 例，药物治疗组 114 例。主要终点为 90 天良好功能预后（mRS 评分 0 ～ 3 分）。主要研究结果显示，取栓组 90 天神经功能预后更佳（33.5% *vs*. 15%，*RR* 2.1，95% *CI* 1.5 ～ 3.0，*RD* 24.2%）。安全终点方面，取栓组有更低的死亡率（36.7% *vs*. 55.3%，*RR* 0.7，95% *CI* 0.5 ～ 0.8，$P < 0.001$）。

BEST 研究与 BASICS 研究在主要终点结局与安全性结局方面均未见明显差异。与上述两项研究相反，BAOCHE 研究与 ATTENTION 研究均得到了阳性结果。其中 BAOCHE 研究能取得阳性结果可能与入组前的严格影像学评估相关，其应用 pc-ASPECT 评分和脑桥中脑指数作为入排标准之一，通过影像学准确指导入组，而实际入组的患者中有接近 1/3 的患者在入组前有头颅 MRI 检查，这使得在入组前对后循环梗死的评估更为准确。这可能与其研究取得阳性结果密切相关。BAOCHE 与 ATTENTION 两项研究，填补了后循环取栓循证依据的空白，并为血管内治疗时间窗的拓宽提供了有力的临床证据。综合这两项研究可以得出，对于时间窗在 6 ～ 12 小时、NIHSS 评分 10 ～ 20 分、pc-ASPECT 评分 6 ～ 8 分、脑桥中脑指数为 2 的急性后循环 LVO 所致缺血性卒中的患者，从机械取栓治疗中获益更大，这在临床上具有很明确的指导意义。

59. LVO 合并颅内动脉粥样硬化的血管内介入治疗

前循环 5 项取栓研究证实了机械取栓对前循环 LVO 的有效性，但在这些研究中发病机制以栓塞为主，对于合并原位颅内动脉粥样硬化性狭窄（intracranial atherosclerotic stenosis，ICAS）的患者来说，机械取栓治疗的安全性和有效性仍不明确。目前 LVO 合并 ICAS 的定义仍存在争议，主要有两种定义方式：①取栓后存在＞ 70% 的狭窄；②取栓后存在＞ 50% 的狭窄，且存在灌注缺损或再闭塞倾向。同时，LVO 合并 ICAS 常位于主干，且闭塞末端形态常为锥形，侧支循环也较为丰富，这些也对鉴别是否合并 ICAS 起到了一定的辅助作用。

来自中国的血管内治疗急性缺血性卒中多中心前瞻性试验（endovascular therapy for acute ischemic stroke trial，EAST）表明，前循环 LVO 患者中约 45% 合并 ICAS，而在这些人群中，再闭塞的发生率高达 69%。而 LVO 合并 ICAS 患者再闭塞的发生率高，可能与其常合并动脉粥样硬化相关危险因素密切相关；同时，与不合并 ICAS 的患者相比，虽然预后无明显差异，但开通过程复杂困难，这也会降低开通成功率并增加潜在的医源性风险。对于这类患者，血管内介入治疗的安全性及有效性尚缺乏高质量证据，仍待进一步的临床研究来得出结论。

60. 特殊类型 LVO 的血管内介入治疗

（1）大梗死核心的血管内介入治疗

血管内治疗适用的梗死核心体积上限是机械取栓的关键问

题之一。目前指南［AHA/ASA《急性缺血性卒中早期管理指南（2019年版）》及《中国急性缺血性卒中早期血管内介入诊疗指南（2022年版）》］中，推荐符合条件的患者行血管内介入治疗，这些患者包括发病时间＜6小时，NIHSS评分≥6分，Aspect评分≥6分。但对于ASPECTS评分＜6分或核心梗死体积大于70 mL的患者，机械取栓的获益仍存在争议，这也是目前的热点研究方向。

来自日本的RESCUE-Japan LIMIT研究首次证明了血管内介入治疗大核心梗死较内科药物治疗有效。该研究将大梗死核心患者定义为：ASPECTS 3～5分（CT或磁共振弥散加权成像DWI），时间窗6小时内，或者时间窗6～24小时且磁共振FLAIR序列无病灶的患者。研究主要结局为90天预后良好（mRS评分0～3分）。该研究表明，对于ASPECTS评分3～5分的患者，血管内治疗在功能性结局方面优于内科药物治疗（*RR* 2.43，95% *CI* 1.35～4.37，*P* =0.002）；安全性结局方面，血管内治疗组的症状性颅内出血发生率高于药物治疗组，并没有显著差异（9% *vs*. 4.9%，*P* =0.25），然而两组间任何颅内出血发生率存在显著差异（58% *vs*. 31.4%，*P* ＜ 0.001）。总体来说，机械取栓治疗可以显著改善大核心梗死患者的预后，虽然整体出血风险提高，但经过筛选的大核心梗死患者仍能从取栓治疗中获益。

目前，除已发表的RESCUE-Japan LIMIT外，有包括ANGEL ASPECT、TENSION、LASTE、TESLA、SELECT-2在内的共6项大核心梗死注册研究正在进行中。我们期待这6项临床研究结果能为后续大核心梗死的血管内介入治疗增添新的有力证据。

（2）远端血管闭塞导致急性缺血性卒中的血管内介入治疗

目前已有数个大型临床试验对急性 LVO 的血管内介入治疗进行研究，但对于远端血管闭塞导致急性缺血性卒中的血管内介入治疗效果及预后仍缺乏足够的证据进行支持。6 个远端中等血管系统，包括大脑前动脉、大脑中动脉 M2 ～ M4 段、大脑后动脉、小脑前下动脉、小脑后下动脉、小脑上动脉，共有 25 个不同的解剖节段与 34 个动脉分支来对浅表脑组织进行供血。如部分 M2 段闭塞脑卒中患者症状较重，NIHSS 评分高，与症状轻微的 LVO 患者相比似乎更适合血管内介入治疗。目前的血管内介入治疗器械更适用于对 M1 段近端闭塞进行取栓和抽吸，若用于远端血管闭塞，其安全性和有效性存在差异，且存在潜在风险。对这些远端中等血管闭塞患者，由于其血管解剖结构的复杂性、高质量证据的缺乏及无针对性的临床操作器械，推荐的标准治疗仍是静脉溶栓（仍有 1/2 ～ 2/3 的血管无法实现再通）。目前部分小样本量的临床试验结果提示血管内介入治疗的疗效尚不明确。针对中等血管闭塞所致急性缺血性卒中的血管内介入治疗可能是未来的研究热点。

（3）临床证据边缘及某些特殊患者的血管内治疗

临床上存在某些特殊患者，如高龄患者、儿童及孕妇等，血管内介入治疗对预后影响如何仍存在争议。目前已有临床研究对年龄大于 85 岁的患者进行研究，提示高龄患者行血管内治疗是可行的。对于 LVO 的儿童患者，研究结果显示早期的血管内治疗与神经功能的改善有明显相关性，其安全性与成人患者相比无明显差异。而对于孕妇等特殊群体，不应是血管内治疗的绝对禁忌证，但在行介入诊疗的过程中进行相应的腹部射线防护是必要的。这类人群是否能从血管内介入治疗中获益，尚无法根据现有的临床研究得到明确证实。对于这些患者，仍需要进一步的高质量临床研究来获取强有力的证据支持。

61. 急性缺血性卒中血管内介入治疗的未来

目前已有 5 项取栓研究与 6 项桥接研究，研究提示：前循环 LVO 导致的急性缺血性卒中，桥接治疗依然是血管内干预治疗的主流；直接取栓是否获益仍待研究；后循环 LVO 导致的急性缺血性卒中，BAOCHE 和 ATTENTION 两项研究得到了阳性的结果，也待进一步验证。未来大梗死核心的 6 项临床研究有可能帮助明确适合进行血管内介入治疗的目标人群。同时，对于远端血管闭塞及缺乏临床证据的特殊类型患者，也需要临床研究证据明确血管内介入治疗是否能使其获益。

62. 真实世界中 LVO 血管内介入治疗病例

（1）前循环 LVO 的血管内介入治疗

患者，男，33 岁，主因“左侧肢体无力 14 小时”入院，既往有扩张型心肌病病史、心力衰竭史，以及吸烟、饮酒史。发病后 2 小时于当地医院行标准剂量 rt-PA 静脉溶栓治疗，未缓解。转入上级医院后 NIHSS 评分 12 分，头 MRI 提示右侧内囊、丘脑及放射冠有急性梗死灶（图 30A ～图 30D），MRA 显示右颈内动脉未见显影（图 30E ～图 30F），诊断为脑梗死，右侧颈内动脉急性闭塞，心源性栓塞可能性大。

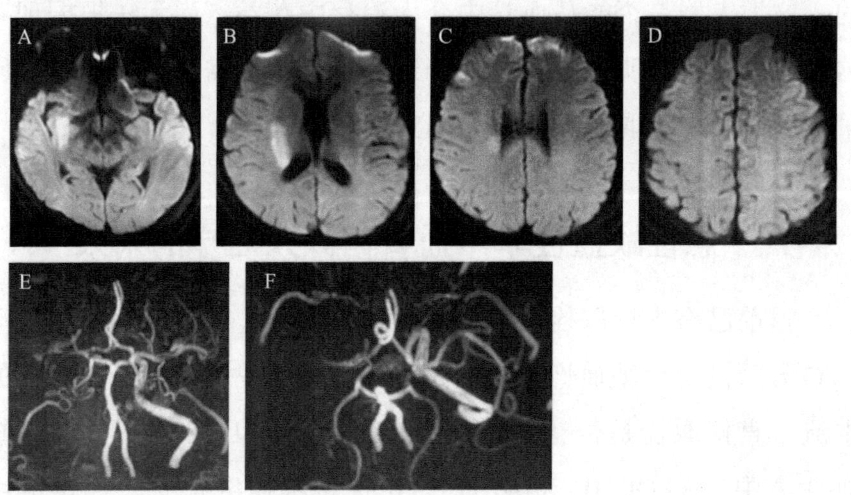

A ～ D：头 MRI 示右侧内囊、丘脑及放射冠急性梗死灶；E ～ F：MRA 示右颈内动脉未见显影。

图 30 头 MRI 及 MRA

该患者为急性前循环闭塞所致缺血灶脑卒中，病因为心源性栓塞可能性大，具有血管内介入治疗指征。进一步完善全脑动脉造影提示左侧颈内动脉及椎基底动脉系统未见明显异常，前循环未开放，右侧后交通动脉可见向前循环代偿（图 31A ～图 31C）。右侧颈内动脉起始处闭塞，远端 mTICI 分级 0 级（图 31D、图 31E），右侧颈内动脉起始处充盈缺损，考虑为心源性附壁血栓（图 31F）。对该患者进行急性取栓治疗并在右侧颈内动脉处放置支架（图 32），术中取出大量血栓（图 33）。术后造影显示右侧颈内动脉闭塞开通成功、支架内血流通畅，右侧大脑中动脉血流通畅（图 34、图 35）。

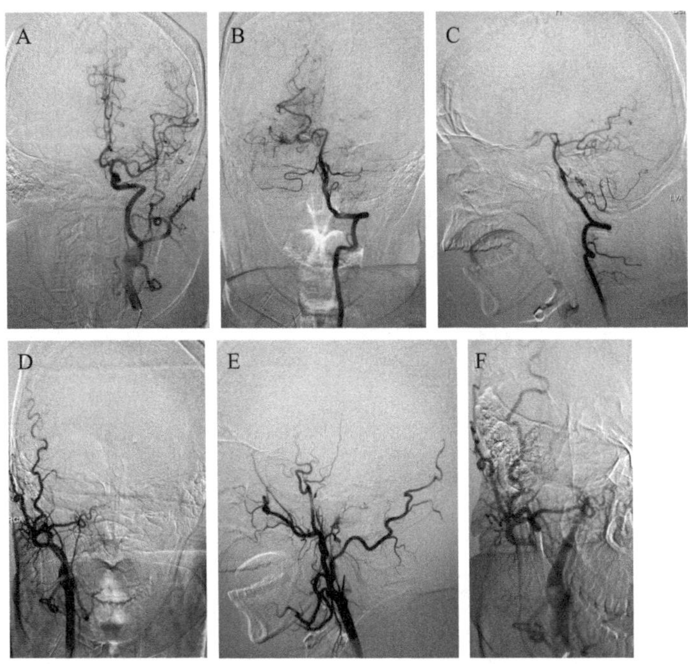

A：左侧颈内动脉系统血流通畅，未见明显狭窄；B、C：左侧椎动脉及基底动脉血流通畅，未见明显狭窄；D ～ E：右侧颈内动脉起始处闭塞，远端 mTICI 分级 0 级；F：右侧颈内动脉起始处充盈缺损，考虑为心源性附壁血栓。

图 31　术前造影

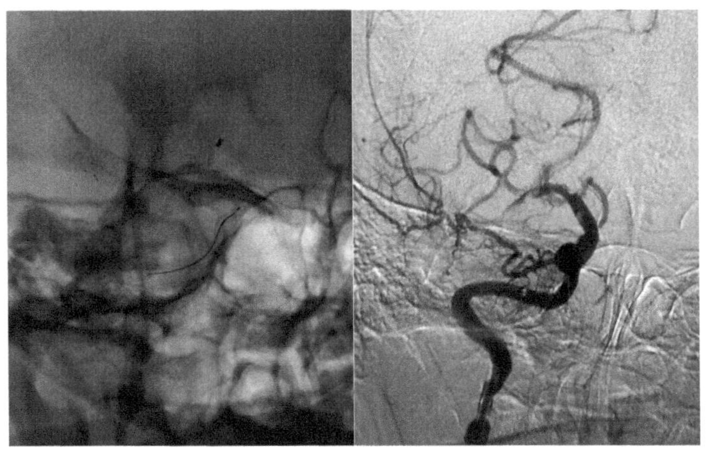

图 32　急性取栓治疗

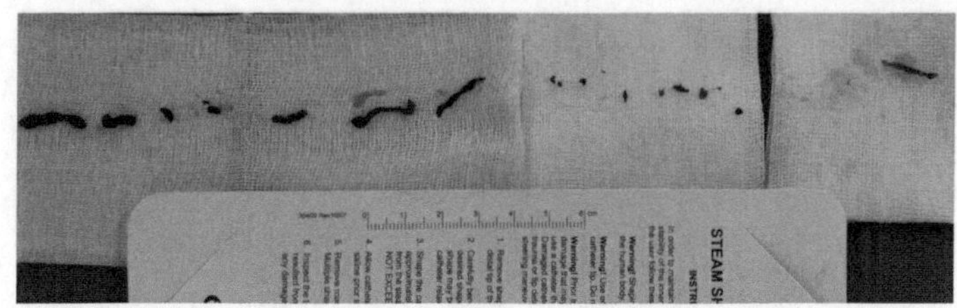

图 33　术中血栓（彩图见彩插 9）

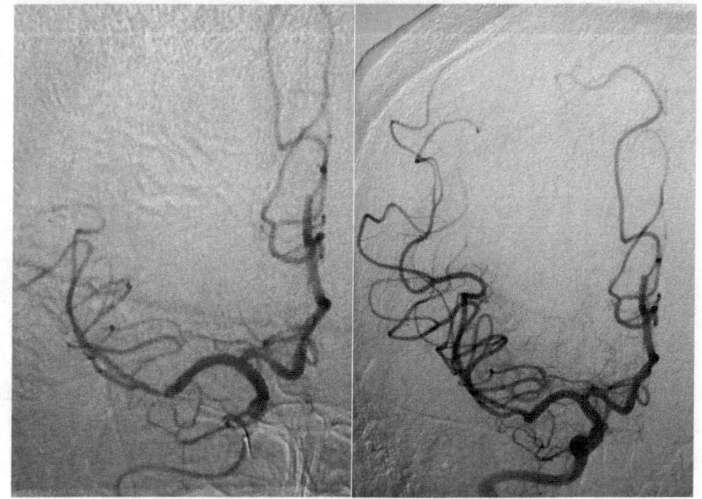

图 34　术后造影示右侧大脑中动脉血流通畅，mTICI 分级 2B 级

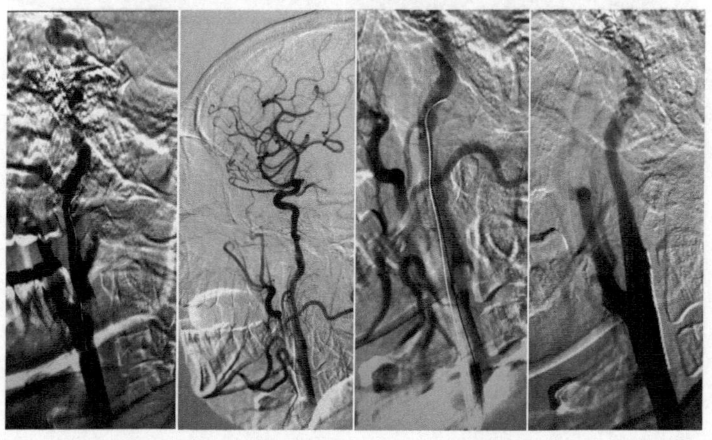

图 35　术后造影显示右侧颈内动脉起始处闭塞开通成功，支架内血流通畅

（2）后循环 LVO 合并 ICAS 的血管内介入治疗

患者，男，66 岁，主因“头晕、右侧肢体无力 10 小时，意识障碍半小时”入院。既往有高血压病史，吸烟 40 年，40 支 / 天。发病后于外院行标准剂量 rt-PA 静脉溶栓治疗。溶栓前 NIHSS 评分 11 分，溶栓后症状加重，NIHSS 评分 17 分。转入上级医院后 NIHSS 评分 12 分。头 MRA 示左侧椎动脉颅内段及基底动脉未显影（图 36）。诊断为脑梗死，椎基底动脉急性闭塞，大动脉粥样硬化性脑梗死可能性大。

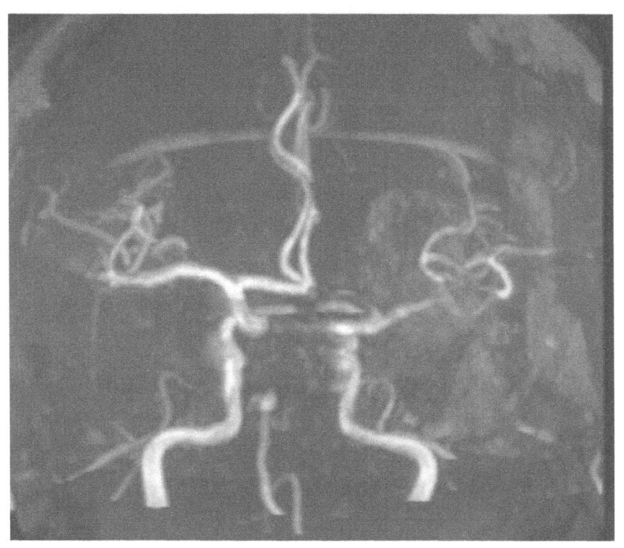

图 36　头 MRA 示左侧椎动脉颅内段及基底动脉未显影

该患者为急性后循环闭塞所致缺血灶脑卒中，病因为大动脉粥样硬化可能性大，具有血管内介入治疗指征。进一步完善造影提示基底动脉下段闭塞（图 37）。应用 Solitaire 取栓支架（4.0 mm × 15 mm）对该患者进行急性取栓治疗（图 38A、图 38B），取栓后造影显示残余狭窄＞ 50%（图 38C），考虑患者为 ICAS 相关后循环闭塞，故放置一枚 Apollo 支架（2.5 mm × 8 mm）改善残余狭窄（图 39A），术后造影显示基底动脉血流通畅，局部残余狭窄率 30%（图 39B）。术后头 CT 平扫未见颅内出血（图 40A、图 40B）。术后 CTA 提示基底动脉支架内血流通畅（图 40C ～图 40E）。

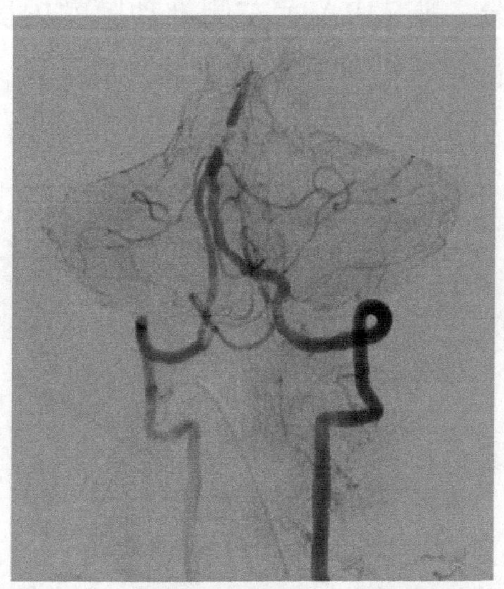

图 37　术前造影示基底动脉下段闭塞

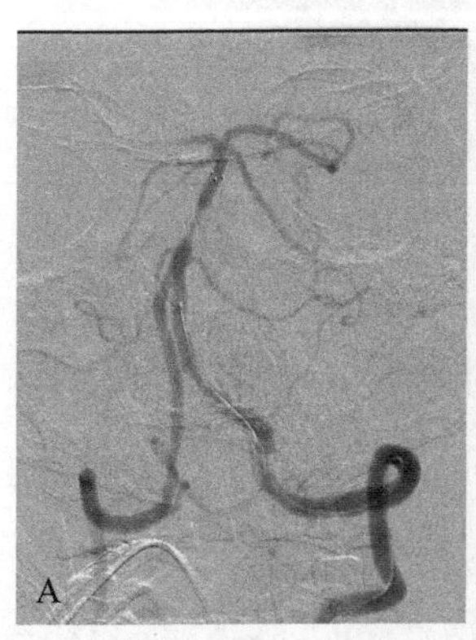

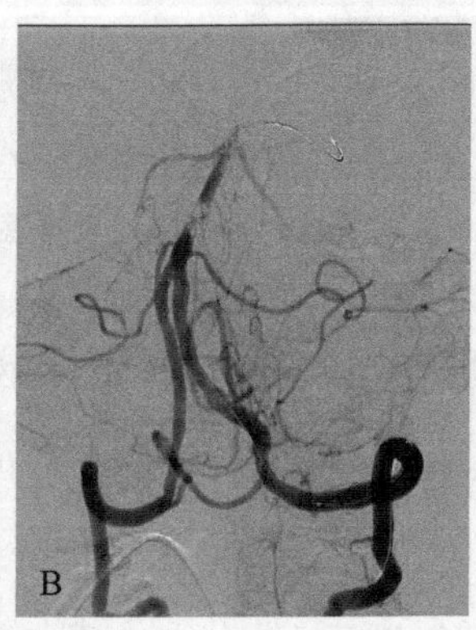

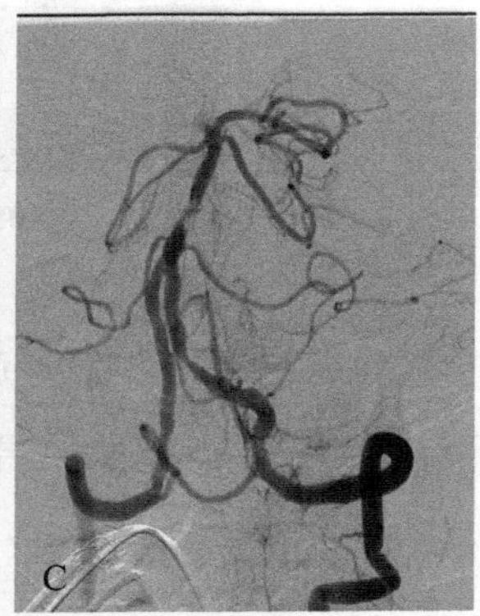

A、B：应用 Solitaire 取栓支架取栓；C：取栓后造影显示残余狭窄＞ 50%。

图 38　应用 Solitaire 支架进行取栓治疗

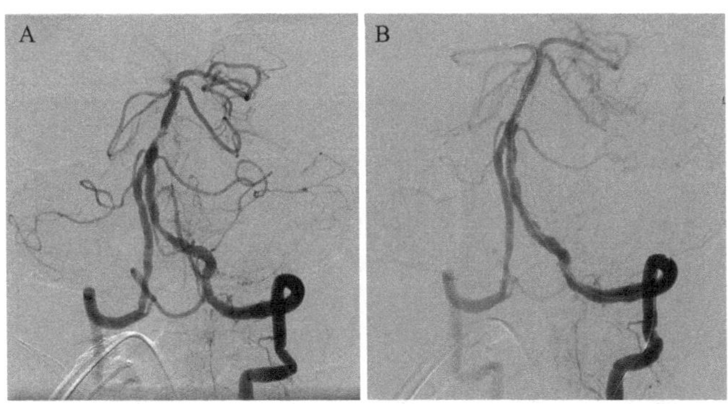

A：放置 Apollo 支架改善残余狭窄；B：术后造影显示基底动脉血流通畅，局部残余狭窄率 30%。

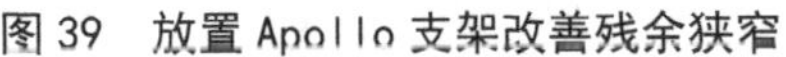

图 39 放置 Apollo 支架改善残余狭窄

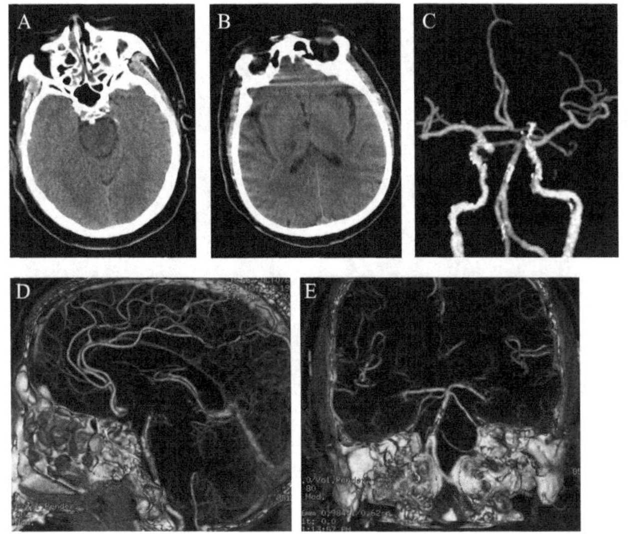

A、B：术后头 CT 平扫未见颅内出血；C ～ E：术后 CTA 提示基底动脉支架内血流通畅。

图 40 术后 CT 及 CTA 结果

（3）大梗死核心的血管内介入治疗

患者，女，77 岁，主因“左侧肢体无力 14.5 小时”入院。入院时 NIHSS 评分 14 分。头 CTA 提示右侧颈内动脉闭塞（图 41A），ASPECTS 评分 4 分（图 41B），RAPID 软件评估提示为大核心梗死体积合并大缺血半暗带（图 41C）。

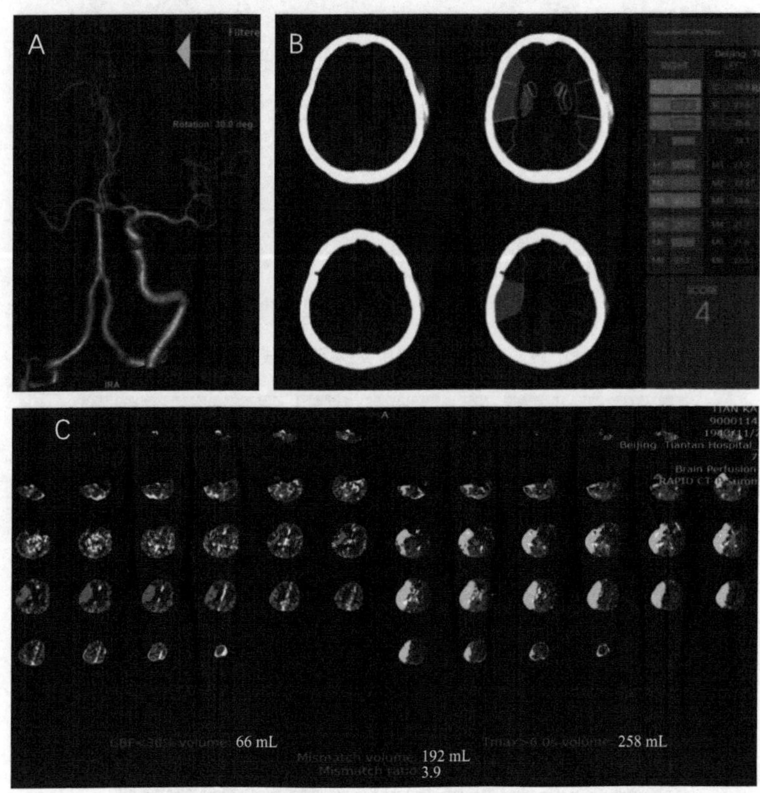

A：头 CTA 提示右侧颈内动脉闭塞；B：ASPECTS 评分 4 分；C：RAPID 软件评估梗死核心（66 mL）及缺血半暗带体积（258 mL）。

图 41　术前 CTA 及 RAPID 软件评估结果（彩图见彩插 10）

该患者为急性前循环闭塞合并大核心梗死，具有血管内介入治疗指征。进一步完善造影提示右侧颈内动脉起始处闭塞（图 42A）。对该患者进行急诊取栓治疗（图 42B），取栓后造影显示右侧颈内动脉及大脑中动脉血流通畅，前向血流 mTICI 分级 3 级（图 42C、图 42D）。术后 CT 提示右侧颞叶、海马及基底节区大面积梗死灶伴出血转化，中线略左移（图 43A、图 43B）。

术后 CTA 提示右侧颈内动脉系统血流通畅（图 43C）。该例患者出院时 NIHSS 评分为 14 分，远期预后仍待进一步随访。

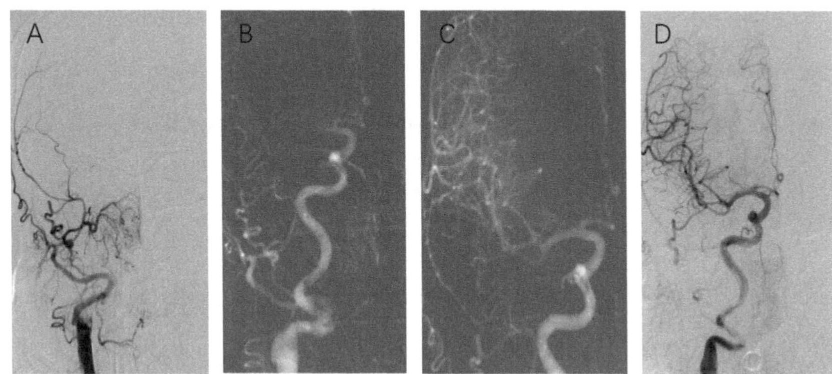

A：造影提示右侧颈内动脉起始处闭塞；B：急诊取栓治疗；C、D：造影显示右侧颈内动脉及大脑中动脉血流通畅，前向血流 mTICI 分级 3 级。

图 42　造影结果

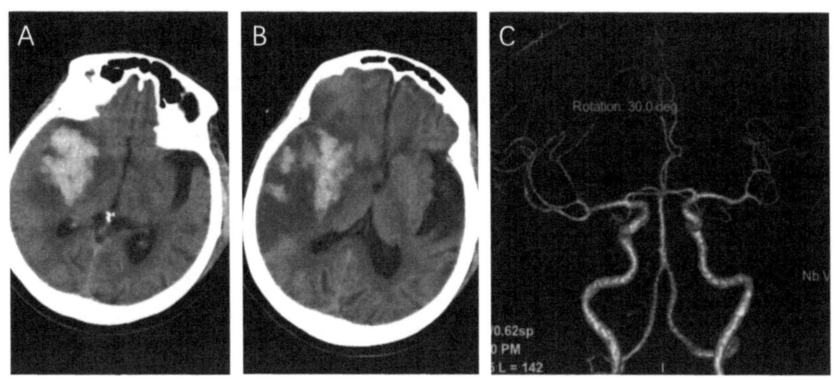

A、B：术后 CT 提示右侧颞叶、海马及基底节区大面积梗死灶伴出血转化，中线略左移；C：术后 CTA 提示右侧颈内动脉系统血流通畅。

图 43　术后 CT 及 CTA 结果

参考文献

1. FISCHER U，KAESMACHER J，STRBIAN D，et al. Thrombectomy alone versus intravenous alteplase plus thrombectomy in patients with stroke：an open-label，blinded-outcome，randomised non-inferiority trial. Lancet，2022，400（10346）：104-115.

2. LECOUFFE N E，KAPPELHOF M，TREURNIET K M，et al. A Randomized trial of intravenous alteplase before endovascular treatment for stroke. N Engl J Med，2021，385（20）：1833-1844.

3. MITCHELL P J，YAN B，CHURILOV L，et al. Endovascular thrombectomy versus standard bridging thrombolytic with endovascular thrombectomy within 4.5 h of stroke onset：an open-label，blinded-endpoint，randomised non-inferiority trial. Lancet，2022，400（10346）：116-125.

4. SUZUKI K，MATSUMARU Y，TAKEUCHI M，et al. Effect of mechanical thrombectomy without vs with intravenous thrombolysis on functional outcome among patients with acute ischemic stroke：the SKIP randomized clinical trial. JAMA，2021，325（3）：244-253.

5. YANG P F，ZHANG Y W，ZHANG L，et al. Endovascular thrombectomy with or without intravenous alteplase in acute stroke. N Engl J Med，2020，382（21）：1981-1993.

6. ZI W J，QIU Z M，LI F L，et al. Effect of endovascular treatment alone vs intravenous alteplase plus endovascular treatment on functional independence in patients with acute ischemic stroke：the DEVT randomized clinical trial. JAMA，2021，325（3）：234-243.

7. LECOUFFE N E，KAPPELHOF M，TREURNIET K M，et al. 2B，2C，or 3：What Should Be the Angiographic Target for Endovascular Treatment in Ischemic Stroke? Stroke，2020，51（6）：1790-1796.

8. LANGEZAAL L C M，VAN DER HOEVEN E J R J，MONT'ALVERNE F J A，et al. Endovascular therapy for stroke due to basilar-artery occlusion. N Engl J Med，2021，384（20）：1910-1920.

9. LIU X F，DAI Q L，YE R D，et al. Endovascular treatment versus standard medical treatment for vertebrobasilar artery occlusion （BEST）：an open-label，randomised controlled trial. Lancet Neurol，2020，19（2）：115-122.

10. TAO C R，LI R，ZHU Y Y，et al. Endovascular treatment for acute basilar artery occlusion：a multicenter randomized controlled trial （ATTENTION）. Int J Stroke，2022，17（7）：815-819.

11. LI C H，WU C J，WU L F，et al. Basilar artery occlusion Chinese endovascular trial：protocol for a prospective randomized controlled study. Int J Stroke，2022，17（6）：694-697.

12. LI H，ZHANG Y X，ZHANG L，et al. Endovascular treatment of acute ischemic stroke due to intracranial atherosclerotic large vessel occlusion ：a Systematic Review. Clin Neuroradiol，2020，30（4）：777-787.

13. BAEK J H，KIM B M，KIM J W，et al. Utility of leptomeningeal collaterals in predicting intracranial atherosclerosis-related large vessel occlusion in endovascular treatment. J Clin Med，2020，9（9）：2784.

14. YOSHIMURA S，SAKAI N，YAMAGAMI H，et al. Endovascular therapy for acute stroke with a large ischemic region. N Engl J Med，2022，386（14）：1303-1313.

15. SAVER J L，CHAPOT R，AGID R，et al. Thrombectomy for distal，medium vessel occlusions：a consensus statement on present knowledge and promising directions. Stroke，2020，51（9）：2872-2884.

16. LIMAYE K，VAN DE WALLE JONES A，SHABAN A，et al. Endovascular management of acute large vessel occlusion stroke in pregnancy is safe and feasible. J Neurointerv Surg，2020，12（6）：552-556.

（马　宁　整理）

颈动脉狭窄的非药物治疗：支架还是剥脱？

63. 颈动脉狭窄与卒中风险

缺血性脑血管病是我国致死率、致残率最高的疾病，颅外段颈动脉狭窄是缺血性卒中的常见原因之一，据国内外报道，颈动脉硬化占卒中病因的 15% ～ 20%，约 50% 的卒中发生于颈动脉支配区。对于症状性颈动脉狭窄，在北美症状性颈动脉狭窄内膜剥脱术试验（the North American symptomatic carotid endarterectomy trial，NASCET）中，狭窄程度 70% ～ 79%，第 1 年卒中风险为 11%，第 2 年卒中风险为 26%；狭窄程度≥ 90%，第 1 年卒中风险为 35%。在规范药物治疗后无症状性颈动脉狭窄卒中风险远低于有症状性颈动脉狭窄，Chang 等回顾性队列研究结果显示未行手术干预的无症状性颈动脉重度狭窄（70% ～ 99%）患者平均年卒中发生率为 0.9%（95% *CI* 0.7% ～ 1.2%）。Kaplan-Meier 估计 5 年同侧卒中的发生率为 4.7%（95% *CI* 3.9% ～ 5.7%）。同时，Howard 等研究提示卒中风险与同侧狭窄程度呈线性相关

（$P < 0.0001$）；70% ～ 99% 狭窄患者的风险高于 50% ～ 69% 狭窄患者（*OR* 2.1，95% *CI* 1.7 ～ 2.5，$P < 0.0001$），80% ～ 99% 狭窄患者的风险高于 50% ～ 79% 狭窄患者（*OR* 2.5，95% *CI* 1.8 ～ 3.5，$P < 0.0001$）。

64. 颈动脉狭窄的非药物治疗

颈动脉狭窄的非药物治疗方法主要有血管内介入治疗和外科手术颈动脉内膜剥脱术（carotid endarterectomy，CEA）。退伍军人事务合作研究（The Veterans Administration Cooperative Study，VA）、无症状性颈动脉外科试验（asymptomatic carotid surgery trial，ACST）、无症状性颈内动脉粥样硬化研究（asymptomatic carotid atherosclerosis study，ACAS）、欧洲颈动脉外科试验（the European carotid surgery trial，ECST）及 NASCET 研究等临床试验研究奠定了 CEA 在颈动脉狭窄非药物治疗中的金标准地位。颈动脉支架成形术（carotid artery stenting，CAS）作为近 20 余年迅速发展起来的颈动脉血运重建手段，由于其微创的优势，得到了快速发展。关于 CEA 与 CAS 孰优孰劣的争执一直未停止，在早期多项研究中提示 CAS 围手术期事件发生率较 CEA 高，现在 CAS 技术和材料的改进降低了其围手术期卒中发生率，但 CAS 能否取代 CEA 成为公认的标准治疗方法，临床上仍存在一定的争议，并且两种治疗方法对颈动脉狭窄患者的长期结局仍然不明确。

65. CREST 试验 10 年随访研究证实：对于颈动脉狭窄，CAS 不劣于 CEA

颈动脉血运重建动脉内膜切除术对比支架植入术试验

（carotid revascularization endarterectomy versus stenting trial，CREST）是目前为止关于颈动脉支架预防卒中的研究中随访时间最长的 RCT 试验。本研究同时包括症状性和无症状性颈动脉狭窄患者（研究中，症状性狭窄的治疗指征是血管造影≥ 50% 的狭窄，或超声检查≥ 70% 的狭窄，或超声检查为 50% ～ 69% 的狭窄而 CTA/MRA 检查为＞ 70% 的狭窄；对于无症状狭窄的治疗指征是血管造影狭窄程度≥ 60% 的狭窄，或超声检查狭窄程度≥ 70% 的狭窄，或超声检查狭窄程度为 50% ～ 69% 而 CTA/MRA 检查为＞ 80% 的狭窄）。研究随机纳入了 2502 名颈动脉狭窄的患者（其中 47.2% 为无症状性颈动脉狭窄患者），分为颈动脉支架组和内膜切除术组。1607 名（52.5% 无症状性颈动脉狭窄）同意进入 10 年的随访期。在此前为时 2.5 年的随访中，研究者报告称，两组之间围手术期卒中和心肌梗死复合初级终点事件或死亡率，以及之后的同侧卒中发生率均无显著差异。在 10 年随访中研究者发现：主要复合终点事件——围手术期卒中、心肌梗死、死亡事件或同侧卒中在两组之间仍无显著差异（CAS 11.8%，95% *CI* 9.1% ～ 14.8%；CEA 9.9%，95% *CI* 7.9% ～ 12.2%，图 44）；10 年再狭窄率在支架组发生率为 12.2%，在手术组为 9.7%（*HR* 1.24，95% *CI* 0.91 ～ 1.70，图 44），两组无显著差异。支架组卒中发生率高于手术组（10.8% *vs*. 7.9%，*P* =0.07），但主要为轻型卒中（7.4% *vs*. 6.2%，*P* 值无统计学差异，图 44），而手术组围手术期心肌梗死发生率高于支架组（2.3% *vs*. 1.1%，*P* =0.03，图 45）。在 CREST 试验 10 年随访的亚组分析中可以发现，年龄、性别、狭窄程度、是否为症状性狭窄等因素对于 CEA 和 CAS 长期预后（主要终点事件）的影响并没有显著差异（图 46）。

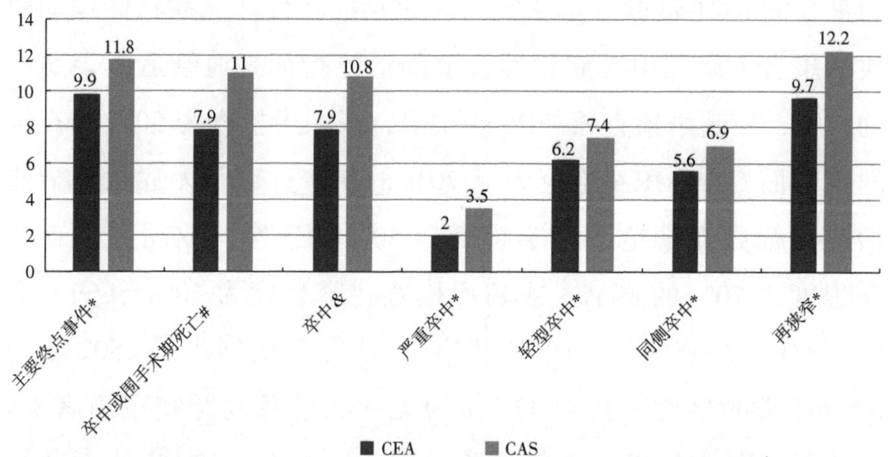

*：*P* 值统计学无显著性差异；#：*P* =0.04；&：*P* =0.07；严重卒中：NIHSS 评分≥ 9 分；轻型卒中：NIHSS 评分＜ 9 分；再狭窄：超声下靶动脉直径减少至少 70%，收缩期峰值速度≥ 3.0 m/s 被认为存在再狭窄和闭塞。

图 44　CREST 试验 10 年随访不同事件发生率（%）

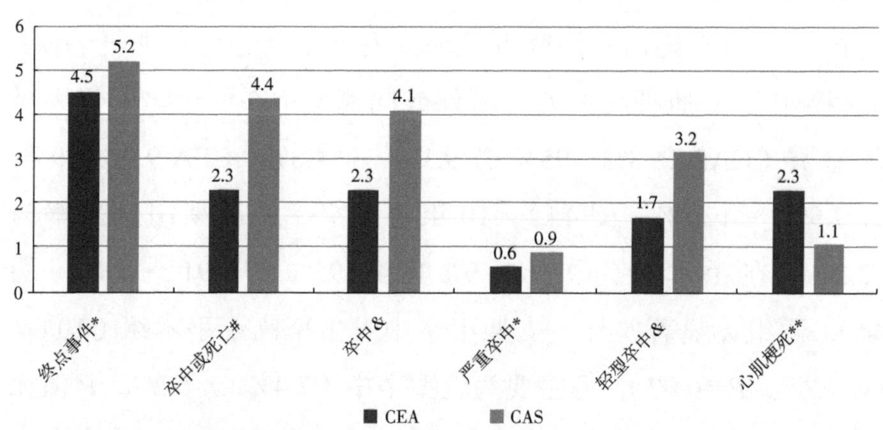

*：*P* 值统计学无显著性差异；#：*P* =0.005；&：*P* =0.01；**：*P* =0.03；严重卒中：NIHSS 评分≥ 9 分；轻型卒中：NIHSS 评分＜ 9 分。

图 45　CREST 试验围手术期不同事件发生率（%）

A

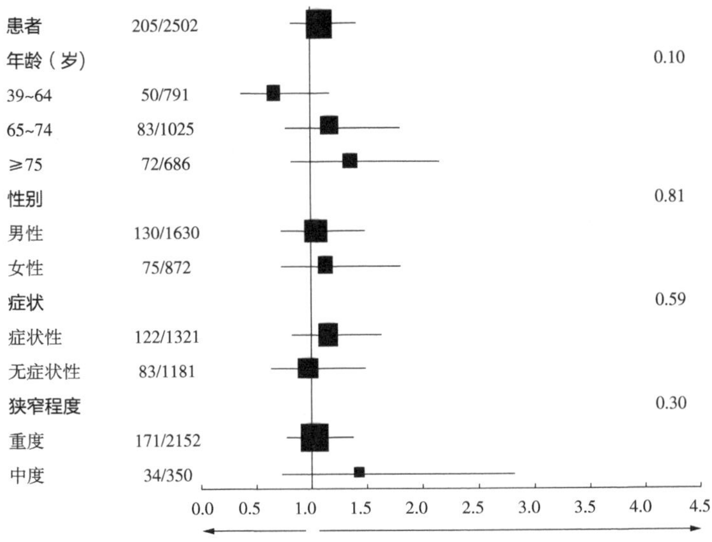

B

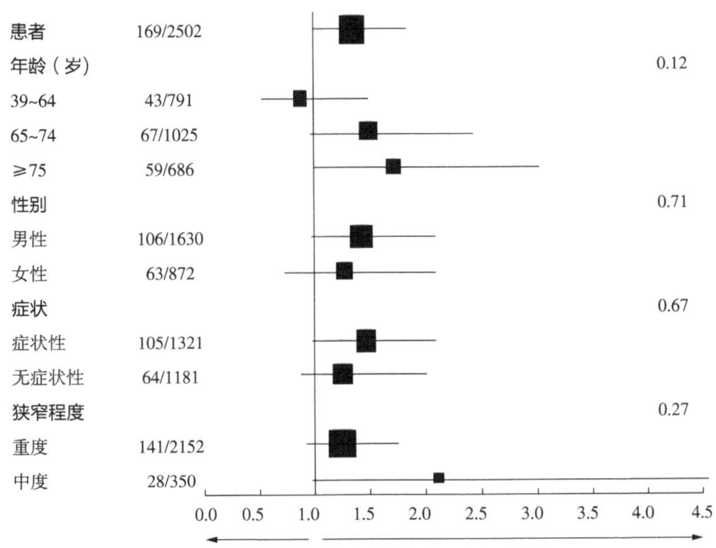

A：主要终点事件；B：卒中 / 死亡。

图 46 CREST 试验中亚组分析

图片引自：BROTT T G，HOWARD G，ROUBIN G S，et al. Long-term results of stenting versusendarterectomy for carotid-artery stenosis. N Engl J Med，2016，374（11）：1021-1031.

66. ACT Ⅰ试验 5 年随访研究证实：对于无症状性颈动脉狭窄，CAS 与 CEA 远期预后相当

无症状状颈动脉 ACT（asymptomatic carotid trial，ACT）试验Ⅰ5 年随访结果于 2016 年 3 月同时发表在 *The New England Journal of Medicine* 上，ACT Ⅰ试验的目的在于探讨无症状性颈动脉严重狭窄选择内膜剥脱和支架联合血栓保护装置的优劣，弥补了 CREST 研究的不足。ACT Ⅰ试验是前瞻性、多中心、随机对照非劣性研究，支架联合血栓保护装置（CAS 组）或内膜剥脱手术（CEA 组）按照 3∶1 的比例分组。研究从 2005 年 3 月 30 日开始，2013 年 1 月 18 日结束，计划纳入 1658 例手术并发症不多的患者，因为入选速度太慢仅纳入了 1453 例患者。纳入的病例为既适合支架治疗也适合内膜剥脱手术的非高危患者。该研究比较了无症状性颈动脉疾病患者行 CAS 和 CEA 的疗效。无症状性颈动脉疾病被定义为在纳入研究前 180 天，患者无卒中或 TIA。研究共纳入 1453 名患者，患者年龄＜ 80 岁，伴有严重颈动脉狭窄（超声或血管造影证实狭窄率＞ 70%），并且无手术并发症高风险。基线时数据显示，患者的平均年龄为 67.8 岁，颈动脉平均狭窄率为 73%，对侧颈动脉狭窄程度不能超过 60%。主要终点事件为在手术或植入支架后 30 天发生卒中、心肌梗死及死亡，以及此后 1 年内颈动脉狭窄同侧发生卒中事件。研究发现，主要复合终点 CAS 组不次于 CEA 组（3.8%*vs*.3.4%，非劣效性 *P* =0.01）。从手术后 30 天到 5 年，CAS 组和 CEA 组未发生同侧卒中的比例分别为 97.8% 和 97.3%（*P* =0.51），总生存率分别为

87.1% 和 89.4%（P =0.21）。累积 5 年无卒中生存率分别为 93.1% 和 94.7%（P =0.44）。1 年时，通过 Kaplan-Meie 方法估算的主要终点事件发生率（ ± SE）在 CAS 组为 3.8 ± 0.59%（1089 名患者），在 CEA 组为 3.4 ± 0.98%（364 名患者），组间差异为 0.4 个百分点。差异的单侧 95% 置信区间上限为 2.27 个百分点（非劣效性 P =0.01），低于主要终点的预设 3 个百分点非劣效性界值。CAS 组和 CEA 组 30 天卒中或死亡比例分别为 2.9% 和 1.7%（P =0.33），CAS 组轻型卒中发生率稍高（2.4% *vs*. 1.1%，P =0.20，图 47），而 CEA 组复合事件发病率（包括颅内和外周神经损伤、血管损伤、非脑出血、与颈部切口或股动脉穿刺部位相关的创伤并发症及其他并发症）稍高（4.7% *vs*. 2.8%，P =0.13）。这项研究结果显示，针对无手术高风险的无症状性颈动脉狭窄患者而言，CAS 并不劣于 CEA。

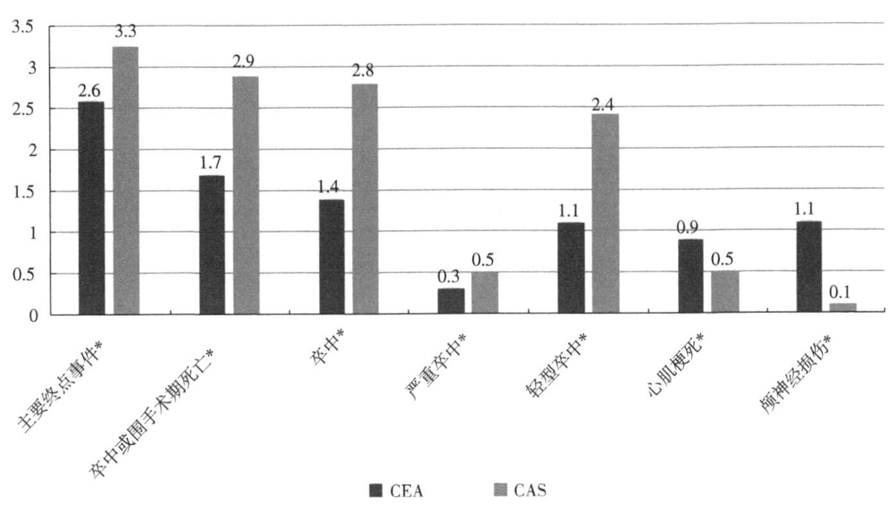

*：P 值统计学无显著性差异；#：P =0.02。

图 47 ACT Ⅰ试验 5 年随访不同事件发生率

67. ICSS 试验 4.2 年随访研究证实：对于症状性颈动脉狭窄，CAS 与 CEA 远期预后无差异，CAS 再狭窄率高于 CEA

国际颈动脉支架试验（international carotid stenting study，ICSS）是一项在欧洲、澳大利亚、新西兰及加拿大 50 家三级医疗中心进行的平行分组随机化临床研究，是迄今为止比较支架手术和内膜切除术治疗症状性颈动脉最大的随机对照试验。研究纳入了年龄≥ 40 岁且狭窄程度≥ 50% 的症状性颈动脉狭窄患者。按 1∶1的比例将这些患者随机分配至 CAS 治疗组或 CEA 治疗组。该研究总共纳入了 1713 例症状性颈动脉狭窄患者，随机分配至 CAS 组（*n*=855）或 CEA 组（*n*=858），其中 3 位患者在纳入后随即退出了试验。在基线，治疗后 30 天、6 个月及随后 10 年内每年对患者进行临床和颈动脉超声随访检查。经过中位 4.2 年的随访后（四分位间距为 3.0 ～ 5.2 年）发现，两组致命性卒中或致残性卒中（52 例 *vs*. 49 例）及累积的 5 年风险并无明显差异（6.4% *vs*. 6.5%；*HR* 1.06，95% *CI* 0.72 ～ 1.57，*P* =0.77，图 48A），两组全因死亡率无明显差异（17.4% *vs.*17.2%，*HR* 1.17，95% *CI* 0.92 ～ 1.48，*P* =0.19，图 48D）。此外，支架组较内膜切除组更容易出现卒中（15.2% *vs.*9.4%，*HR* 1.71，95% *CI* 1.28 ～ 2.30，*P* =0.0003，图 48B），但主要是非致残性卒中，对患者远期预后影响小，两组间 1 年、5 年或最终随访时的改良 Rankin 量表分数也无明显区别（图 49）。两组之间这种卒中发生率差异主要是因为围手术期 CAS 组卒中发生率明显高于 CEA 组

（11.8% *vs*. 7.2%，*HR* 1.72，95% *CI* 1.24 ~ 2.39，*P* = 0.001，图 48C），而在术后 30 天两组卒中发生率差异明显减小（8.9% *vs*. 5.8%，*HR* 1.53，95% *CI* 1.02 ~ 2.31，*P* =0.039，图 48E）。

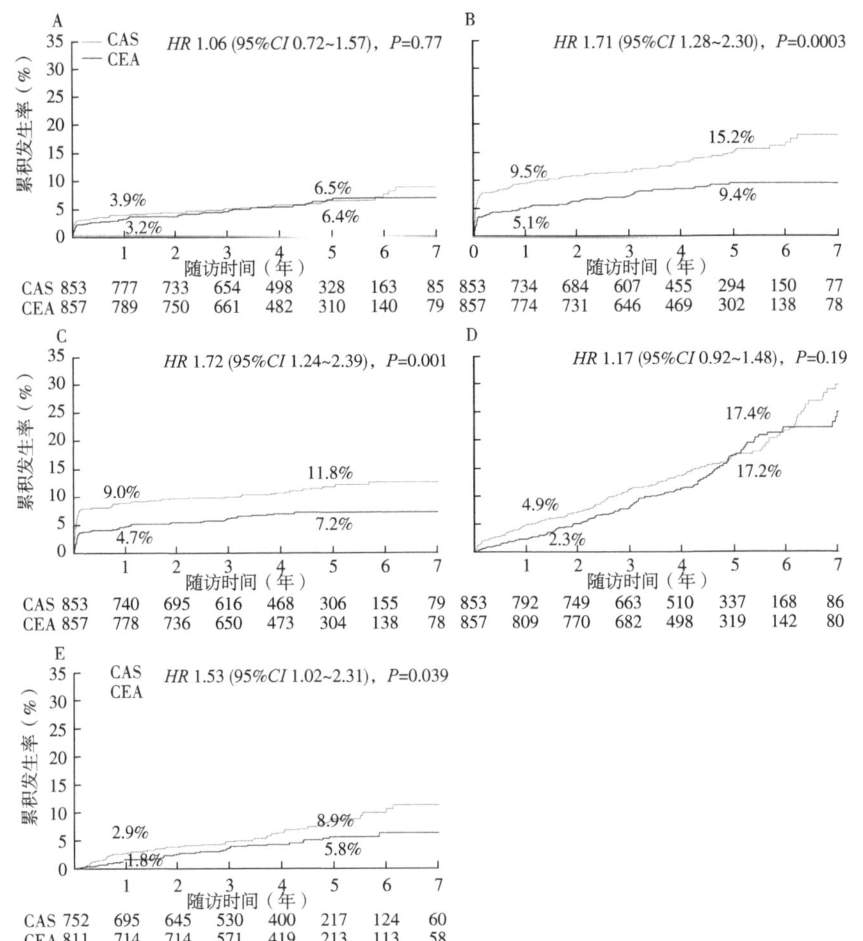

A. 死亡或致残性卒中发生率；B. 所有卒中发生率；C. 围手术期卒中或围手术期死亡或随访中同侧卒中发生率；D. 全因死亡率；E. 术后 30 天卒中发生率。

图 48　ICSS 试验主要临床事件累积发生率（彩图见彩插 11）

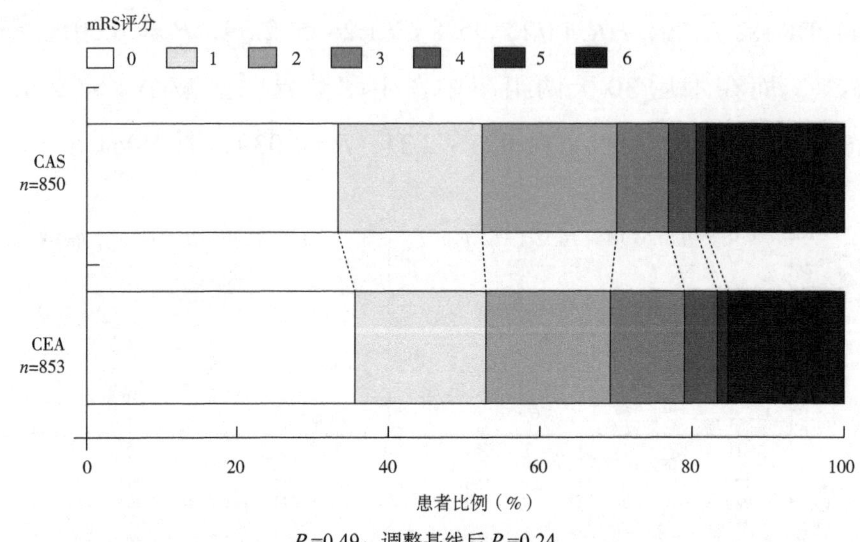

P =0.49；调整基线后 *P* =0.24。

图 49　ICSS 试验 CAS 组和 CEA 组随访结束时不同 mRS 评分所占比例（彩图见彩插 12）

图片引自：BONATI L H，DOBSON J，FEATHERSTONE R L，et al. Long-term outcomes after stenting versus endarterectomy for treatment of symptomatic carotid stenosis：the International Carotid Stenting Study（ICSS）randomised trial. Lancet，2015，385（9967）：529-538.

基于超声结果和临床事件来综合判断再狭窄的程度 [经治血管出现≥ 50%（中度）或≥ 70%（重度）狭窄或闭塞定义为再狭窄]，采用 Cox 回归分析来评定再狭窄与发生同侧卒中之间的相关性。研究结果显示，在 CAS 组中 274 例患者出现至少中度的狭窄（狭窄比例≥ 50%），累计 5 年风险为 40.7%；而在 CEA 组中有 217 例，风险为 29.6%，两组相比具有显著统计学意义（图 50A），两组之间重度再狭窄或闭塞发生率无明显差异（图 50B）。在再狭窄（≥ 50%）患者中同侧颈动脉卒中发生率较对照组明显增高（*HR* 3.18，95% *CI* 1.52 ～ 6.67，*P* =0.002，图 51A），值得注意的是，这种差异主要存在于 CEA 组（*HR* 5.75，

95% *CI* 1.80 ～ 18.33，*P* =0.003，图 51C），在 CEA 术后两年尤为明显，其原因可能与 CEA 再狭窄机制有关，在早期，CEA 再狭窄主要是由于血管内膜增生，而这种增生的内膜特点是平滑肌细胞的增殖，发生血栓栓塞事件风险低，而之后的再狭窄有可能由复发动脉粥样硬化所致。但在 CAS 组中，术后随访出现再狭窄（≥ 50%）并没有明显增加同侧卒中发生率（*HR* 2.03，95% *CI* 0.77 ～ 5.37，*P* =0.154，图 51B）。

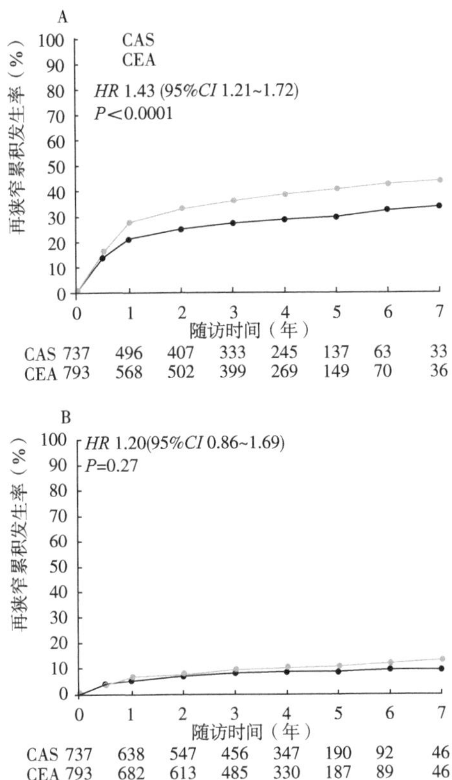

A：中度以上再狭窄（≥ 50%）累积发生率；B：重度以上再狭窄（≥ 70% 或闭塞）累积发生率。

图 50 ICSS 试验 CAS 组和 CEA 组再狭窄累积发生率（彩图见彩插 13）

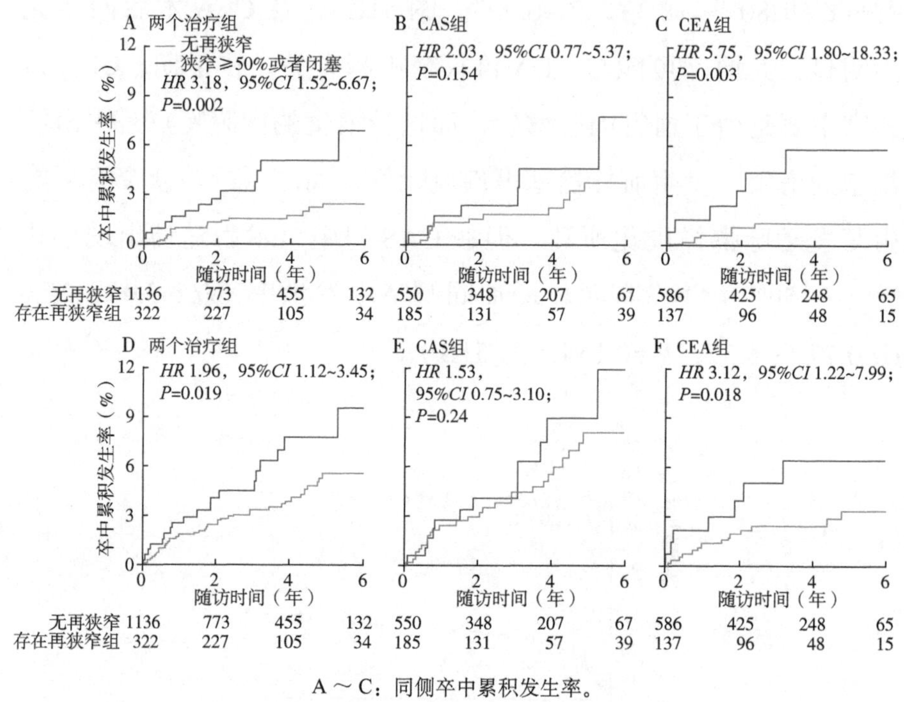

A ～ C：同侧卒中累积发生率。

图 51　ICSS 试验 CAS 组和 CEA 组再狭窄与卒中累积发生率关系（彩图见彩插 14）

图片引自：BONATI L H，GREGSON J，DOBSON J，et al. Restenosis and risk of stroke after stenting or endarterectomy for symptomatic carotid stenosis in the International Carotid Stenting Study（ICSS）：secondary analysis of a randomised trial. Lancet Neurol，2018，17（7）：587-596.

68. ACST-2 试验 5 年随访研究证实：对于无症状性颈动脉重度狭窄，CAS 和 CEA 导致的严重并发症均不常见，两种术式所致的长期预后也相似

ACST-2 是迄今为止对比 CEA 和 CAS 在无症状性颈动脉狭窄治疗效果中，证据级别最高、样本量最大的多中心随机对照研究。共纳入样本量 3625 例，且平均随访期长达 5 年。2008 年

1 月 15 日—2020 年 12 月 31 日，来自 130 个中心的 3625 名无症状性颈动脉重度狭窄患者，1811 名被分配至 CAS 组，1814 名被分配至 CEA 组，这些患者均具有良好的依从性，进行良好的药物治疗和平均 5 年的随访。总体而言，手术相关致残性卒中或死亡的发生率为 1%（CAS 组 15 人，CEA 组 18 人），2% 的患者发生非致残性手术相关卒中（CAS 组 48 人，CEA 组 29 人）。Kaplan-Meier 生存曲线分析每组 5 年非手术性致死性或致残性卒中的发生率为 2.5%，任何卒中发生率：CAS 组为 5.3%，CEA 组为 4.5%（*RR* 1.16，95% *CI* 0.86 ～ 1.57，*P* =0.33）。其中 CAS 和 CEA 在致死或致残性卒中的发生率方面没有差异（图 52A）。CAS 和 CEA 之间的差异主要反映了非致残性卒中发病率的差异（图 52C）。ACST-2 研究结果提示对于无症状性颈动脉狭窄患者，两种血运重建手术（CEA 和 CAS）可以自由选择，两组远期预后相当。

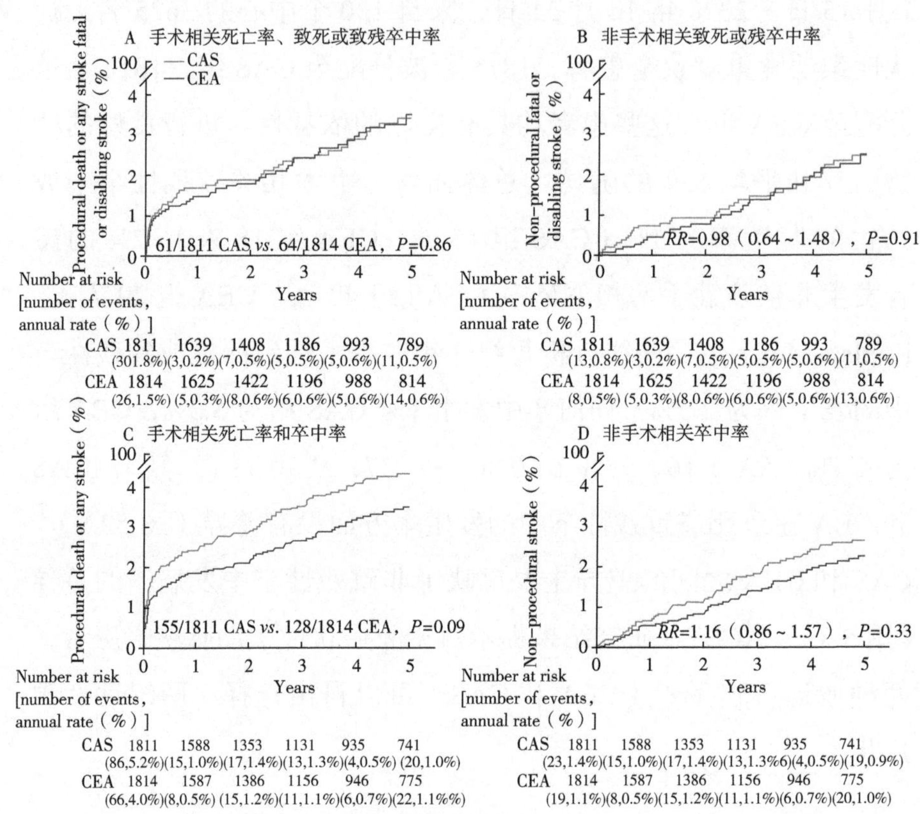

图 52 Kaplan-Meier 估计随机分配至 CAS 与 CEA 的无症状性颈动脉狭窄患者的 5 年结局（彩图见彩插 15）

图片引自：HALLIDAY A，BULBULIA R，BONATI L H，et al. Second asymptomatic carotid surgery trial （ACST-2）：a randomised comparison of carotid artery stenting versus carotid endarterectomy. Lancet，2021，398（10305）：1065-1073.

69. 不同 CEA 与 CAS 对比研究的差异

回顾近 20 余年关于 CEA 与 CAS 的对比研究，尽管随着技术及材料的更新，CAS 也在不断改善，但围手术期不良事件发生率高始终是 CAS 无法回避的劣势，这在症状性颈动脉狭窄中尤为明显，而在围手术期后的长期随访中，多项研究提示 CAS 更容易出现再狭窄，但在不同研究中差异性很大（图 53、图 54、表 23），造成这种差异的原因主要有以下 6 个方面。

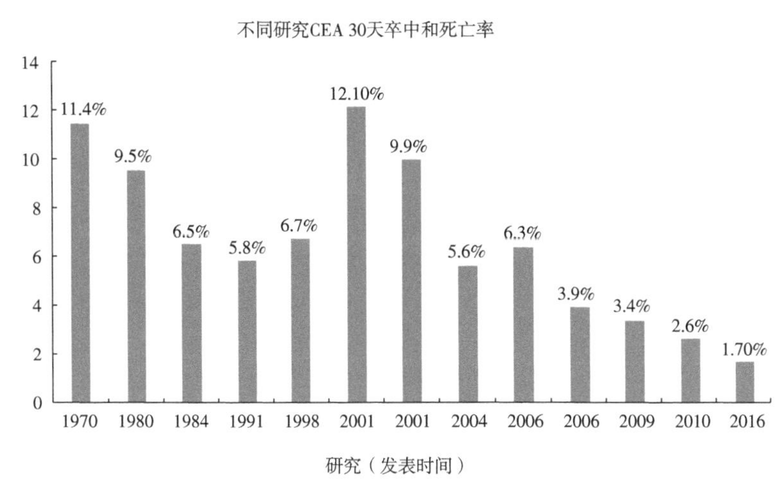

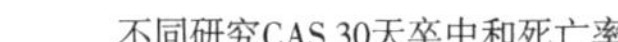

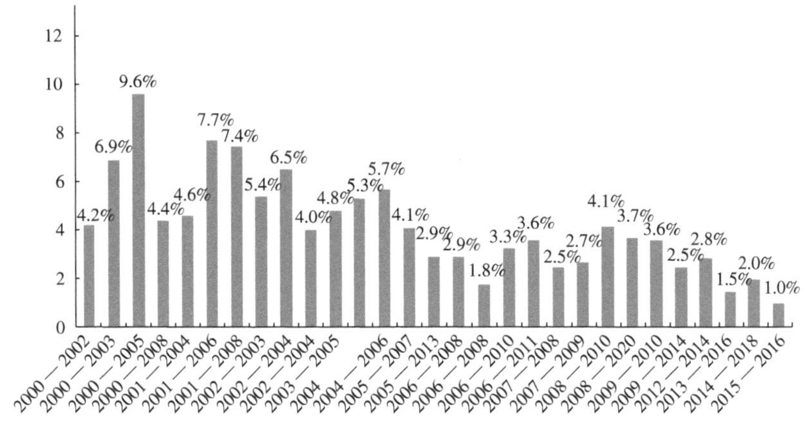

A：近 50 年临床预后 CEA；B：近 20 年 CAS 临床预后。

图 53 近 50 年 CEA 与近 20 年 CAS 的临床预后相当

A

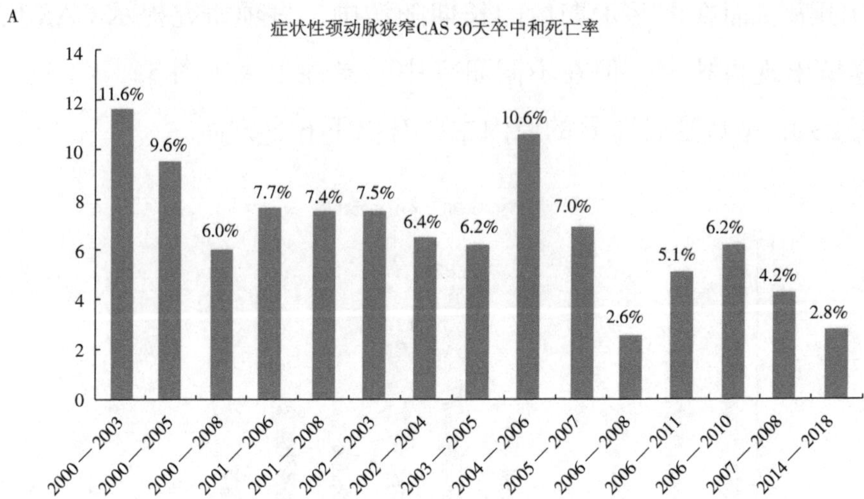

B

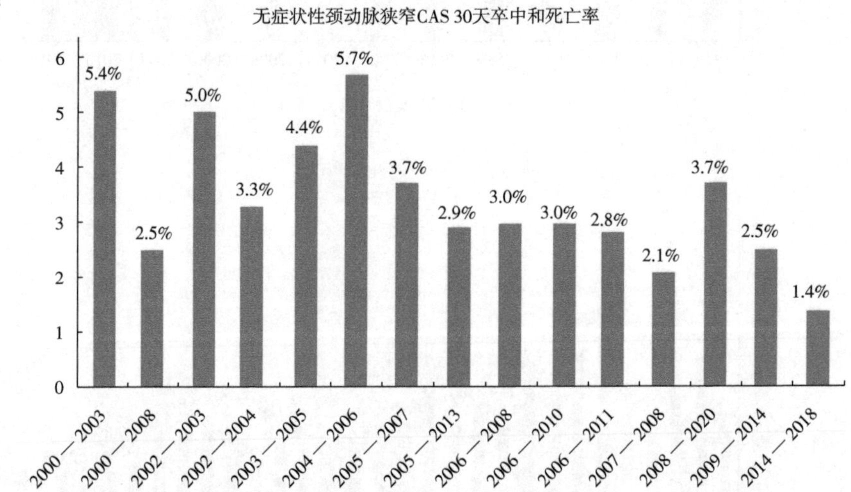

A：无论有症状性颈动脉狭窄患者；B：无症状性颈动脉狭窄患者。CAS 研究中的 30 天卒中和死亡率都在随着时间的推移，技术的更新而改善。

图 54　有症状性颈动脉狭窄患者和无症状性颈动脉狭窄患者 CAS 研究中的 30 天卒中和死亡率

图片引自：WHITE C J，BROTT T G，GRAY W A，et al. Carotid artery stenting：JACC state-of-the-art review. J Am Coll Cardiol，2022，80（2）：155-170.

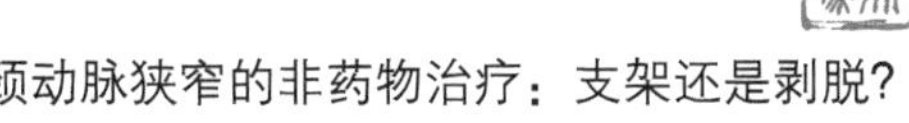

（1）纳入标准不一致：这包括对症状性狭窄的定义、评价标准及症状性颈动脉狭窄患者纳入病例所占比例等。例如，SAPPHIRE 试验纳入标准为狭窄程度＞ 50% 的症状性动脉狭窄患者或狭窄程度＞ 80% 的无症状性颈动脉狭窄患者，其中症状性颈动脉狭窄患者比例为 29%。CREST 也同样纳入了症状性及无症状性颈动脉狭窄患者，其中 47.2% 为无症状性颈动脉狭窄。SPACE 试验纳入标准为狭窄程度＞ 70% 的症状性颈动脉狭窄患者，而同为研究症状性颈动脉狭窄的 ICSS 试验，纳入标准为颈动脉狭窄程度＞ 50%。ACT Ⅰ试验均为无症状性颈动脉狭窄（表 23）。症状性颈动脉狭窄卒中风险及手术风险远高于无症状性颈动脉狭窄，并且狭窄程度与卒中风险密切相关，这种纳入标准的不一致必然影响研究结果的可比性。

表 23　不同研究的对比

时间（年）	研究	EPD	症状性颈动脉狭窄	纳入病例	围手术期卒中 / 死亡率（%）		P 值	围手术期卒中 / 死亡 / 心肌梗死率（%）		P 值
					CEA	CAS		CEA	CAS	
2004	SAPPHIRE	95.6%	29%	334	8.4	5.5	0.36	20.2	12.2	0.004
2006	SPACE	27%	0	1200	6.3	6.8	0.09	–	–	–
2008	EVA-3S	91.9%	100%	527	3.9	9.6	0.01	–	–	–
2010	ICSS	72%	100%	1713	4.7	8.5	0.001	5.2	8.5	0.006
2010	CREST	96.1%	52.5%	2502	2.3	4.4	0.005	6.8	7.2	0.51
2013	ACT Ⅰ	97.8%	0	1453	1.7	2.9	0.33	2.6	3.3	0.6

（2）终点事件不同：在 EVA-3S、SPACE、ICSS 研究中，

心肌梗死都未作为主要终点事件。对心肌梗死的分析和观察也不一致，CREST 研究将心肌梗死也作为主要终点事件之一是十分必要的，因为大量的研究标明，心肌梗死的发生与患者的预后密切相关。此外，颅神经麻痹一直没有作为主要终点事件之一，在 CREST 研究中，CEA 组颅神经麻痹发生率为 4.8%，CAS 组为 0.3%。如果基于实际采用的治疗方式（Per-Protocol），CAS 组没有颅神经麻痹发生，而 CEA 组的颅神经麻痹发生率为 5.3%，1 个月时有 3.6% 的患者、6 个月时有 2.1% 的患者仍然遗留有颅神经麻痹的症状，这些颅神经麻痹症状 80% 以上有运动功能的障碍，导致多种功能的障碍，严重影响患者的生活质量。在 ACT Ⅰ试验中也有类似的发现（颅神经麻痹发生率在 CEA 组和 CAS 组分别为 1.1% 和 0.1%，P=0.02）。

（3）CAS 中栓塞保护装置（embolic protection device，EPD）的使用和支架的选择：回顾性的研究发现，采用 EPD 后 CAS 手术并发症的发生率降低，特别是症状性狭窄的患者。在 CREST 研究中，在可行的情况下强制使用 EPD（RX Accunet 保护伞），96.1% 的患者使用了该设备。与其他试验相比，CREST 研究中 EPD 的系统使用被认为是 CREST 研究中不良事件发生率相对较低的一个因素。在 CREST 研究中部分 CAS 术中未采用 EPD，围手术期终点事件率为 20.8%，而在术中使用 EPD 患者中，围手术期终点事件率为 5.3%，而相对应的 CEA 手术的围手术期终点事件率为 5.1%。并且，支架的选择对研究也有影响，部分研究中发现，对于症状性颈动脉狭窄患者，选择的支架不同，术后第 30 天的主要事件发生率差异显著（开环支架设计 *vs.* 闭环支架

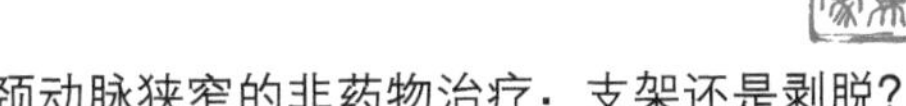

设计，7.0% *vs*. 2.2%，$P < 0.0001$），并且手术 30 天以后的主要事件发生率差异也同样显著（开环支架设计 *vs*. 闭环支架设计，6.3% *vs*.1.3%，$P < 0.0001$），许多临床试验（如 ICSS 试验等）支架和保护装置的选择由手术者自行决定，这就造成了因器材选择的不同而影响结果的可比性，在 CREST 和 ACT Ⅰ试验中都只采用了一种支架（分别为 RX Acculink 和 Xact 自膨式支架，其中 RX Acculink 为开环支架，Xact 为闭环支架），从而最大限度地避免器材选择所带来的影响，但何种支架及保护装置在治疗颈动脉狭窄方面更具安全性和有效性尚缺乏有力证据。

（4）手术者经验与培训：CEA 作为颈动脉狭窄的传统治疗方法，历经 70 余年，技术已日趋成熟，而 CAS 只有 30 余年历史，在技术操作、器材选择、手术时机等方面还有待完善。相对于其他研究，CREST 对入选的 CAS 术者提出了更为严格的要求并进行更好的培训，通过认证的外科医生要求年手术量 12 例以上，无症状性患者并发症与死亡率＜ 3%，有症状患者并发症与死亡率＜ 5%，并在前期预试验期已经治疗了 1500 例的患者。而且，CREST 和 ACT Ⅰ试验都只采用了一种保护伞和支架（CREST 试验采用的 RX Acculink 自膨式支架和 RX Accunet 保护伞，ACT Ⅰ试验中采用的 Xact 自膨式支架和 Emboshield、Emboshield Pro 或 Emboshield NAV6 保护伞），医生的培训和经验积累相对容易。这也就不难解释 CREST 研究中 CAS 严重并发症率（死亡和大卒中）逐年下降的原因，2000—2004 年为 2.5%，2005 年为 2.5%，2006 年为 0.7%，2007 年为 0，2008 年为 0.6%。同样，围手术期死亡和卒中率也在逐步下降，对应为 4.4%、7%、

4.6%、3.4% 和 1.8%。并且在不同中心无论是 CEA 组或者 CAS 组围手术期终点事件无显著差异（图 55），ACT Ⅰ中也要求参与试验的研究者必须有超过 25 例以上的手术经验。对术者和研究中心的严格筛选避免了因术者经验的差异导致研究结果的偏倚。

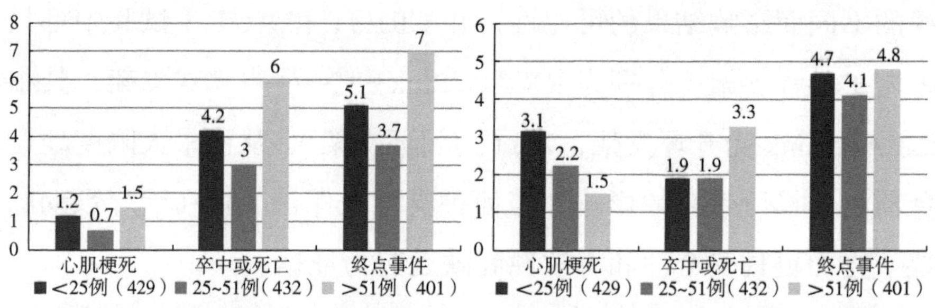

各组 P 值统计学无显著性差异；分组包括中心纳入病例＜ 25 例、25 ～ 51 例、＞ 51 例。

图 55　CREST 研究中不同中心不同事件发生率（彩图见彩插 16）

（5）药物治疗方案的不同：目前研究的药物治疗方案多基于 20 世纪 80—90 年代的数据，而且关于 CEA 和 CAS 比较的研究跨越的时间一般比较长，药物治疗方案的改进明显降低了颈动脉狭窄卒中发生率，在较早进行 EVA-3S、ICSS 研究中双抗并非强制使用，这也可能是两项研究围手术期卒中 / 死亡率较高的原因之一。近 30 年来，随着他汀类降脂药在动脉粥样硬化性疾病中的广泛应用，他汀类降脂药物已经成为动脉粥样硬化性颈动脉狭窄药物治疗的基石之一，在 ACST 试验中，服用降脂药物的患者在围手术期后长期卒中的年发生率为 0.6%，而未服用降脂药物的患者为 1.5%。1993 年，ACST 入组的第 1 年只有 9% 的患者服用降脂药物，81% 的患者服用抗高血压药物。而到 2003 年入组结束时，81% 的患者服用降脂药物，88% 的患者服用抗高血压药物，药物治疗方案的不同对围手术期及远期卒中发生率必然会

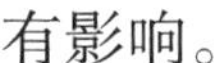

有影响。

（6）评价方法和标准的不同：颈动脉超声因其具有无创、经济、实用等优势，在颈动脉狭窄的筛查及术后随访中发挥着很重要的作用，狭窄处血流频谱测量参数是量化评估血管狭窄及再狭窄的主要指标，但受支架类型、技术人员的操作水平等因素影响，而且颈动脉手术治疗后（尤其是支架植入）会改变颈动脉血管的生物力学特性，支架的构造不同（径向支撑力、网眼大小等）对血管顺应性 / 血流速度影响也不同，有研究显示，闭环颈动脉支架植入术后超声收缩期峰值流速（peak systolic velocity，PSV）显著高于开环颈动脉支架（122 cm/s *vs*. 95.9 cm/s，P =0.007），因此需修正彩超诊断标准以避免高估支架内再狭窄的程度。但目前对于颈动脉术后再狭窄颈动脉超声诊断尚无统一标准，在 ICSS 试验随访过程中，对于中度以上再狭窄定义为超声 PSV ≥ 1.3 m/s，PSV ≥ 2.1 m/s 定义为重度再狭窄（≥ 70%）。与 ICSS 试验采用的标准类似，在 EVA-3S 试验 3 年随访中将超声 PSV ≥ 2.1 m/s 定义为重度再狭窄，两治疗组之间 5 年（CAS *vs*. CEA，4.2% *vs*. 2.3%）或者 10 年（CAS *vs*. CEA，8.3% *vs*. 5.0%）重度以上再狭窄发生率无明显差异。在 CREST 试验 3 年随访时，将超声 PSV ≥ 2.1 m/s 定义为重度再狭窄时，CAS 组高于 CEA 组（14.8% *vs*. 10.5%，P =0.02），两组之间有统计学差异，而将超声 PSV ≥ 3.0 m/s 定义为重度再狭窄时，CAS 与 CEA 两个治疗组之间无明显差异（6.0% *vs*. 6.3%，P =0.58）。不同试验中评价标准的不一致也造成了研究结果的差异。

70. 颈动脉狭窄 CEA 和 CAS 的选择

（1）2019 年 Thomas 等对四项大型随机对照（CAS *vs.* CEA）试验（EVA-3S、SPACE、ICSS、和 CREST）的个体化患者 - 水平数据进行了汇总分析，目的在于比较 CAS 和 CEA 对症状性颈动脉狭窄患者的长期预后。主要复合性终点为随机 120 天内卒中或死亡风险（围手术期风险）或随机后 10 年同侧卒中风险（术后风险）。在这 4 项试验中，共随机纳入了 4775 例患者，其中 4754 例（99.6%）患者随访时间最长为 12.4 年。21 例（0.4%）患者在随机分组后立即撤回同意书故被排除。随访时间中位数为 2.0 ～ 6.9 年。分配至 CEA 组的患者发生 129 例围手术期和 55 例术后终点事件，分配至 CAS 组的患者发生 206 例围手术期和 57 例术后终点事件。两者围手术期差异主要来自轻型卒中（图 56E）。围手术期后，两种治疗方法的同侧卒中年发生率相似：CEA 组为 0.60%（95% *CI* 0.46 ～ 0.79），CAS 组为 0.64%（95% *CI* 0.49 ～ 0.83）。尽管如此，围手术期和术后风险都显示 CEA 稍稍占优势，1 年、3 年、5 年、7 年和 9 年的治疗差异均在 2.8%（95% *CI* 1.1 ～ 4.4）和 4.1%（95% *CI* 2.0 ～ 6.3）之间。CAS 和 CEA 术后随访的结果相似，表明两种方法的长期疗效稳定。虽然长期随访结果（围手术期和术后风险综合来看）CEA 仍稍稍占优势（图 56A、图 56C、图 56E、图 56G），但术后终点事件发生率的相似性（图 56B、图 56D、图 56F、图 56H）表明，随着围手术期安全性的提高，对于症状性颈动脉狭窄，CAS 将来可能在围手术期和术后取得与 CEA 相似的结果。

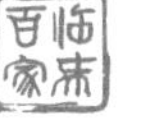

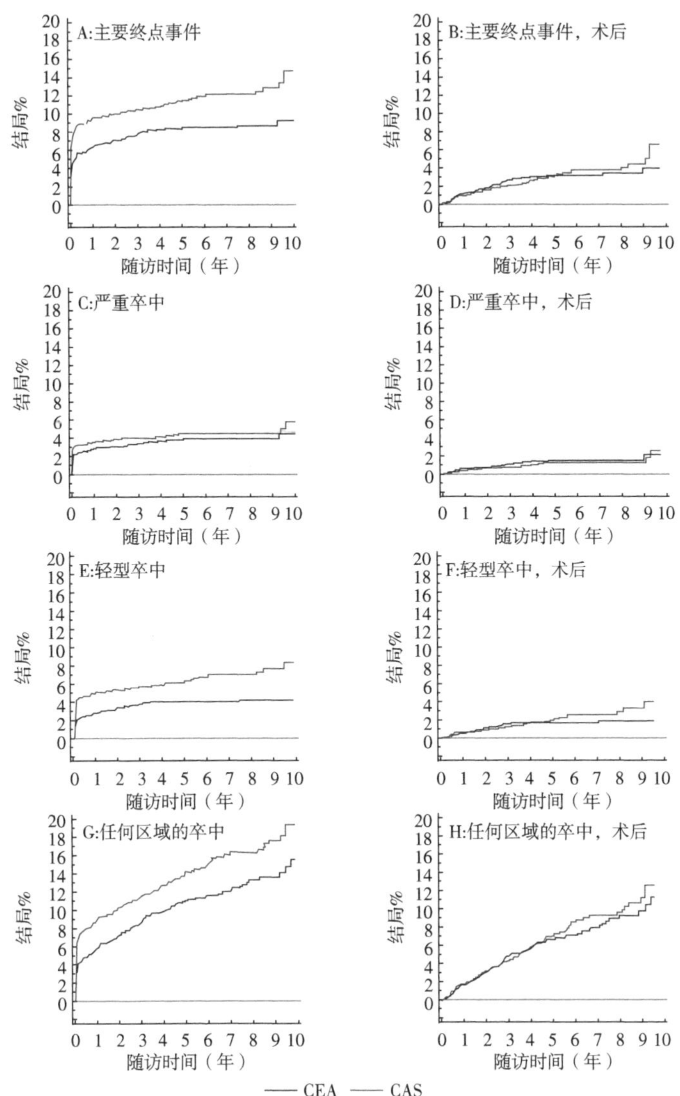

A、B：主要结局事件发生率的 Kaplan-Meier 估计值；C、D：次要结局严重卒中；E、F：轻型卒中；G、H：所有卒中。对于每个结果，仅针对所有结果（包括围手术期和手术后事件；A、C、E 和 G）和手术后事件（即 120 天后）提供事件率估计值（B、D、F 和 H）。

图片 56　CAS 和 CEA 对症状性颈动脉狭窄患者的长期预后比较（彩图见彩插 17）

图片引自：BROTT T G，CALVET D，HOWARD G，et al.Long-term outcomes of stenting and endarterectomy for symptomatic carotid stenosis：a preplanned pooled analysis of individual patient data.Lancet Neurol，2019，18（4）：348-356.

（2）相对于症状性颈动脉狭窄 CEA 与 CAS 之争，无症状性颈动脉狭窄的治疗争议更大。在无症状性颈内动脉粥样硬化研究和无症状性颈动脉狭窄外科试验中均证实 CEA 与药物治疗相比可明显降低卒中风险，ACT Ⅰ试验结果显示在针对无手术高风险的无症状性颈动脉狭窄患者时，CAS 与 CEA 治疗效果旗鼓相当。目前关于 CEA/CAS 比较的临床试验中绝大部分有着类似的结论——虽然围手术期 CAS 卒中发生率高于 CEA，但两者远期预后差异不大。CEA 和 CAS 都具有围手术期风险及并发症，如围手术期的脑卒中、死亡或心肌梗死等。无症状性颈动脉狭窄患者的年龄、性别、颈动脉狭窄程度、对侧和同侧有无颈动脉病变等因素，均可能对 CEA 和 CAS 的手术风险及获益造成影响；而且无症状性颈动脉狭窄发生卒中风险的概率正在逐渐下降，ACST 试验中显示狭窄程度≥ 70%、进行药物治疗的患者中 5 年同侧卒中发生率或死亡率仅为 4.7%，越来越多的研究显示在积极的药物治疗（特别是他汀类药物的强化使用）下无症状性中重度颈动脉狭窄患者神经系统事件发生率相对较低。在 CREST 试验中，84% 的患者存在血脂异常，而在无症状性颈动脉狭窄患者中只有 74% 在 4 年后低密度脂蛋白低于 100 mg/dL。随着指南的不断更新，现代药物治疗方案已经有所改变——以收缩压低于 140 mmHg、低密度脂蛋白低于 70 mg/dL 为目标，糖化血红蛋白要求更低，他汀类药物使用更为积极。并且，生活方式干预，包括吸烟、饮食及运动也已经成为标准建议，这些措施明显降低了卒中发生率。SPACE-2 试验是一项国际多中心随机对照试验研究。研究对象为年龄在 50 ～ 85 岁、颈总动脉远端或颅外颈内动脉无症状性狭窄≥ 70% 的患者。SPACE-2 最初设计为三臂

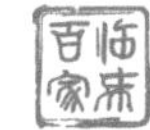

试验，CEA+ 最佳药物治疗（best medical treatment，BMT）*vs*. CAS+BMT *vs*. BMT（随机分配比例为 2.9 ：2.9 ：1），后因入组缓慢提前终止入组，并拆分为两个子研究，分别比较 CEA+BMT *vs*. BMT（SPACE-2a）和 CAS+BMT *vs*. BMT（SPACE-2b），两个子研究都是 1∶1 的随机化。主要疗效终点为 30 天内任何卒中或死亡率或 5 年内同侧缺血性卒中发生率，主要安全终点为 CEA 或 CAS 术后 30 天内的任何卒中或死亡（图 57）。研究分为两个假设，首先证明 CEA 和 CAS 优于 BMT；随后证明 CAS 相对于 CEA 的非劣效性。2009 年 7 月 9 日—2019 年 12 月 12 日，有 513 名受试者被随机分配，其中 203 名（40%）分配至 CEA+BMT 组、197 名（38%）分配至 CAS+BMT 组、113 名（22%）分配至 BMT 组。中位随访时间为 59.9 个月（IQR 46.6 ～ 60.0）。30 天内任何卒中或死亡＋ 5 年同侧缺血性卒中（主要疗效终点）发生率：CEA+BMT 组为 2.5%（95% *CI* 1.0 ～ 5.8），CAS+BMT 组为 4.4%（95% *CI* 2.2 ～ 8.6），BMT 组为 3.1%（95% *CI* 1.0 ～ 9.4）。Cox 比例风险检验显示：CEA+BMT 的主要疗效终点风险与单独使用 BMT 相比无差异（*HR* 0.93，95% *CI* 0.22 ～ 3.91，*P* =0.93） 或 CAS+BMT 对 BMT（*HR* 1.55，95% *CI* 0.41 ～ 5.85，*P* =0.52）。无法证明 CEA 或 CAS 优于 BMT，因此未进行非劣效性检验。在术后 30 天内，CEA 组和 CAS 组均发生了 5 例卒中，无死亡。在 5 年随访期间，CAS+BMT 组和 BMT 组中均发生了 3 例同侧卒中，CEA+BMT 组中未发生。在 5 年随访期内，未发现 CEA+BMT 或 CAS+BMT 患者在 30 天内发生卒中或死亡，同侧卒中的情况优于 BMT。但值得注意是

SPACE-2 提前终止入组，目前的样本量远低于试验最初设计的样本量，因此无法判断三者无统计学差异是否由样本量低造成。而且 SPACE-2 的 BMT 可能并非最佳，入组人群 LDL 的控制没达到现有指南标准推荐的 1.8 mmol/L；即使是 BMT，最佳药物治疗 LDL 也仅达到了 2.51 mmol/L；对于血压的控制，也没有达到指南要求。因此，对该研究结果的解读应谨慎，更严格的 BMT 是否会带来更优的结局，我们期待 CREST-2 结果的发布。

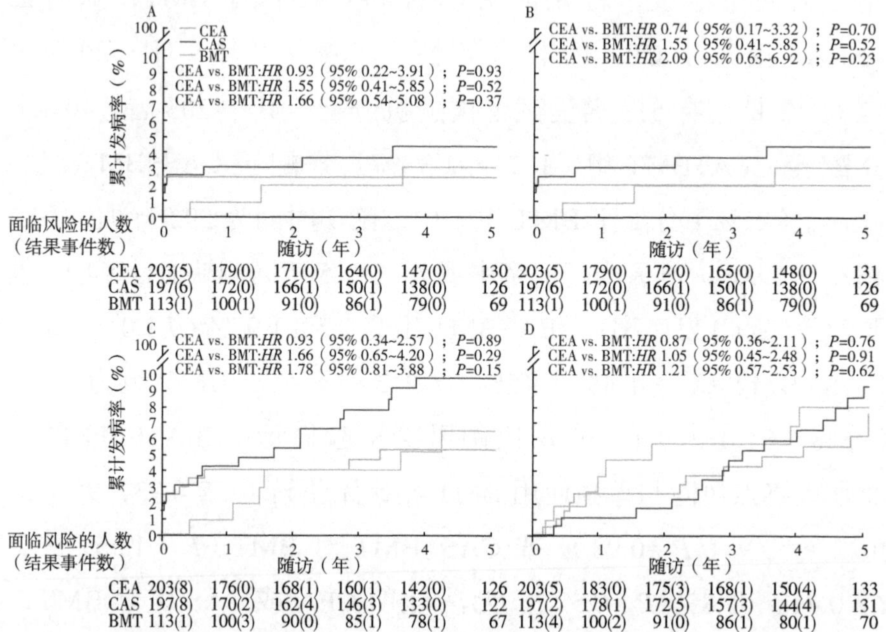

A：主要终点事件；B：同侧缺血性卒中；C：任何缺血性或出血性卒中；D：全因死亡（D）。显示了 5 年内的累积发生率在 CEA 或 CAS 治疗的患者干预后和 BMT 治疗的患者随机分组后计算 A ～ C 部分的发生时间，所有组在随机分组后计算 D 部分的事件发生时间。

图 57　5 年内主要终点事件的累积发生率 Kaplan-Meier 曲线（彩图见彩插 18）

图片引自：REIFF T，ECKSTEIN H H，MANSMANN U，et al. Carotid endarterectomy or stenting or best medical treatment alone for moderate-to-severe asymptomatic carotid artery stenosis：5-year results of a multicentre，randomised controlled trial. Lancet Neurol，2022，21（10）：877-888.

基于目前的数据，考虑到 CEA 和 CAS 在 SPACE-2 中并没有显示出明显优于 BMT 的优势，因此针对急性冠脉综合征的治疗应该非常个体化，有必要对患者进行分层，以提供最佳的药物治疗，同时鉴别无症状性颈动脉狭窄患者的高危人群，作为血运重建治疗的候选对象。除了由于狭窄严重程度而增加的风险外，我们还需要考虑颈动脉相关卒中的其他相关危险因素，如经颅多普勒微栓塞检测、脑成像上的无症状栓塞性梗死、对侧 TIA 或卒中史、脑血管储备减少、斑块内出血、富含脂质的坏死核、纤维帽破裂、斑块溃疡、斑块进展、回声斑块类型、斑块面积增加等（表 24）。

表 24 识别高危无症状性颈动脉狭窄患者的相关研究

高危因素	发表时间	结论
狭窄程度	2010	动脉狭窄程度与同侧卒中风险相关：狭窄越严重，卒中风险越高；狭窄 50% ~ 69%、70% ~ 89% 和 > 90%，年卒中风险分别为 0.8%、1.4% 和 1.9%
狭窄进展	2013	约 53.7% 的狭窄进展者出现脑缺血事件，对照组仅为 3.3%
狭窄进展	2014	狭窄进展者的同侧卒中风险是无进展者的 2 倍
斑块形态	2013	存在斑块内出血或脂质核心坏死更容易发生脑缺血事件
斑块形态	2011	溃疡斑块数量为 0、1、2 和 ≥ 3 个者卒中 / 死亡风险分别为 1.9%、4.4%、7.1% 和 18.2%
微栓子信号	2010	微栓子信号与同侧卒中风险存在显著相关性（3.62% *vs*. 0.7%，*HR* 5.57）
无症状性梗死灶	2009	狭窄程度 ≥ 60% 的 ACAS 患者中，CT 提示有无症状性梗死灶者年卒中风险显著高于无梗死灶者（3.6% *vs*. 1.0%）
脑血流储备	2012	狭窄程度 ≥ 70% 的 ACAS 患者中，脑血流储备受损与脑缺血事件风险增高有关（优势比 3.86）

（3）在进行颈动脉血运重建时，临床中常见的一种情况是一侧颈动脉狭窄，同时伴有对侧颈动脉狭窄或闭塞。在 CREST 试验中，CAS 组与 CEA 组分别有 2.7% 和 3.2% 存在对侧颈动脉闭塞。多项研究结果显示，伴对侧颈动脉狭窄或闭塞的患者，同侧缺血事件的发生风险明显增加，具有更高的脑卒中风险，应该接受颈动脉血运重建，可以获得更大的收益。但在 ACAS 试验中约 10% 的患者合并对侧颈动脉闭塞，5 年随访结果显示，对于此类患者行 CEA 是无益甚至有害的，并且一系列的荟萃分析也指出对侧颈内动脉闭塞是 CEA 的独立危险因素，而对 CAS 影响甚微。因此，此类患者更适合行 CAS。此外，伴有同侧颈动脉的串联病变、心功能不全、近期心肌梗死等也是 CEA 高危因素（表 25），也可以选择 CAS；而对于血管解剖路径严重迂曲、具有不稳定斑块、病变钙化明显的患者，CEA 应该是更佳的选择。

表 25　CEA 和 CAS 高危因素

CEA 高危因素		CAS 高危因素	
伴随疾病	解剖因素 / 病变特点	斑块形态 / 病变特点	血管解剖
冠心病、心绞痛或心律失常	既往 CEA 或颈部手术史	软、富含脂质斑块	髂动脉迂曲
充血性心力衰竭、心功能不全、心排血量低（射血分数＜ 30%）	既往放疗史	斑块长度＞ 15 mm	Ⅱ型或Ⅲ型弓
6 周内心肌梗死	双侧颈动脉硬化	薄纤维帽	牛角弓
30 天内拟行心脏手术	对侧颈动脉闭塞或喉神经麻痹	斑块内出血	主动脉弓存在病变

（续表）

CEA 高危因素		CAS 高危因素	
严重慢性肺功能不全	气管插管或造瘘	严重钙化	颈总动脉或颈内动脉严重迂曲
肾衰竭	串联病变	次全闭塞	
	颈动脉夹层	累积颈外动脉的分叉处病变	
	假性动脉瘤	迂曲成角病变	
	C2 颈椎以上或锁骨以下水平病变	病变处存在新鲜血栓	

（4）在选择 CEA 或者 CAS 时，年龄也是一个不可忽视的因素。随着中国老年人群病例的逐渐增加，老年颈动脉狭窄的患者也逐渐增多，对于这类患者是否行颈动脉血运重建是一个非常重要且富有挑战的决策。因为老年患者围术期并发症的发生率高，且老年患者的随机对照临床试验数据有限，所以行颈动脉血运重建需谨慎。在 ACST 试验中纳入年龄＞ 75 岁的患者 650 例，结果表明，即使将 CEA 组患者围术期的脑卒中及死亡例数剔除，CEA 组与药物治疗组比较，脑卒中的发生率也没有得到改善。尽管老年患者冠心病、肺功能不全的比例增加，增加了 CEA 手术风险，但在 CREST 研究中比较老年患者 CEA 和 CAS 的治疗效果，结果却显示老年患者中 CEA 效果仍然优于 CAS，卒中发生率较 CAS 组低。而且在对 SPACE、EVA-3S、ICSS 及 CREST 试验中症状性颈动脉治疗的荟萃分析指出，年龄因素对 CAS 影响较 CEA 更为明显（图 58、图 59）。小于 65 岁人群中 CEA

与 CAS 围术期（术后 120 天）不良事件发生率差异较小，而在 70 岁以后这种差距就明显增加（如在 60 ～ 64 岁组中围术期年龄 *HR*：CEA 组为 1.01，95% *CI* 为 0.54 ～ 1.9；CAS 组为 1.79，95% *CI* 为 0.89 ～ 3.6；CAS 对 CEA 风险比为 1.07，95% *CI* 为 0.56 ～ 2.01。而在 70 ～ 74 岁组中围术期年龄 *HR*：CEA 组为 1.2，95% *CI* 为 0.68 ～ 2.13；CAS 组为 4.01，95% *CI* 为 2.19 ～ 7.32；CAS 对 CEA 风险比为 2.09，95% *CI* 为 1.32 ～ 3.32），这可能与老年患者动脉粥样硬化斑块、钙化及血管迂曲程度更加严重相关，这些因素导致 CAS 围术期因栓塞所致卒中发生率增加，但围术期后年龄因素对两组影响均较小（图 60、图 61）。因此对于症状性颈动脉狭窄高龄患者，若无明显禁忌证，CEA 可能更加安全有效，而对于无症状性颈动脉狭窄高龄患者，是否需要手术干预还有待进一步研究证实。

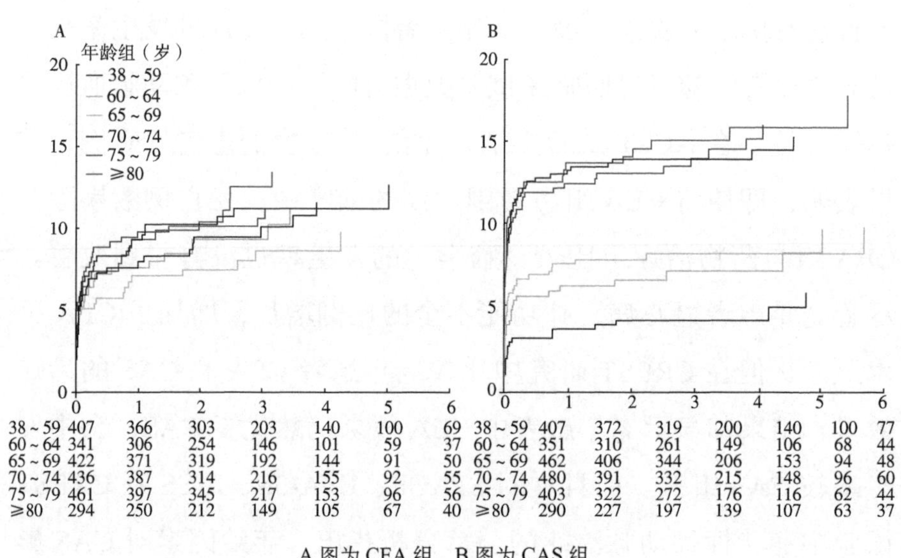

A 图为 CEA 组，B 图为 CAS 组。

图 58　不同年龄组终点事件发生率（彩图见彩插 19）

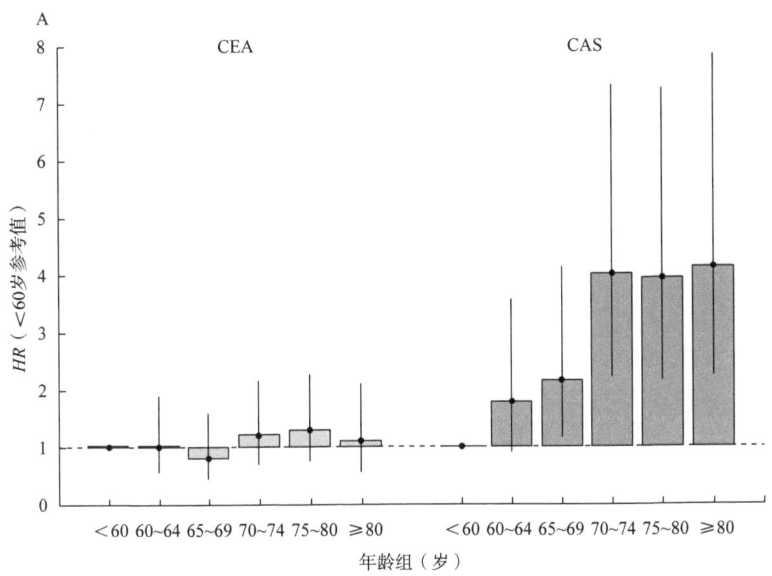

图 59　围术期年龄与预后相关性

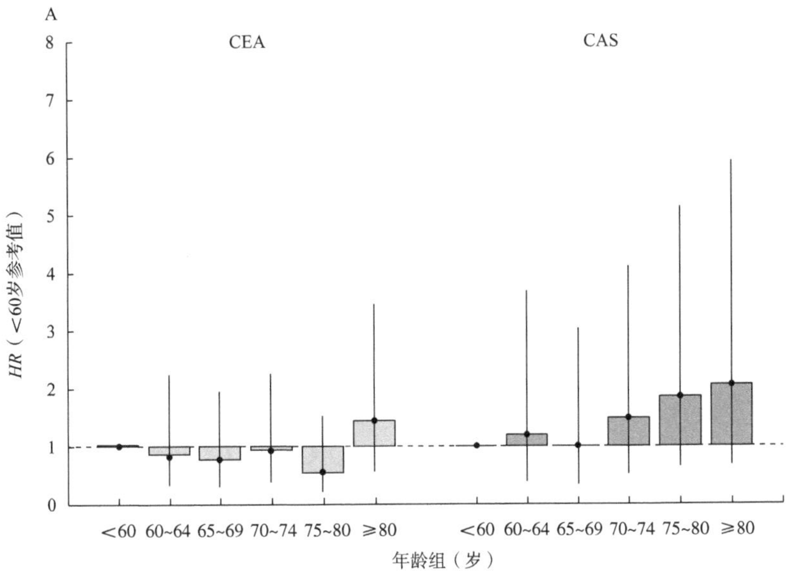

图 60　围术期后年龄与预后相关性

图片引自：VOEKS J H，HOWARD G，ROUBIN G，et al. Mediators of the age effect in the carotid revascularization endarterectomy versus stenting trial（CREST）. Stroke，2015，46（10）：2868-2873.

（5）缺血性卒中在女性中普遍存在。男性和女性存在固有的生物学和其他差异，这会影响卒中的表现和结果，女性在缺血性卒中后的残疾和死亡率高于男性。由于在大多数临床试验中女性患者的代表性不足，因此为女性制定明确且具有替代性的建议，特别是在颈动脉狭窄的管理方面具有挑战性。尽管一些数据表明，与接受所有颈动脉血运重建手术的男性相比，女性的围手术期结局可能更差，还有大量数据支持男性和女性的颈动脉手术风险相似，在不同临床研究中，性别对于颈动脉狭窄非药物治疗相关预后的影响差异较大。ACAS 试验结果显示，女性颈动脉狭窄患者围术期脑卒中和病死率为 3.6%，而男性为 1.7%；ACST 试验结果则分别为 4.2% 和 2.1%，以上均提示女性患者围术期风险高于男性。在 EVA-3S 试验中（图 61A）女性的 CAS-to-CEA 相对风险为 0.58（95% *CI* 0.20 ～ 1.66），而男性为 2.39（95% *CI* 1.21 ～ 4.69），性别差异显著（W/M 比 =0.24，95% *CI* 0.07 ～ 0.84）。相反，在 SPACE 试验中（图 61B），女性的 CAS-to-CEA 相对风险为 1.44（95% *CI* 0.68 ～ 3.05），男性为 1.01（95% *CI* 0.67 ～ 1.53），W/M 比为 1.43，差异不显著（95% *CI* 0.61 ～ 3.37）。ICSS 试验的结果与 EVA-3S 试验相似（即女性的风险低于男性），但性别差异没有达到统计学意义，W/M 比为 0.62（95% *CI* 0.32 ～ 1.20，图 61C）。CREST 试验结果与 SPACE 试验相似，女性的 CAS-to-CEA 相对风险高于男性，但无统计学意义（W/M 比为 1.30，95% *CI* 0.58 ～ 2.91），虽然具体原因并不清楚，但性别因素对长期预后（主要终点事件）的影响在 CREST 试验中并未得到肯定（图 61D）。在 EVA-3S 试验和 ICSS

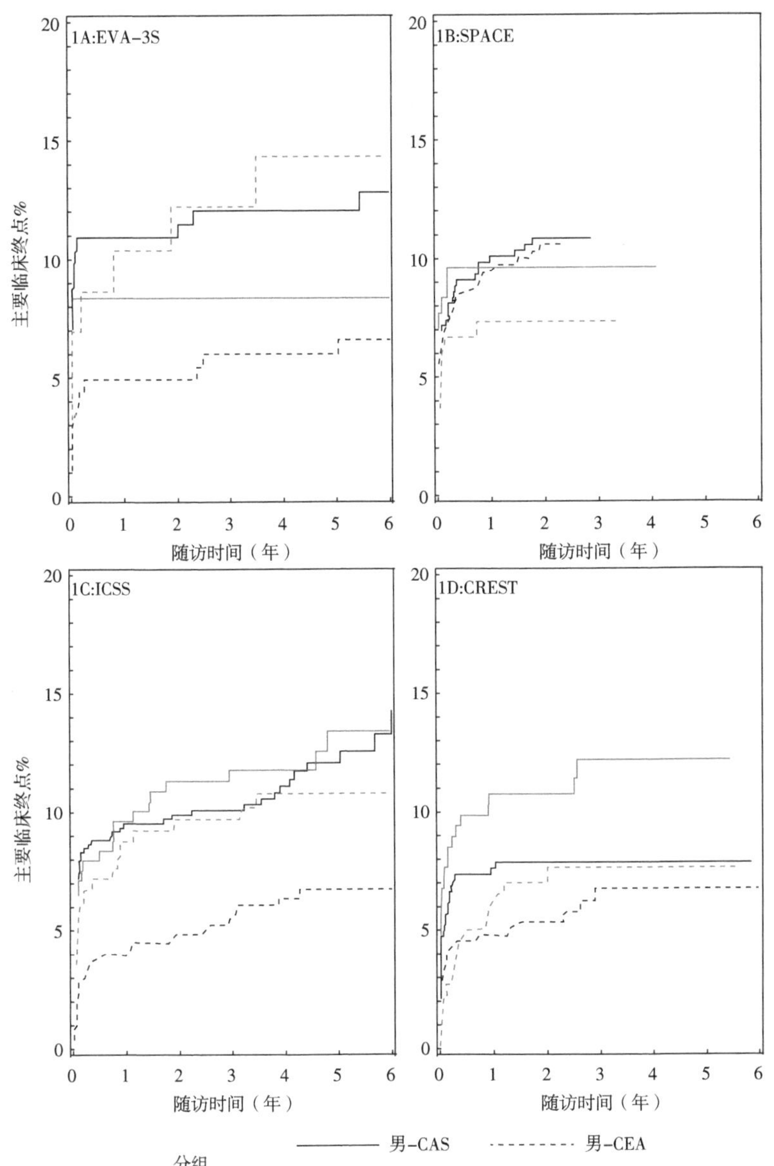

图 61　通过 Kaplan-Meier 技术估计的个体试验的事件率，通过治疗和性别显示

图片引自：HOWARD V J，ALGRA A，HOWARD G，et al. Absence of consistent sex differences in outcomes from symptomatic carotid endarterectomy and stenting randomized trials. Stroke，2021，52（2）：416-423.

试验中，女性的 CAS 与 CEA 的风险比低于男性，但在 SPACE 试验和 CREST 试验中女性高于男性，有证据表明性别对试验的影响存在不一致性（*P* =0.065）。因此，基于目前 RCT 研究的数据，暂时无法确定性别对 CEA 或 CAS 有何影响，还有待进一步研究结果证实。

71. 颈动脉狭窄患者 CEA 或 CAS 手术时机的选择

对于症状性颈动脉重度狭窄患者，在缺血性脑血管事件发病 2 周内卒中复发的风险最高。有研究结果显示 2 ～ 4 周内接受 CEA 的患者，卒中复发风险下降 15.9%；4 ～ 12 周内接受手术的患者，卒中复发风险下降 7.9%；12 周后接受手术的患者，卒中复发风险下降 7.4%。与之相似，颈动脉中度狭窄患者早期行 CEA 也可获益，并且多项临床研究也证实了及早行 CEA 的安全性和有效性。在 CREST 试验中，根据手术时间分为发病后 1 ～ 14 天组、发病后 15 ～ 60 天组及发病后＞ 60 天组，CEA 组围手术期死亡 / 卒中风险在各手术时间不同分组中并无明显差异（与发病后 1 ～ 14 天组相比，15 ～ 60 天组 *HR* 0.74，95% *CI* 0.22 ～ 2.49；＞ 60 天组 *HR* 0.91，95% *CI* 0.25 ～ 3.33，*P* =0.89，图 62），在 CAS 组中也得出同样的结论。同时，虽然早期干预治疗的效果是明确的，但超早期干预治疗的效果尚不清楚。一项回顾分析显示，在缺血性事件发生后 2 天内与 3 ～ 7 天进行 CEA 的患者相比，死亡和卒中发生率明显增高（*OR* 4.24，95% *CI* 2.07 ～ 8.70，*P* ＜ 0.001，图 63）。相比之下，如果在发病后 2 周行 CEA，围手术期风险显著下降，但对卒中的预防作

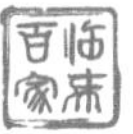

用也随之降低。因此，国外指南建议在 TIA 或非致残性卒中发病后 2 周内行 CEA。然而，在 14 天时间框架内进行 CEA 或 CAS 的理想时间仍然存在不确定性，以平衡卒中复发和围手术期风险。对于什么是“早期”或“紧急”颈动脉干预缺乏高质量的证据和共识定义，导致文献中的结果相互矛盾。关于患者症状、药物治疗和不同手术方法的异质性也导致了对出现神经系统症状的患者行 CEA 时机两极分化的结论。而对于 CAS 干预治疗的时机选择则是一个极具争议的问题，不同研究中结果也不一致，目前指南推荐对于 TIA 或轻微卒中患者，如果没有早期血管重建术的禁忌证，可以在事件出现 2 周内进行干预。对于大面积脑梗死保留部分神经功能的患者，应在梗死至少 2 周后再进行 CAS 治疗。

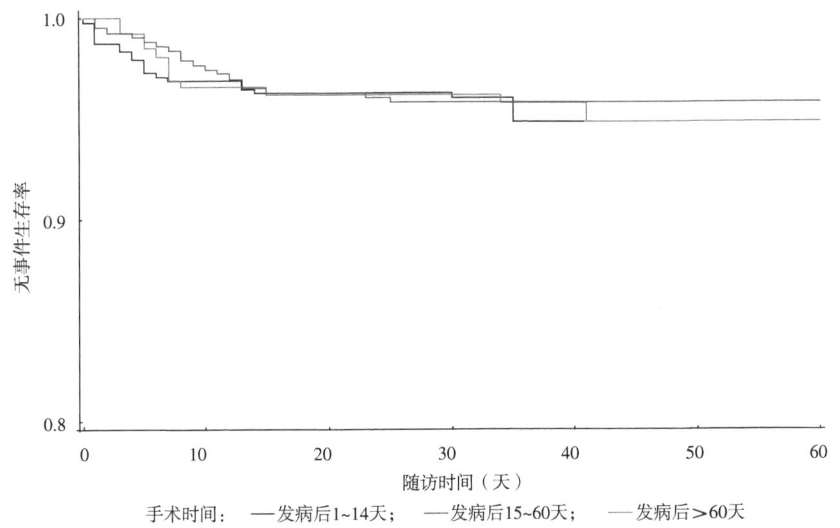

图 62 CREST 试验中不同手术时间对预后的影响（彩图见彩插 20）

图片引自：MESCHIA J F，HOPKINS L N，ALTAFULLAH I，et al. Time from symptoms to carotid endarterectomy or stenting and perioperative risk. Stroke，2015，46（12）：3540-3542.

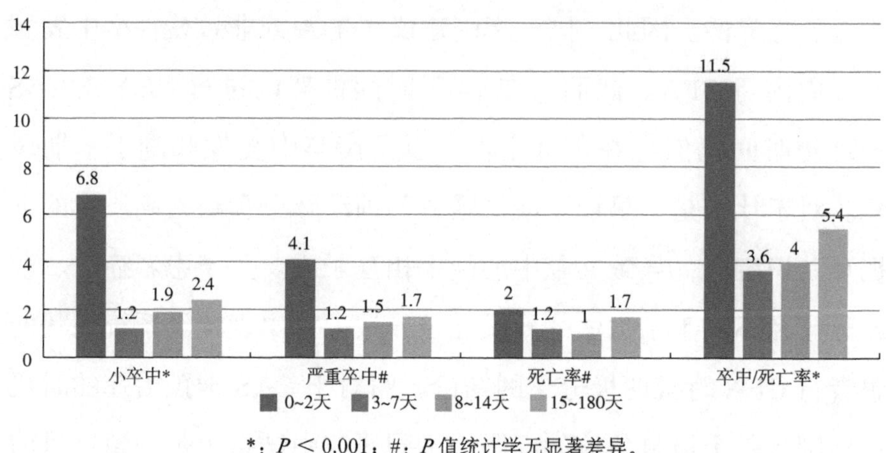

*：$P < 0.001$；#：P 值统计学无显著差异。

图 63　CEA 中不同手术时间卒中 / 死亡发生率（%）（彩图见彩插 21）

Coelho 等对 CEA 和 CAS 的最佳时机进行了文献回顾，总共纳入了 71 项研究，涉及 232 952 名有症状的患者。研究结果显示：①与 CEA 相比，当症状出现≤ 2 天时，CAS 与更高的 30 天卒中发生率（*OR* 0.70，95% *CI* 0.58 ～ 0.85）和死亡率（*OR* 0.41，95% *CI* 0.31 ～ 0.53）相关。在不同的时间范围内分析了接受 CEA 及 CAS 的患者（≤ 2 天 *vs*.3 ～ 14 天和≤ 7 天 *vs*.8 ～ 14 天），加急 CEA（≤ 2 天）的 30 天卒中发生率为 1.4%（95% *CI* 0.9 ～ 1.8），而 3 ～ 14 天行 CEA 组为 1.8%（95% *CI* 1.8 ～ 2.0），两组无统计学差异。加急 CAS（≤ 2 天）与 3 ～ 14 天 CAS 组相比较，30 天卒中或心肌梗死发生率没有明显差异，但死亡风险显著增加（*OR* 2.76，95% *CI* 1.39 ～ 5.50）。②与 8 ～ 14 天相比，在发病后 7 天内进行 CEA 与 30 天卒中风险显著降低相关（*OR* 0.67，95% *CI* 0.54 ～ 0.84）。30 天死亡率（*OR* 1.86，95% *CI* 0.19 ～ 18.21）、30 天死亡 / 卒中（*OR* 0.79，95% *CI* 0.47 ～ 1.34）或 30 天心肌梗死（*OR* 1.94，95% *CI* 0.09 ～ 41.03）。CAS ≤

7 天与 8 ～ 14 天相比较两组无显著差异。因此，颈动脉狭窄在症状出现 2 ～ 7 天内行 CEA 可能比经股动脉 CAS 更安全。

近年，多项 RCT 研究［氯吡格雷用于发生急性非致残性脑血管事件高危人群的疗效（clopidogrel in high-risk patients with acute non-disabling cerebrovascular events，CHANCE）研究、新发 TIA 和轻型缺血性卒中的血小板定向抑制（platelet oriented inhibition in new TIA and minor ischemic stroke，POINT）研究和快速评估卒中及 TIA 防止早期再发项目（fast assessment of stroke and transient ischaemic attack to prevent early recurrent，FASTER）研究］均证实，对于轻型缺血性卒中（NIHSS 评分≤ 3 分）或“高危 TIA”（ABCD2 评分≥ 4 分）患者采用短期阿司匹林和氯吡格雷双抗治疗，可显著降低急性期缺血性卒中事件的发生概率，这同样也适用于合并颈动脉狭窄的缺血性卒中患者，对于此类患者，过于积极的颈动脉干预能否获益仍是一个值得商榷的问题。同时，颈动脉干预的时机也需要考虑患者缺血性卒中的发病机制，颈动脉狭窄所致反复发作的 TIA 或进展性脑梗死发病多是由动脉 - 动脉栓塞引发，但常常合并重度狭窄所致的低灌注，有研究指出，对于这类患者急性期行 CEA 死亡 / 卒中风险均较高（进展性脑梗死组为 20.0%，95% *CI* 12.5 ～ 28.6；反复 TIA 组为 9.0%，95% *CI* 4.3 ～ 15.1）；而对于症状稳定的缺血性卒中患者，围手术期卒中风险无明显差异。对于此类症状尚不稳定的患者早期是否需行 CEA 目前还有待研究。

72. CAS 技术与材料改进

CAS 围手术期卒中发生的栓子主要来源于两个方面：①主

动脉弓及弓上血管内导管、导丝操作，尤其是对于一些高龄合并主动脉弓动脉粥样硬化的患者；②支架植入后斑块或血栓突出支架网眼，尤其是一些不稳定斑块。针对这两个原因，CAS 在技术及材料方面均有所改进。

（1）经颈动脉血运重建术（transcarotid artery revascularization，TCAR）联合血流逆转系统是一种新的手术方案，TCAR 联合血流逆转系统的原理为暴露颈总动脉（common carotid artery，CCA）后直接进入 CCA 操作，与经股动脉颈动脉支架植入术（transfemoral carotid artery stenting，TFCAS）相比，消除了导丝、导管在主动脉弓及弓上血管操作的风险，从而降低了栓塞的发生率，在直视下阻断 CCA 后开启血流逆转系统，在血流逆转系统保护下行颈动脉血运重建，降低期间栓子脱落到颅内循环的风险。同时，与 CEA 相比创伤性小、发生颅神经损伤概率降低，并且 TCAR 联合血流逆转系统为 CEA 高危患者（有对侧颈动脉闭塞、同侧颈动脉串联狭窄率＞ 70%、高位颈动脉狭窄、CEA 术后颈动脉再狭窄、需要治疗的双侧颈动脉狭窄等）提供了一种相对安全的血运重建选择。

Malas 等对 TCAR 与 CEA 和 TCAR 与 TFCAS 1 年随访患者的数据进行了一对一的倾向评分匹配分析。在研究期间，共有 41 548 名患者接受了 CEA，5725 名患者接受了 TCAR，6064 名患者接受了 TFCAS，并记录了 1 年的结果。这些队列在基线人口统计学和合并症方面非常匹配。在 4180 对 TCAR 与 CEA 匹配的患者中，30 天卒中、死亡和卒中 / 死亡风险无显著差异。然而，TCAR 与较低的 30 天卒中 / 死亡 / 心肌梗死风险相关（2.30%

vs. 3.25%，*RR* 0.71，95 *CI* 0.55 ～ 0.91，*P* =0.008），其主要原因是心肌梗死的风险较低（0.55% *vs*. 1.12%，*HR* 0.49，95% *CI* 0.30 ～ 0.81，*P* =0.004）。1 年时，未观察到同侧卒中或死亡风险有显著差异（6.49% *vs*. 5.68%，*HR* 1.14，95% *CI* 0.95 ～ 1.37，*P* =0.157）。在 TCAR 与 TFCAS 组的 4036 对配对中，与 TFCAS 相比，TCAR 与较低的围手术期卒中或死亡风险相关（1.83% *vs*. 2.55%，*HR* 0.72，95% *CI* 0.54 ～ 0.96，*P* =0.027）。1 年时，TCAR 和 TFCAS 的同侧卒中或死亡风险相当（6.07% *vs*. 7.07%，*HR* 0.85，95% *CI* 0.71 ～ 1.01，*P* =0.07）。是否为症状性颈动脉狭窄并未改变 TCAR 与 CEA 的关联。然而，无症状性颈动脉狭窄患者在 1 年时 TCAR 与 TFCAS 相比具有良好的结果（*HR* 0.78，95% *CI* 0.62 ～ 0.98，*P* =0.033）。在这项倾向得分匹配分析中，在 TCAR 和 CEA 之间或 TCAR 和 TFCAS 之间未观察到同侧卒中 / 无死亡生存率存在显著差异。与 TFCAS 相比，TCAR 的优势似乎主要在围手术期，这使其成为颈动脉狭窄手术高危患者合适的微创选择。有必要进行更大规模的研究，以及更长的随访时间和再狭窄数据，以确认 TCAR 的中长期益处和持久性。

（2）不同的支架设计对 CAS 结果的影响仍存在争议。第一代传统的单层颈动脉支架（FGS），特别是那些具有开环设计和大网眼的支架，支架植入后通过支架网眼的斑块脱垂与脑栓塞风险和相关的缺血性事件相关，而为了最大限度地减少动脉粥样硬化斑块脱垂并减少 CAS 中的不良神经系统事件，已经开发了双层网状支架（第二代支架，SGS）。第二代颈动脉支架可通过限制围手术期和抑制围手术期脑栓塞来改善 CAS 结果。Mazurek 等对 FGS 和 SGS 的临床研究进行了系统回顾和荟萃分析，研究纳入了 112 项研究的 68 422 名患者（68.2% 男性，44.9% 有症状）。FGS 和 SGS 30 天 DSM（death，stroke，myocardial infarction）分别为 1.30% 和 4.11%（$P < 0.01$）。在 SGS 中，Casper/Roadsaver 支架和 CGuard 支架均降低了 30 天 DSM（绝对百分比降低了 2.78 和 3.03，P=0.02 和 $P < 0.001$），而 Gore 支架是中性的。与闭环 FGS 相比，SGS 显著改善了临床结局（30 天卒中发生率 0.6% *vs*. 2.32%，P=0.014；DSM 1.3% *vs*. 3.15%，$P < 0.01$）。在 12 个月随访时，与 FGS 相关，Casper/Roadsaver 支架降低了同侧卒中发生率（–3.25%，$P < 0.05$）但增加了再狭窄率（+3.19%，P=0.04）。CGuard 支架显示卒中发生率和再狭窄率均降低（–3.13%，–3.63%；P=0.01，$P < 0.01$），而 Gore 支架是中性的，其 12 个月的联合终点没有显著降低是由于再狭窄率的增加抵消了卒中发生率的相对益处。因此，结合目前相关研究，第二代颈动脉支架在 CAS 值得肯定，待进一步针对临床终点的大规模随机试验。

73. CEA 和 CAS 复合手术

颈动脉狭窄最常见的发生部位在颈内动脉起始段，在颈总动脉或无名动脉也可发现病变。该类型病变发生率较低，只占颈动脉系统病变的 0.6%，对于此类串联病变，单纯 CEA 或 CAS 治疗风险高、处理难度大。而在 1999 年，Pappada 等尝试对颈部串联病变进行 CEA、CAS 复合手术并取得了成功。颈动脉狭窄和闭塞性病变的复合手术技术是指术中按照常规操作方法显露颈动脉分叉部，在行颈动脉内膜切除的同时，在 X 线辅助下根据合并病变的位置，在手术部位近、远端狭窄或闭塞节段同期行球囊扩张或支架植入术，以达到血管重建的目的。该联合术式的优点：① CEA 术中对血流的阻断可以在不放置远端保护装置情况下进行，可避免因处理无名 / 颈总动脉近端病变引起栓子脱落造成的远端脑栓塞；②近距离逆向处理颈总 / 无名动脉病变，可减少主动脉弓迂曲对操作可能带来的困难，有助于对严重迂曲颈动脉患者操作时的力量传导；③对于合并 C_2 颈椎以上或锁骨以下水平的串联病变，可以在颈动脉行 CEA，近端或远端再行介入治疗，简化手术流程。Sfyroeras 等对 13 项研究中 133 例颈动脉串联病变患者复合手术治疗结果做 Meta 分析，技术成功率为 97%，术后 30 天死亡率和脑卒中发生率分别为 0.7% 和 1.5%；随访 12 ～ 36 个月，5 例脑缺血症状复发，17 例死亡，10 例患者出现近端病变再狭窄（4 例为症状性狭窄，7 例发生在单纯球囊扩张患者中），2 例出现 CEA 再狭窄，证实了该技术的可行性和有效性。而 Wang 等进行回顾分析比较了围手术期（术后 30 天）单纯 CEA 与 CEA+IPE 的安全性（表 26），研究结果显示，与 CEA 相比，CEA+IPE 围手术期卒中发生率有所增加（1.4% *vs*.3.0%，*P* =0.01），两组之间死亡率无明显差异（0.5% *vs*.1.0%，*P* =0.23），对于术前无症状性颈动脉狭窄患者，CEA 与 CEA+IPE 围手术期卒中及死亡率几乎类似，无统计学差异，提示对于此类患者进行复合手术是安全的。而对于术前症状性颈动脉狭窄患者，复合手术组卒中及死亡率明显增加（卒中发生率：4.9%*vs*.1.9%，*P* =0.002；卒中及死亡率：6.0% *vs*. 2.4%，*P* =0.002），在风险调整后，与卒中/死亡率相关的危险因素包括糖尿病（*OR* 1.2，*P* =0.001）、症状性颈动脉狭窄（*OR* 1.7，*P* < 0.001）、复合手术（*OR* 1.9，*P* =0.02）及冠状动脉粥样硬化性心脏病（*OR* 1.2，*P* =0.01）。该研究中无论是症状性抑或是无症状性颈动脉狭窄患者，CEA+IPE 组中男性患者、有吸烟史、慢性心功能衰竭、慢性阻塞性肺疾病、双侧颈动脉狭窄等所占比例均较单纯 CEA 组高，这对最终结论是否有所影响还值得探讨。而且，症状性颈动脉狭窄本身是治疗的强烈适应证，对于此类合并近端血管串联病变的患者，依靠单纯传统 CEA 手术或者血管内介入治疗并不能达到理想的治疗效果，理论上来说通过 CEA+CAS（或者单纯球囊扩张）复合手术，能在 CEA 与 CAS 之间达到互补，为患者实施更合理的治疗方案。当然作为多学科融合的技术，复合手术仍处于起步阶段，对于复杂颈动脉狭窄或闭塞性病变具有一定应用前景，尚需要更多的经验积累，需要通过大样本的随机对照临床研究长期随访评价其疗效和安全性。

表 26 CEA 与 CEA+IPE 围手术期卒中及死亡风险

围手术期	总病例数（*N*=66 519），比例（%）			无症状性颈动脉狭窄（*N*=39 402），比例（%）			症状性颈动脉续窄（*N*=27 049），比例（%）		
	ICEA *n*=66 115	CEA+IPE *n*=404	*P*	ICEA *n*=39 181	CEA+IPE *n*=221	*P*	ICEA *n*=26 867	CEA+IPE *n*=182	*P*
卒中	927 (1.4)	12 (30)	0.01	422 (1.1)	3 (14)	0.52	504 (1.9)	9 (4.9)	0.002
死亡	360 (0.5)	4 (1.0)	0.23	171 (0.4)	0 (0)	0.33	189 (0.7)	4 (2.2)	0.04
卒中及死亡	1219 (1.8)	14 (35)	0.02	566 (1.4)	3 (1.4)	0.91	652 (2.4)	11 (6.0)	0.002

74. 颈动脉狭窄治疗的展望

目前关于CEA/CAS比较的临床试验中绝大部分有着类似的结论——虽然围手术期CAS卒中发生率高于CEA，但远期预后差异不大，两者难分伯仲。随着CAS相关技术及材料的改进，进一步提升了CAS的地位，并在一定程度上撼动了CEA传统意义上“金标准”的位置。对于绝大部分需要非药物治疗的颈动脉狭窄患者，选择CEA或者CAS均是合理的。相对于CEA与CAS之争，两者更大的挑战其实来源于第三者——BMT，因为目前关于颈动脉狭窄非药物治疗的临床试验多面临着同样的问题：是否无论哪一种手术干预手段都优于单独的药物治疗？相关研究都是在药物治疗并不理想的时代开始招募患者。研究的药物治疗方案基于20世纪80—90年代的数据。在CREST试验中，84%的患者存在血脂异常，而在无症状颈动脉狭窄只有74%的患者在4年后低密度脂蛋白低于100 mg/dL，随着指南的不断更新，现代药物治疗方案已经有所改变——以收缩压低于140 mmHg、低密度脂蛋白低于70 mg/dL为目标，糖化血红蛋白要求更低，他汀类药物使用更为积极。并且，生活方式干预，包括减少吸烟、饮食及运动也已经成为标准建议。尽管SPACE-2试验结果值得商榷，而CREST-2试验结果尚未公布，但BMT已经明显降低了卒中发生率是不争的事实，这也同样适用于合并颈动脉狭窄的患者。根据目前已有的临床数据可以推断未来需要非药物治疗的颈动脉狭窄患者比例会逐渐降低（尤其是针对无症状性颈动脉狭窄），而且CEA或CAS治疗不再只以狭窄程度作为单一衡量标准，更多地需要考虑斑块性质、斑块形态等因素，新的诊断技术（高分辨率磁共振、生物学标志物等）也会用于筛选需要干预的患者。

综上所述，对于颈动脉狭窄的治疗将是CEA、CAS和BMT“三驾马车”并驾齐驱，对于颈动脉狭窄，更多的应强调个体化及精准治疗。同时，在临床工作还有许多亟待解决的问题需要我们去探索和研究，在如何根据患者的不同情况采取合理的干预措施及积极的预防手段等方面还有待进一步完善和规范。

参考文献

1. REIFF T，ECKSTEIN H H，MANSMANN U，et al. Carotid endarterectomy or stenting or best medical treatment alone for moderate-to-severe asymptomatic carotid artery stenosis：5-year results of a multicentre，randomised controlled trial. Lancet Neurol，2022，21（10）：877-888.

2. CHANG R W，TUCKER L Y，ROTHENBERG K A，et al. Incidence of Ischemic Stroke in Patients With Asymptomatic Severe Carotid Stenosis Without Surgical Intervention. JAMA，2022，327（20）：1974-1982.

3. HOWARD D P J，GAZIANO L，ROTHWELL P M，et al. Risk of stroke in relation to degree of asymptomatic carotid stenosis：a population-based cohort study，systematic review，and meta-analysis. Lancet Neurol，2021，20（3）：193-202.

4. HALLIDAY A，BULBULIA R，BONATI L H，et al. Second asymptomatic carotid surgery trial （ACST-2）：a randomised comparison of carotid artery stenting versus carotid endarterectomy. Lancet，2021，398（10305）：1065-1073.

5. HOWARD V J，ALGRA A，HOWARD G，et al. Absence of consistent sex differences in outcomes from symptomatic carotid endarterectomy and stenting randomized trials. Stroke，2021，52（2）：416-423.

6. WHITE C J，BROTT T G，GRAY W A，et al. Carotid artery stenting：JACC STATE-OF-THE-ART REVIew. J Am Coll Cardiol，2022，80（2）：155-170.

7. COELHO A，PEIXOTO J，MANSILHA A，et al. Editor' s choice - timing of carotid intervention in symptomatic carotid artery stenosis：a systematic review and meta-analysis. Eur J Vasc Endovasc Surg，2022，63（1）：3-23.

8. MALAS M B，ELSAYED N，NAAZIE I，et al. Propensity score-matched analysis of 1-year outcomes of transcarotid revascularization with dynamic flow reversal，carotid endarterectomy，and transfemoral carotid artery stenting. J Vasc Surg，2022，75（1）：213-222，e1.

9. MAZUREK A，MALINOWSKI K，ROSENFIELD K，et al. Clinical outcomes of second-versus first-generation carotid stents：a systematic review and meta-analysis. J Clin Med，2022，11（16）：4819.

（高 峰 整理）

脑血管病氯吡格雷药物基因组

75. 目前缺血性脑卒中抗血小板治疗存在的问题与机制分析

急性轻型缺血性脑卒中或 TIA 患者再发缺血事件的风险将会升高，在脑血管事件发生后的 90 天内再发脑卒中的风险升高尤为显著。抗血小板治疗是缺血性脑卒中二级预防治疗的核心，有多种抗血小板药物用于缺血性卒中和 TIA 二级预防：阿司匹林、氯吡格雷、阿司匹林和双嘧达莫复方制剂、西洛他唑及新一代 P2Y12 抑制剂替格瑞洛。其中，阿司匹林仍旧是抗血小板治疗的基石，氯吡格雷单药治疗的证据也比较充分。联合抗血小板药物治疗的临床研究主要针对高危非致残性脑血管病事件人群及症状性颅内外动脉狭窄的人群开展。CHANCE 研究证实，氯吡格雷联合阿司匹林双抗短期应用 21 天，随后氯吡格雷单药治疗方案优于标准治疗（阿司匹林单药）说明对于高危的轻型脑卒中（NIHSS 评分≤ 3 分）和 TIA（ABCD2 评分≥ 4 分），抗血小板治疗能够让患者有额外获益。瑞典乌普萨拉临床研究中心的首席研究员 Lars Wallentin 表示，替格瑞洛不同于传统的噻吩吡啶类氯吡格雷，无须代谢激活可直接快速起效，不受 *CPY2C19* 基因多态性影响。血小板抑制和患者结局（platelet inhibition and patient outcomes，PLATO）研究发现，对于急性冠脉综合征患者，替格瑞洛组在联合终点事件包括心血管死亡、心肌梗死、脑卒中发生率方面，明显低于氯吡格雷组（9.8% *vs*.11.7%，*P* =0.0003），且总出血事件两组无显著差异。PEGASUS 研究发现，对于心肌梗死后 1 ～ 3 年的稳定型冠心病患者，更长治疗时长（约 30 个月）的替格瑞洛相比阿司匹林显著降低心血管死亡 / 心肌梗死 / 脑卒中的发生率。PLATO 脑卒中亚组结果显示，无论之前是否有脑卒中史，替格瑞洛组均比氯吡格雷组减少复合终点、总死亡率，且不增加出血的风险。因此，在脑卒中患者中，观察阿司匹林或替格瑞洛治疗急性卒中或短暂性脑缺血发作及患者预后（acute stroke or transient ischemic attack treated with aspirin or ticagrelor and patient outcomes，SOCRATES）研究应运而生，遗憾的是该研究的主要结局（卒中、心肌梗死和死亡联合事件）未获得统计学差异，两组的出血发生率也无显著性差异，替格瑞洛并不优于阿司匹林。阿司匹林或替格瑞洛治疗急性卒中或 TIA 患者的预后（the acute stroke or transient ischemic attack treated with ticagrelor and aspirin for prevention of stroke and death，THALES）试验在非心源性轻、中度卒中或高危 TIA 患者中将替格瑞洛联合阿司匹林与阿司匹林单药进行了比较，发现替格瑞洛联合阿司匹林能够降低 30 天内卒中（缺血性和出血性）或死亡的联合事件风险。但是，THALES 研究对照组采用阿司匹林单药治疗，替格瑞洛联合阿司匹林是否优于氯吡格雷联合阿司匹林的答案仍不明朗，基于基因的精准抗血小板治疗的 CHANCE-2 试验成了第一个“吃螃蟹”的随机对照研究。

76. 药物基因影响氯吡格雷疗效

氯吡格雷是不可逆的 P2Y12 受体拮抗剂，选择性抑制 ADP 与血小板膜表面 P2Y12 受体结合，继而抑制 ADP 介导的糖蛋白 GP Ⅱ b/ Ⅲ a 复合物的活化，从而抑制血小板活化。氯吡格雷是无活性前体药物，肠道吸收的原型药超过 85% 经羧酸酯酶（carboxylesterase，CES）水解以无活性羧酸衍生物从肠道排出体外，仅不到 15% 进入血液循环，在肝脏细胞色素 450 酶（cytochrome P450，CYP450）作用下经过两步氧化生成活性产物：在肝脏 CYP2C19、CYP2B6 及 CYP1A2 同工酶作用下氧化为 2-氧 – 氯吡格雷（2-oxo-clopidogrel），其中仅 50% 在 CYP2C19、CYP3A4/A5、CYP2B6、CYP2C9 等同工酶作用下进一步氧化为有活性的硫醇衍生物（R-130964）与 P2Y12 受体结合，在体内发挥抗血小板作用，另外 50% 被酯酶（esterases）灭活（图 64）。其中，CYP2C19 在氯吡格雷活化中起着最关键的作用，贡献率约为 40%。氯吡格雷并不能使所有患者受益，部分患者对氯吡格雷无反应或反应差，用药后达不到预期效果，被称为氯吡格雷抵抗现象。存在氯吡格雷抵抗的患者具有较高的脑卒中复发率、心血管缺血事件发生率及血管事件相关死亡率，谓之“临床抵抗”；服用氯吡格雷者同时进行血小板功能检测，若提示血小板活性抑制不足，则谓之“生化抵抗”。近年来，多数学者更倾向于用“血

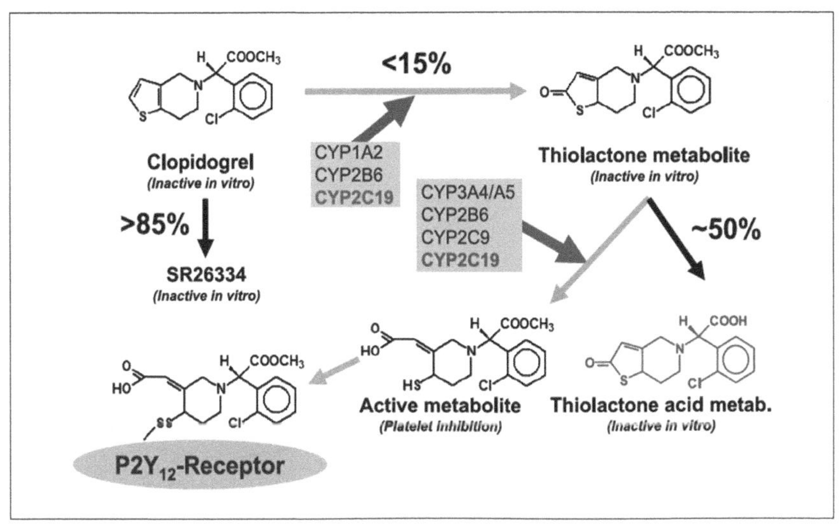

图 64　氯吡格雷体内代谢示意

图片引自：TRENK D，KRISTENSEN S D，HOCHHOLZER W，et al. High on-treatment platelet reactivity and P2Y12 antagonists in clinical trials.Thromb Haemost，2013，109（5）：834-845.

小板反应多样性（variance of response，VOR）”“血小板高反应性（high on-treatment platelet reactivity，HOPR）”取代“抵抗”。血小板对氯吡格雷反应多样性的原因复杂，但遗传差异是最关键的内在因素。药物基因组学（pharmacogenomics）正是从遗传角度寻找药物吸收、转运、代谢、清除、效应的基因特征，研究不同个体及人群对药物反应的差异，为精准个体化治疗提供客观证据，有望为新药研发提供生物学靶点。理论上，药物代谢酶相关基因、药物结合受体相关基因、药物转运膜通道相关基因及信号传导相关基因均有可能影响氯吡格雷疗效（图 65）。吸收相关基因腺苷三磷酸结合转运体 B 亚家族成员 1（ATP-binding cassette sub-family B member 1，ABCB1）、代谢活性相关基因（*CYP2C19*、

CYP3A4、*PON1*、*CES1* 等）及生物活性相关基因（*P2Y12*、*ITGB3*）多态性成为氯吡格雷药物基因组研究重点。

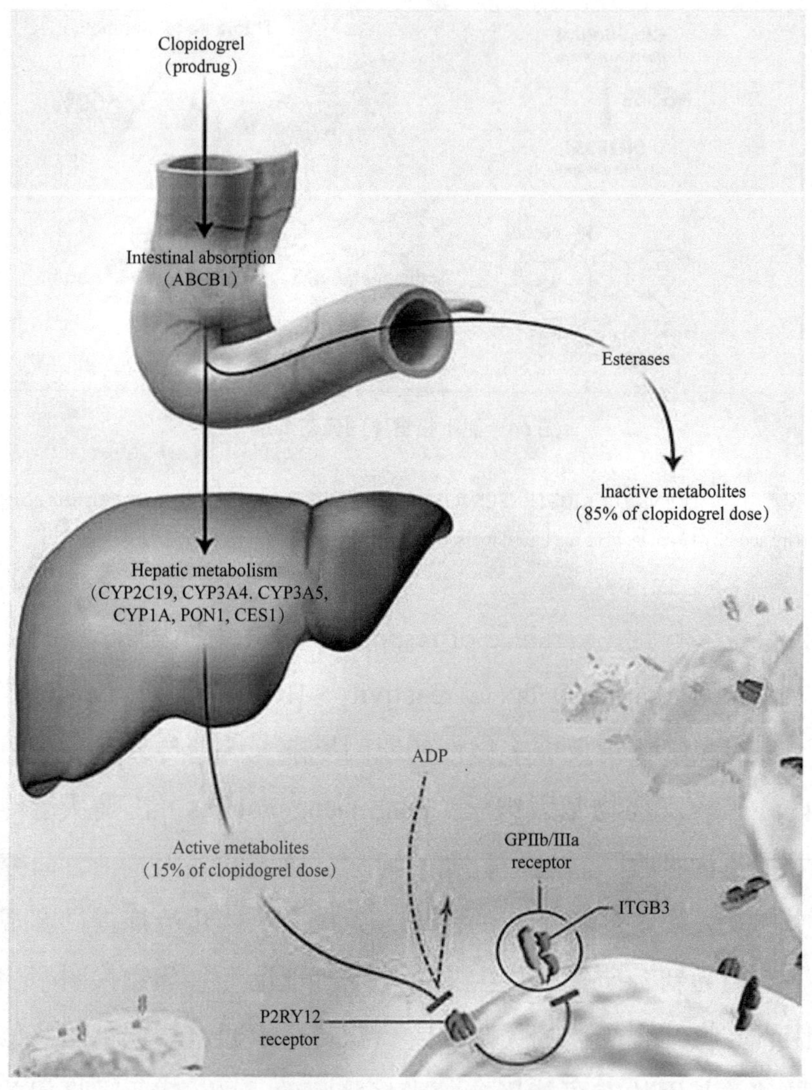

图 65 氯吡格雷药物基因示意（彩图见彩插 22）

图片引自：SIMON T，VERSTUYFT C，MARY-KRAUSE M，et al. Genetic determinants of response to clopidogrel and cardiovascular events. N Engl J Med，2009，360（4）：363-375.

77. *CYP2C19* 基因是与氯吡格雷疗效密切相关的重要遗传因素

CYP2C19 基因位于 10q24.1 至 q24.3，有 9 个外显子。它是与氯吡格雷疗效最密切相关的药物基因，也是唯一达到全基因组关联检验界值（$P < 10^{-8}$）的氯吡格雷疗效相关基因。*CYP2C19* 的等位基因根据功能差异可分为 3 类：①野生型等位基因（wild-type allele）为 *1，即未携带基因变异者，酶活性正常；②功能缺失（loss-of-function allele，LOF）等位基因，如 *2 ～ *8 及 *10，可导致酶活性下降，肝脏代谢氯吡格雷能力减弱，活性产物浓度下降；③功能增强等位基因（gain-of-function allele，GOF）为 *17，位点变异酶活性增强，活性代谢产物浓度上升。根据不同等位基因组合，*CYP2C19* 基因又分为不同代谢基因型：①正常代谢基因型（extensive metabolizer，EM）：*1/*1，未携带任何 LOF 等位基因；②中间代谢基因型（intermediate metabolizer，IM）：携带一个 LOF 等位基因，如 *1/*2 ～ *8；由于 *4 ～ *8 极少见，因此常见的 IM 为 *1/*2 和 *1/*3；③慢代谢基因型（poor metabolizer，PM）：携带两个 LOF 等位基因，主要为 *2/*2、*2/*3 和 *2/*3；④超快代谢基因型（ultra-rapid metabolizer，UM）：携带 *17 等位基因者，主要为 *1/*17 和 *17/*17。其中，*CYP2C19*2*、*CYP2C19*3* 及 *CYP2C19*17* 等位点变异与氯吡格雷血小板反应性变异的关联最为密切。*CYP2C19*2*（dbSNPrs4244285）为该基因 5 号外显子 681G ＞ A 变异，是最常见的 LOF 等位基因，约占 95%；*CYP2C19*3*（dbSNPrs4986893）是 4 号外显子的 636G ＞ A 变异。

携带 *CYP2C19*2* 或 *CYP2C19*3* 者 CYP2C19 酶活性下降，体内有效代谢产物浓度比非携带者低 1/3，减弱氯吡格雷对血小板的抑制作用，表现为氯吡格雷治疗后血小板高反应性。多个 Meta 研究分别对 FAST-MI、TRITON-TIMI38、CLARITY-TIMI28、EXCELSIOR、AFIJI、RECLOSE、ISAR、CLEAR-PLATELETS 及 Intermountain 等重要研究对近万名心血管患者进行了 Meta 分析，结果证实携带 LOF 等位基因会降低氯吡格雷临床疗效，心血管事件、脑卒中、血管病死亡及冠脉支架内血栓形成的风险增加 1.5 ～ 4 倍，同时还存在剂量－效应关系。与仅携带 1 个 LOF 等位基因的患者相比，携带 2 个 LOF 等位基因的患者复发风险进一步增加。*CYP2C19*17*（dbSNPrs12248560）是基因 5’侧翼区 -806C ＞ T 变异，能特异性结合核蛋白，明显增加基因转录水平，增强 CYP2C19 酶活性，使体内有效代谢产物浓度增加。携带 *CYP2C19*17* 变异的心脏病患者对氯吡格雷反应增强，治疗后血小板聚集率降低，心血管缺血性事件风险降低，但出血风险有所增加。基于上述研究，临床药物基因组学应用联盟（Clinical Pharmacogenetics Implementation Consortium，CPIC）与荷兰药师协会荷兰药物基因组学工作组（Dutch Pharmacogenetics Working Group，DPWG）用药指南均对 *CYP2C19* 基因多态性对氯吡格雷疗效影响的证据做出ⅠA 级评价。美国 FDA 及欧洲药品管理局（European Medicines Agency，EMA）均提示携带 *CYP2C19* LOF 等位基因患者氯吡格雷疗效降低，急性冠脉综合征或经皮冠状动脉介入（percutaneous coronary intervention，PCI）治疗后心脑血管事件发生率更高，建议医护人员对此类患者考虑换用其他抗血小板药物或改变氯吡格雷的剂量。尽管如此，*CYP2C19* 基因仍仅能部分解释氯吡格雷药物的疗效差异，也有不少研究未能观察到它对心血管患者应用氯吡格雷疗效的影响。更为重要的是，依然缺乏 *CYP2C19* 基因变异与缺血性脑卒中患者氯吡格雷疗效相关性的高质量循证证据。

（1）Meta 分析进一步证实 *CYP2C19* 基因变异显著降低缺血性脑卒中和 TIA 患者氯吡格雷疗效

新近对 15 个研究共 4762 例使用氯吡格雷治疗的缺血性脑卒中和 TIA 患者进行的氯吡格雷药物基因数据 Meta 分析表明：与非携带者相比，携带任何 *CYP2C19*LOF 等位基因的脑卒中患者脑卒中复发风险增加 92%（*RR* 1.92，95% *CI* 1.57 ～ 2.35）、新发血管事件风险增加 51%（*RR* 1.51，95% *CI* 1.10 ～ 2.06），而出血风险无明显差异（*RR* 0.89，95% *CI* 0.58 ～ 1.35）。*CYP2C19* 基因变异对氯吡格雷疗效的影响存在“量效”关系，仅携带 1 个 LOF 等位基因的患者脑卒中复发风险增加 79%（*RR* 1.79，95% *CI* 1.45 ～ 2.22），而携带 2 个 LOF 等位基因的患者脑卒中复发风险增加 152%（*RR* 2.52，95% *CI* 1.93 ～ 3.30）。Meta 分析结果证实，*CYP2C19* 基因变异显著降低缺血性脑卒中和 TIA 患者氯吡格雷疗效，进一步支持基因分型对于预测缺血性脑卒中患者氯吡格雷疗效的重要性。

（2）*CYP2C19* 基因变异对亚洲人氯吡格雷疗效的影响更为明显，应高度关注

CYP2C19 基因变异对氯吡格雷药物疗效的影响也存在种族差异。心血管病氯吡格雷药物基因 Meta 分析表明，与欧美患者

相比，携带 *CYP2C19* LOF 等位基因的亚洲患者联合双抗治疗时新发血管事件风险增加更为显著（欧美患者 *OR* 1.28，95% *CI* 1.00 ～ 2.64；亚洲患者 *OR* 1.89，95% *CI* 1.32 ～ 2.72）。新近的缺血性脑卒中和 TIA 的 Meta 分析也提示，*CYP2C19* 基因变异显著降低亚洲、高加索人群应用氯吡格雷的疗效，然而对于非裔人群应用氯吡格雷的疗效并无影响。亚洲人群 *CYP2C19* LOF 等位基因携带率远高于欧美人群（61% ～ 74%*vs*.18% ～ 36%），应用氯吡格雷无效的问题更为突出。因此，在亚洲人群中进行氯吡格雷药物基因检测对于预判疗效、指导药物选择具有重要临床价值，可以避免一半左右的患者接受无效或者不必要的治疗。

（3）新型 P2Y12 受体拮抗剂替格瑞洛的疗效不受 *CYP2C19* 基因变异影响

替格瑞洛是新型的可逆性 P2Y12 受体拮抗剂。与氯吡格雷比较，它的突出优势在于不需经肝脏代谢而直接作用于血小板 ADP 受体，CYP2C19 酶活性对其疗效无明显影响。替格瑞洛比氯吡格雷起效更快，同时具有更显著的血小板抑制作用。RESPOND 研究证实 *CYP2C19* 基因变异不影响替格瑞洛在体内的药物浓度。Ⅲ期临床试验 PLATO 研究在 18 624 例 ACS 患者中对替格瑞洛与氯吡格雷疗效进行头对头比较。结果发现，与氯吡格雷联合阿司匹林双抗比较，替格瑞洛联合阿司匹林双抗治疗 12 个月可更有效地降低血管原因死亡、心肌梗死及脑卒中的主要复合终点事件发生率（9.8% *vs*.11.7%，*HR* 0.84，95% *CI* 0.77 ～ 0.92），同时有效降低全因死亡率（4.5% *vs*.5.9%，*HR* 0.78，95% *CI* 0.69 ～ 0.89）及心血管原因死亡率（4.0% *vs*.5.1%，*HR*

0.79，95% *CI* 0.69 ～ 0.91）；而且伴有脑卒中或 TIA 既往史的 ACS 患者的全因死亡率还有进一步降低的趋势。PLATO 基因亚组分析证实，替格瑞洛疗效不受 *CYP2C19* 基因变异影响，不论何种基因分型替格瑞洛的疗效均优于氯吡格雷；尤其是对于携带 *CYP2C19* LOF 等位基因的 ACS 患者，使用替格瑞洛替代氯吡格雷可以显著降低心肌梗死、脑卒中和血管原因死亡的发生率。

（4）CHANCE 药物基因研究表明 *CYP2C19* 基因变异影响轻型脑卒中和 TIA 患者应用氯吡格雷的疗效

CHANCE 药物基因是基于随机对照研究的预设亚组研究，在 CHANCE 的 114 家分中心中，有 73 家分中心的 3010 例轻型脑卒中和 TIA 患者参与了该研究。对 *CYP2C19*2*、*CYP2C19*3* 和 *CYP2C19*17* 3 个最常见的基因变异位点进行 Sequenom MassARRAY 质谱分析检测，共有 2933 例患者获得完整的基因分型数据。CHANCE 药物基因亚组分析中，脑卒中复发率、出血风险与 CHANCE 研究大致相同，阿司匹林单抗治疗组脑卒中复发率为 11.4%，联合氯吡格雷与阿司匹林双抗治疗脑卒中复发率下降至 8.3%。2933 例轻型脑卒中和 TIA 患者中，约 58.8% 至少携带一个 *CYP2C19* LOF 等位基因（*2 或 *3）。*CYP2C19*2* 和 *CYP2C19*3* 位点有 GG、GA、AA 3 种基因型，而 *CYP2C19*17* 位点仅有 CC 和 CT 2 种基因型，未检测到纯合变异 TT 基因型。*CYP2C19*2* 变异最为常见，高达 52.5%（GA 基因型 42.8%，AA 基因型 9.7%）；*CYP2C19*3* 变异约为 9%（GA 基因型 8.9%，AA 基因型 0.1%）；中国人群中 *CYP2C19*17* 变异相对罕见，CT 基因型频率为 2%。CHANCE 药物基因研究进一步证实，并非所有轻型脑卒中和 TIA 患者都能从氯吡格雷联合阿司匹林抗血小板治疗中获益。对 *CYP2C19* 进行基因分型发现，只有正常代谢基因型患者联合抗血小板治疗可有效降低 48% 的脑卒中复发风险与新发血管事件风险（*HR* 0.52，95% *CI* 0.35 ～ 0.76，$P < 0.001$）。中间代谢型患者与慢代谢型患者接受联合抗血小板治疗不仅无法有效降低临床复发风险，而且有增加出血风险的可能（*HR* 3.8，95% *CI* 1.25 ～ 11.55，P =0.02）。同时发现，只有在不携带 *CYP2C19* LOF 等位基因的患者中，联合抗血小板治疗可使脑卒中复发风险降低至 6.4%，与单用阿司匹林治疗相比相对风险降低 49%（*HR* 0.51，95% *CI* 0.35 ～ 0.75，$P < 0.001$）；携带 *CYP2C19* LOF 等位基因的患者，联合抗血小板治疗与单用阿司匹林的疗效无明显差别，分别为 9.4% 和 10.8%。对于终点事件进一步分析发现，*CYP2C19* 基因变异对于进展性缺血性脑卒中风险影响最为显著。对复发缺血性脑卒中进行病因分型，*CYP2C19* 基因变异对于大动脉粥样硬化性脑卒中风险的影响较小，对血管闭塞性脑卒中风险的影响更为显著。*CYP2C19* LOF 失等位基因对出血风险的影响并不明显。由于 *CYP2C19*17* 基因变异罕见，超快代谢基因型患者事件率极低，无法分析功能增强型等位基因对氯吡格雷疗效的影响。这一研究结果对于临床治疗有重要的指导价值，对于 *CYP2C19* 基因型为正常代谢型的轻型脑卒中和 TIA 患者，氯吡格雷可发挥良好的作用且不增加出血风险，在阿司匹林基础上联合氯吡格雷的获益可额外增加 17%；而基因型为慢代谢或中间代谢型者，联合氯吡格雷治疗的效果则显著降低甚至不获益。因此，以基因分型指导氯吡格雷治疗可更精

确地筛选适宜人群，提高疗效，降低无效治疗比例。

（5）站在巨人肩膀上的 CHANCE-2 研究

CHANCE、POINT 和 THALES 是 HR-NICE 双抗临床试验领域最重要的 3 项试验。面对 THALES 研究的结果，结合 CHANCE 和 POINT 的结果，临床医生即将面临这样的困惑，对于 HR-NICE 人群，联合治疗应该选择替格瑞洛还是氯吡格雷。首先，在 CHANCE 和 POINT 试验中的阿司匹林联合氯吡格雷缺血性卒中复发风险相对降低幅度高于 THALES 试验中的阿司匹林联合替格瑞洛（分别为 32%、25% 和 17%）；其次，阿司匹林联合替格瑞洛的主要出血事件发生率高于阿司匹林联合氯吡格雷，尤其是颅内出血；另外，CHANCE 和 POINT 的联合分析发现，阿司匹林联合氯吡格雷显著性降低残疾和致死性卒中发生率，但是 THALES 试验中阿司匹林联合替格瑞洛却没有显著性差异。彼时，在选择替格瑞洛还是阿司匹林的问题上，目前的临床研究结果还不能够回答，Ⅱ期临床试验急性非致残性脑血管事件高危人群血小板反应性（platelet reactivity in acute stroke or transient ischemic attack，PRINCE）试图揭开谜团，研究结果发现，与氯吡格雷联合阿司匹林相比，替格瑞洛联合阿司匹林显著性降低了非致残性缺血性脑血管事件患者的血小板高反应性。CHANCE-2 研究是基于药物基因组的Ⅲ期临床试验，其目的是探索在携带 *CYP2C19* LOF 等位基因的患者中用替格瑞洛替代氯吡格雷的双抗治疗是否有更好的临床结局，这项研究计划纳入 6396 例急性 HR-NICE 患者，也是针对全球脑血管病第一个基于药物基因组进行干预的临床试验。

（6）CHANCE–2 研究入组人群与研究设计

在上述背景之下，在 40 岁以上携带 *CYP2C19* LOF 等位基因的急性高危非致残性缺血性脑血管事件（high-risk non-disabling ischemic cerebrovascular events，HR-NICE）患者中开展了 CHANCE-2 研究。本试验的患者纳入标准包括携带 *CYP2C19* LOF 等位基因、年龄≥ 40 岁、NIHSS 评分≤ 3 分的急性非致残性缺血性卒中（评分范围为 0 ～ 42 分，评分较高表明卒中较严重）或根据 ABCD2 评分≥ 4 分（基于年龄、血压、临床特征、TIA 持续时间，以及是否患糖尿病的卒中风险评分；评分范围为 0 ～ 7 分，评分较高表明卒中风险较高）确定的高危 TIA，并且可在最后报告患者状况正常的时间点后 24 小时内开始接受试验药物治疗。

在患者发病后 24 小时内，我们以 1 : 1 的比例将符合纳入标准并且携带 *CYP2C19* 失活等位基因的患者随机分配至接受替格瑞洛联合阿司匹林治疗组或氯吡格雷联合阿司匹林治疗组。替格瑞洛组患者接受氯吡格雷安慰剂和替格瑞洛（第 1 日负荷剂量 180 mg，第 2 ～ 90 日每日 2 次，每次 90 mg）治疗。氯吡格雷组患者接受替格瑞洛安慰剂和氯吡格雷（第 1 日负荷剂量 300 mg，第 2 ～ 90 日每日 75 mg）治疗。两组所有患者均接受开放标签阿司匹林（负荷剂量 75 ～ 300 mg，之后 21 日每日 75 mg）治疗。完成 3 个月试验治疗后，患者根据当地研究者的意见接受标准治疗，并且再接受 9 个月随访，我们在这一期间继续收集结局和安全性事件数据（图 66）。

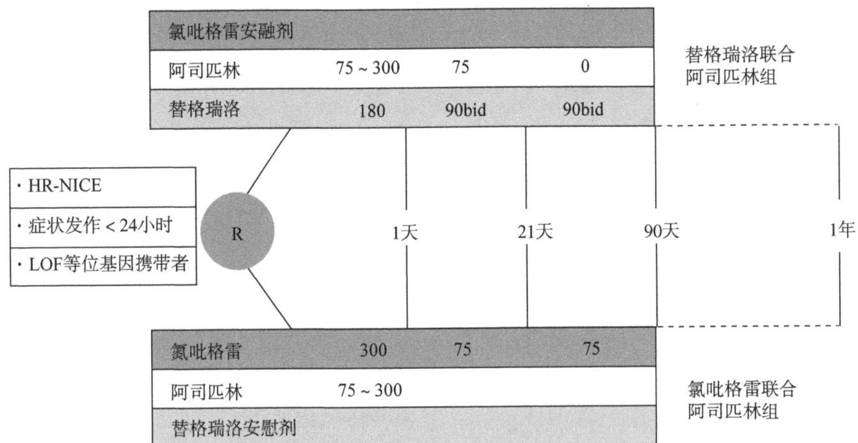

图 66 CHANCE-2 研究设计

图片引自：WANG Y，MENG X，WANG A，et al. Ticagrelor versus Clopidogrel in CYP2C19 Loss-of-Function Carriers with Stroke or TIA. The New England journal of medicine，2021，385（27）：2520-2530.

（7）CHANCE-2 研究结果

共计 11 255 例患者接受筛选，6412 例患者被纳入试验，其中 3205 例被分配到替格瑞洛组，3207 例被分配到氯吡格雷组（图 67）。患者中位年龄为 64.8 岁，女性占 33.8%，98.0% 为汉族。替格瑞洛 - 阿司匹林组 3205 例患者中的 191 例（6.0%）和氯吡格雷联合阿司匹林组 3207 例患者中的 243 例（7.6%）发生了主要结局事件（90 日内新发缺血性或出血性卒中）（*HR* 0.77，95% *CI* 0.64 ～ 0.94，*P* =0.008）（图 68、表 27）。将非血管原因死亡作为竞争风险，对主要结局进行的事后分析获得了与主要分析相似的结果（*HR* 0.80，95% *CI* 0.66 ～ 0.96）。在次要结局方面（其置信区间未进行多重比较校正），替格瑞洛联合阿司匹林组 156 例患者（4.9%）和氯吡格雷联合阿司匹林组 205 例患者（6.4%）在 30 日内有新发卒中（*HR* 0.75，95% *CI* 0.61 ～ 0.93）（表 28）。替格瑞洛联合阿司匹林组 229 例患者（7.1%）和氯吡格雷联合阿司匹林组 293 例患者（9.1%）发生了血管事件（*HR* 0.77，95% *CI* 0.65 ～ 0.92）。替格瑞洛联合阿司匹林组 189 例患者（5.9%）和氯吡格雷联合阿司匹林组 238 例患者（7.4%）发生了缺血性卒中。其他次要结局见表 27。

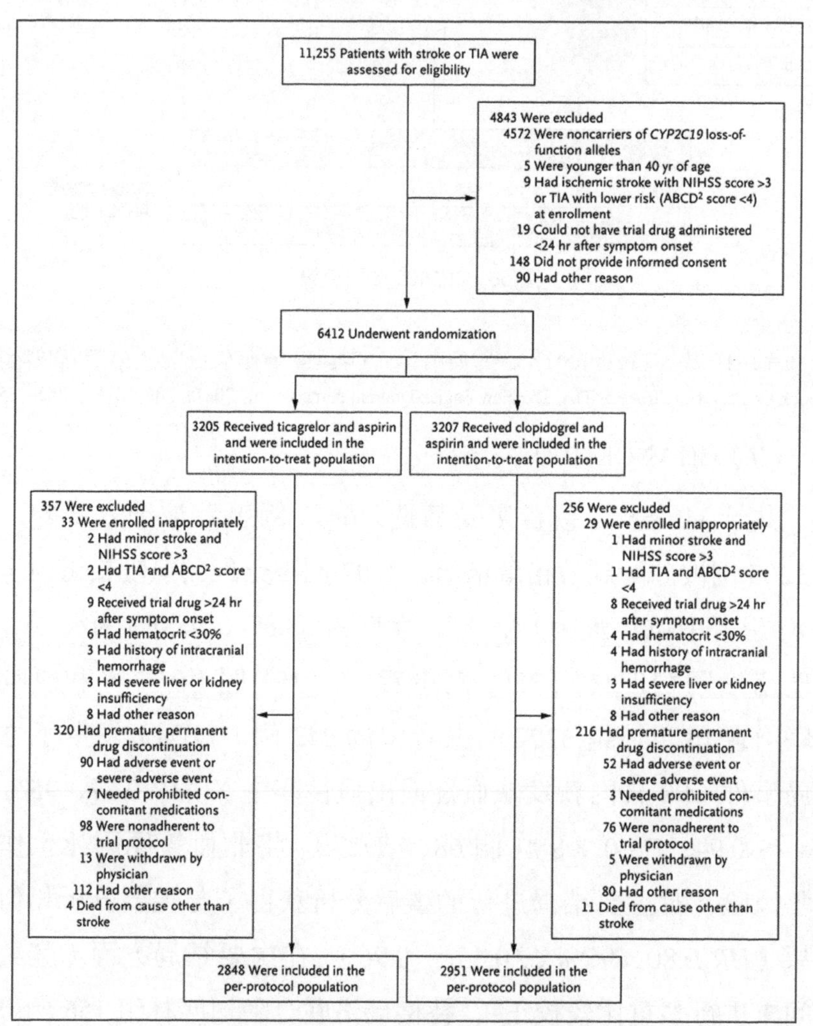

图 67　CHANCE-2 研究患者的纳入和随机分组

图片引自：WANG Y，MENG X，WANG A，et al. Ticagrelor versus Clopidogrel in CYP2C19 Loss-of-Function Carriers with Stroke or TIA. The New England journal of medicine, 2021, 385 (27)：2520–2530.

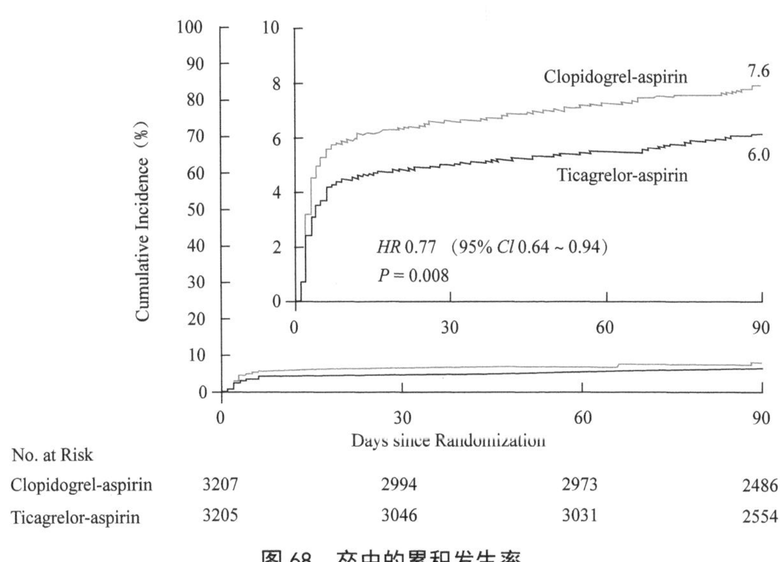

图 68 卒中的累积发生率

图片引自：WANG Y，MENG X，WANG A，et al. Ticagrelor versus Clopidogrel in CYP2C19 Loss-of-Function Carriers with Stroke or TIA. The New England journal of medicine，2021，385（27）：2520-2530.

（8）CHANCE-2 研究结论

在携带 *CYP2C19* 失活等位基因的中国轻型缺血性卒中或 TIA 患者中，应用替格瑞洛后的 90 日卒中风险略低于氯吡格雷。两组的重度或中度出血风险无差异，但替格瑞洛组的出血事件总数超过氯吡格雷组。急性轻型缺血性卒中或短暂性脑缺血发作患者在初始事件后 3 个月内再次发生卒中的风险为 5% ～ 10%。CHANCE 和 POINT 试验证明，在减少轻型卒中或 TIA 患者的后续事件方面，氯吡格雷联合阿司匹林双抗血小板治疗比阿司匹林单药治疗更有效。然而，氯吡格雷是前体药物，需要通过肝脏细胞色素 P450 转化为其活性代谢物。氯吡格雷用于 *CYP2C19* 失活等位基因携带者卒中二级预防的效果较差，而这一失活等位基因存在于 25% 的白种人患者和 60% 的亚洲裔患者中。

表 27　疗效和安全性结局

Outcome	Ticagrelor-Aspirin (*N*=3205)	Clopidogrel-Aspirin (*N*=3207)	Hazard Ratio or OddsRatio (95% *CI*) *			*P* Value
	Patients with Event no	Incidence %	Patientswith Event no	Incidence %		
Primary outcome						
Stroke	191	6.0	243	7.6	0.77 (0.64 ~ 0.94)	0.008
Secondary outcome						
Stroke within 30 days	156	4.9	205	6.4	0.75 (0.61 ~ 0.93)	
Vascular event	229	7.2	293	9.2	0.77 (0.65 ~ 0.92)	
Ischemic stroke	189	5.9	238	7.4	0.78 (0.65 ~ 0.95)	
Stroke with any disability	97	3.1	92	2.9	1.02 (0.77 ~ 1.36)	
Ordinal stroke or TIA					0.79 (0.66 ~ 0.94)	
Fatal stroke: score of 6 on modified Rankin scale	4	0.1	8	0.2		
Severe stroke: score of 4 or 5 on modi-fied Rankin scale	30	0.9	21	0.7		
Moderate stroke: score of 2 or 3 onmodified Rankin scale	63	2.0	63	2.0		
Mild stroke: score of 0 or 1 on modifiedRankin scale	94	2.9	151	4.7		
TIA	34	1.1	40	1.2		

（续表）

Outcome	Ticagrelor-Aspirin （N=3205）	Clopidogrel-Aspirin （N=3207）	Hazard Ratio or OddsRatio （95% CI）*			P Value
No stroke or TIA	2980	93.0	2924	91.2		
Primary safety outcome						
Severe or moderate bleeding**	9	0.3	11	0.3	0.82 (0.34 ~ 1.98)	0.66
Fatal bleeding	3	0.1	3	0.1	0.97 (0.20 ~ 4.81)	
Intracranial hemorrhage	3	0.1	6	0.2	0.49 (0.12 ~ 1.96)	
Secondary safety outcome						
Any bleeding	170	5.3	80	2.5	2.18 (1.66 ~ 2.85)	
Mild bleeding**	161	5.0	69	2.2	2.41 (1.81 ~ 3.20)	
Death	9	0.3	18	0.6	0.50 (0.22 ~ 1.11)	

（9）CHANCE-2 研究提供了预防轻型卒中和 TIA 患者复发的基因指导策略

2022 年 3 月 1 日，加拿大麦克马斯特大学 Raed A. Joundi 教授受邀为 *Annals of Internal Medicine* 针对 CHANCE-2 研究结果撰写评论。Raed A. Joundi 教授认为在携带 *CYP2C19* LOF 等位基因的卒中或 TIA 患者中使用替格瑞洛相对氯吡格雷更能降低 90 天卒中复发率，与单抗治疗相比，轻度缺血性卒中或短暂性脑缺血发作患者发病后 12 ～ 24 小时内接受双抗治疗（CHANCE 和 POINT 试验中使用阿司匹林联合氯吡格雷；THALES 试验中使用阿司匹林联合替格瑞洛）能够降低 20% ～ 30% 的卒中复发风险。CHANCE 试验亚组分析结果显示，阿司匹林联合氯吡格雷可降低非 *CYP2C19* LOF 等位基因携带者的卒中复发风险，但在 LOF 等位基因携带者中未发现此疗效。替格瑞洛不需要经过代谢激活，因此可能对 LOF 等位携带者更有益。

CHANCE-2 在中国汉族人群中使用床旁基因检测技术识别出携带 LOF 等位基因（约 60% 筛出率）的轻度卒中或 TIA 患者，接受阿司匹林联合替格瑞洛或阿司匹林联合氯吡格雷的抗血小板治疗。替格瑞洛联合阿司匹林治疗可减少卒中复发（大多为轻型卒中）；增加轻度出血率（5.0% *vs*. 2.2%），但并未增加重度出血或颅内出血率；呼吸困难的发生率更高（1.2% *vs*. 0.2%）。

与经皮冠状动脉介入治疗的患者缺乏获益相比，CHANCE-2 的结果有望成为预防轻型卒中或 TIA 患者复发的基因指导策略。然而，该研究结果的广泛推广在以下几个方面将受限：①非亚裔人群 LOF 等位基因的患病率较低②替格瑞洛耐受性；③快速基因检测的可及性、可实施性和成本。在广泛采用这种治疗策略之前，需要在其他人群中进行进一步的临床试验和成本－效益研究。

（10）CHANCE–2 研究中患者获益与风险的时程分析

CHANCE-2 研究的时程分析提示，与氯吡格雷联合阿司匹林相比，替格瑞洛联合阿司匹林降低严重缺血事件风险 [绝对风险降低 1.34%（0.29% ～ 2.39%）] 主要发生在第 1 周，并在接下来的 3 周仍保持但有所减弱 [第 2 周绝对风险降低 0.11%（–0.24% ～ 0.45%）；第 3 周绝对风险降低 0.14%（–0.11% ～ 0.38%）；第 4 周绝对风险降低 0.04%（–0.18% ～ 0.25%）]。替格瑞洛联合阿司匹林组的中－重度出血风险始终较低。在任何出血事件方面，替格瑞洛联合阿司匹林组在第 1 周就出现出血风险的增加 [0.87%（0.25% ～ 1.50%）]，在后续的 3 周内稳定保持 [第 2 周绝对风险升高 1.21%（0.75 ～ 1.68）；第 3 周绝对风险升高 0.33%（–0.05 ～ 0.72）；第 4 周绝对风险升高 0.23%（–0.03 ～ 0.49）]（图 69）。对于携带 *CYP2C19* LOF 等位基因的轻型缺血性卒中或短暂性脑缺血发作患者，替格瑞洛和阿司匹林的获益主要在第 1 周，在接下来的 2 周也有较小获益。该分析不支持缩短替格瑞洛联合阿司匹林的 21 天双联抗血小板治疗（dual antiplatelet therapy，DAPT）治疗方案。

时程分析增加了对 DAPT 益处和风险时间过程的了解，可从中获得一些经验。首先，无论是否回到最近提出的“急性缺血性脑血管综合征”一词，TIA 仍然是一种紧急情况。一致的获益时间进程提醒我们，任何延迟启动 DAPT 或其他预防干预措施都有可能错过早期预防卒中的黄金机会。其次，卒中复发的前负荷风险和 DAPT 的前负荷获益结合低，但随着时间推移不断累积的出血风险的模式表明，目前的证据不支持缩短治疗持续时间，应在最初最有帮助的几周继续 DAPT。将 DAPT 延长到这个急性期之后可能会增加额外的出血风险，而不会产生额外的获益。

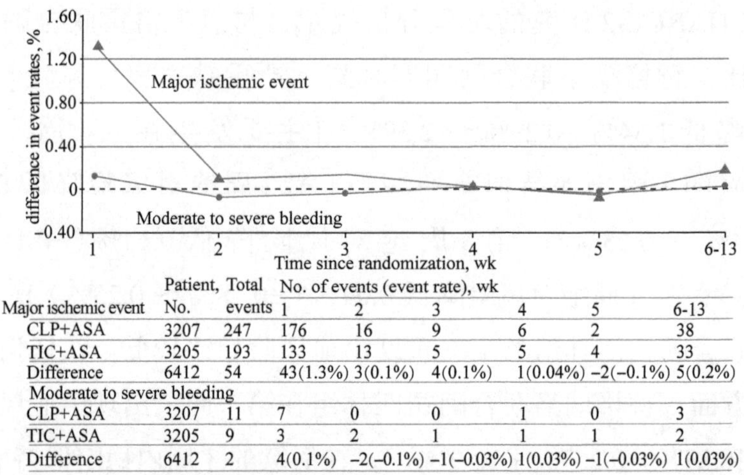

Major ischemic event	Patient, No.	Total events	No. of events (event rate), wk 1	2	3	4	5	6-13
CLP+ASA	3207	247	176	16	9	6	2	38
TIC+ASA	3205	193	133	13	5	5	4	33
Difference	6412	54	43(1.3%)	3(0.1%)	4(0.1%)	1(0.04%)	−2(−0.1%)	5(0.2%)
Moderate to severe bleeding								
CLP+ASA	3207	11	7	0	0	1	0	3
TIC+ASA	3205	9	3	2	1	1	1	2
Difference	6412	2	4(0.1%)	−2(−0.1%)	−1(−0.03%)	1(0.03%)	−1(−0.03%)	1(0.03%)

Table 1. Cumulative Analysis of Benefit and Risk by Week After Randomization

Outcome	Time interval	Ticagrelor + aspirin, No. of events (n = 3205)		Clopidogrel + aspirin, No. of events (n = 3205)		Risk difference (95% CI), %	Hazard ratio (95% CI)	*P* value
Composite of major ischemic event[a] and moderate to severe bleeding[b]	Day 1-7	3205	135 (4.21)	3207	183 (5.71)	−1.49 (−2.56 to −0.43)	0.73 (0.58 to 0.91)	.005
	Day 1-14	3205	150 (4.68)	3207	199 (6.21)	−1.53 (−2.64 to −0.42)	0.74 (0.60 to 0.92)	.006
	Day 1-21	3205	156 (4.87)	3207	208 (6.49)	−1.62 (−2.75 to −0.49)	0.74 (0.60 to 0.91)	.005
	Day 1-28	3205	161 (5.02)	3207	215 (6.70)	−1.68 (−2.83 to −0.53)	0.74 (0.60 to 0.91)	.004
	Day 1-35	3205	165 (5.15)	3207	217 (6.77)	−1.62 (−2.78 to −0.46)	0.75 (0.61 to 0.92)	.005
	Day 1-90	3205	200 (6.24)	3207	257 (8.01)	−1.77 (−3.03 to −0.52)	0.77 (0.64 to 0.92)	.005
Major ischemic event[a]	Day 1-7	3205	133 (4.15)	3207	176 (5.49)	−1.34 (−2.39 to −0.29)	0.75 (0.59 to 0.93)	.01
	Day 1-14	3205	146 (4.56)	3207	192 (5.99)	−1.43 (−2.53 to −0.34)	0.75 (0.60 to 0.93)	.008
	Day 1-21	3205	151 (4.71)	3207	201 (6.27)	−1.56 (−2.67 to −0.44)	0.74 (0.60 to 0.92)	.006
	Day 1-28	3205	156 (4.87)	3207	207 (6.45)	−1.59 (−2.72 to −0.46)	0.74 (0.60 to 0.92)	.005
	Day 1-35	3205	160 (4.99)	3207	209 (6.52)	−1.53 (−2.66 to −0.39)	0.76 (0.61 to 0.93)	.008
	Day 1-90	3205	193 (6.02)	3207	247 (7.70)	−1.68 (−2.92 to −0.44)	0.77 (0.64 to 0.93)	.006
Moderate to severe bleeding[b]	Day 1-7	3205	3 (0.09)	3207	7 (0.22)	−0.13 (−0.32 to 0.07)	0.43 (0.11 to 1.68)	.23
	Day 1-14	3205	5 (0.16)	3207	7 (0.22)	−0.06 (−0.27 to 0.15)	0.72 (0.23 to 2.26)	.57
	Day 1-21	3205	6 (0.19)	3207	7 (0.22)	−0.03 (−0.25 to 0.19)	0.86 (0.29 to 2.56)	.79
	Day 1-28	3205	6 (0.19)	3207	8 (0.25)	−0.06 (−0.29 to 0.17)	0.75 (0.26 to 2.17)	.60
	Day 1-35	3205	7 (0.22)	3207	8 (0.25)	−0.03 (−0.27 to 0.21)	0.88 (0.32 to 2.42)	.80
	Day 1-90	3205	9 (0.28)	3207	11 (0.34)	−0.06 (−0.34 to 0.21)	0.82 (0.34 to 1.98)	.66
Any bleeding	Day 1-7	3205	67 (2.09)	3207	39 (1.22)	0.87 (0.25 to 1.50)	1.73 (1.16 to 2.58)	.008
	Day 1-14	3205	114 (3.56)	3207	48 (1.50)	2.06 (1.29 to 2.83)	2.41 (1.71 to 3.39)	<.001
	Day 1-21	3205	138 (4.31)	3207	62 (1.93)	2.37 (1.52 to 3.22)	2.30 (1.70 to 3.12)	<.001
	Day 1-28	3205	150 (4.68)	3207	67 (2.09)	2.59 (1.71 to 3.47)	2.30 (1.72 to 3.08)	<.001
	Day 1-35	3205	155 (4.84)	3207	72 (2.25)	2.59 (1.69 to 3.49)	2.20 (1.66 to 2.93)	<.001
	Day 1-90	3205	170 (5.30)	3207	80 (2.49)	2.81 (1.86 to 3.76)	2.18 (1.66 to 2.85)	<.001

[a] Major ischemic event was defined as the composite of ischemic stroke and nonhemorrhagic death.

[b] Moderate or severe bleeding was defined according to the Global Utilization of Streptokinase and Tissue Plasminogen Activator for Occluded Coronary Arteries (GUSTO) criteria.

图 69　绝对治疗差异的时程分析

图片引自：PAN Y，MENG X，JIN A，et al. Time Course for Benefit and Risk With Ticagrelor and Aspirin in Individuals With Acute Ischemic Stroke or Transient Ischemic Attack Who Carry CYP2C19 Loss-of-Function Alleles：A Secondary Analysis of the CHANCE-2 Randomized Clinical Trial. JAMA neurology，2022，79（8）：739-745.

（11）CHANCE-2 研究改写临床药物基因组学实施联盟国际指南

2022 年 1 月 16 日，临床药物基因组学实施联盟（Clinical Pharmacogenetics Implementation Consortium，CPIC）在线更新了 *CYP2C19* 基因型与氯吡格雷治疗的临床指南，本次更新扩展了 *CYP2C19* 基因型指导抗血小板治疗的适应证，提高了对 *CYP2C19* 中间代谢型患者的推荐强度。在神经血管疾病方面，对于 *CYP2C19* 中间代谢型患者（氯吡格雷活性代谢物生成减少；治疗时血小板反应性增加；不良心脑血管事件风险增加），若有临床适应证且无禁忌证，可以考虑标准剂量的 P2Y12 抑制剂替代（中等推荐）。其他不受 *CYP2C19* 基因变异影响的 P2Y12 抑制剂包括替格瑞洛和噻氯匹定。普拉格雷禁用于有卒中或短暂性脑缺血发作史的患者。对于脑血管疾病，基于 *CYP2C19* 不同基因型，CPIC 指南提出抗血小板治疗建议（表 28）。

表 28　氯吡格雷用于神经血管适应证时，基于 *CYP2C19* 表型的抗血小板治疗建议

CYP2C19 基因型	意义	治疗建议	推荐等级[a]	其他考虑
超快代谢型	氯吡格雷活性代谢物生成增加；治疗时血小板反应性降低	无推荐	无推荐	无
快代谢型	正常或增加的氯吡格雷活性代谢物形成；治疗时血小板反应正常或降低	无推荐	无推荐	无

（续表）

CYP2C19 基因型	意义	治疗建议	推荐等级[a]	其他考虑
正常代谢型	正常的氯吡格雷活性代谢物形成；治疗时血小板反应正常	如果考虑使用氯吡格雷，使用标准剂量（75 mg/d）	强推荐	无
疑似中间代谢型 / 中间代谢型	氯吡格雷活性代谢物生成减少；治疗时血小板反应性增加；不良心脑血管事件风险增加	若有临床适应证且无禁忌证，可以考虑标准剂量的 P2Y12 抑制剂替代	中等推荐	其他不受 *CYP2C19* 基因变异影响的 P2Y12 抑制剂包括替格瑞洛和噻氯匹定；普拉格雷禁用于有卒中或短暂性脑缺血发作史的患者
疑似慢代谢型 / 慢代谢型	显著减少氯吡格雷活性代谢物的形成；治疗时血小板反应性增加；不良心脑血管事件风险增加	如果可能的话，避免使用氯吡格雷。若有临床适应证且无禁忌证，可以考虑标准剂量的 P2Y12 抑制剂替代	中等推荐	其他不受 *CYP2C19* 基因变异影响的 P2Y12 抑制剂包括替格瑞洛和噻氯匹定。普拉格雷禁用于有卒中或短暂性脑缺血发作史的患者

注：[a] 神经血管疾病包括急性缺血性卒中或短暂性缺血性发作，预防包括卒中的二级预防或神经介入手术（如颈动脉支架植入和支架辅助颅内动脉瘤盘绕）后血栓栓塞事件的预防。

（12）*CYP2C19* 基因分型在指导缺血性卒中或短暂性脑缺血发作后抗血小板治疗中的作用

尽管来自其他人群的研究证据仍有限，但在我国汉族人群中，携带 *CYP2C19* LOF 等位基因的缺血性卒中或 TIA 患者接受氯吡格雷治疗显著增加了未来血管事件的发生风险。因此，在东亚人群中，有足够的证据支持将 *CYP2C19* 基因分型用于指导缺血性卒中或 TIA 患者的临床诊疗。同时，将药物遗传学扩展到常规临床实践，有助于促进今后更进一步的研究，并将改善现有的二级预防策略。

CHANCE 试验亚组分析结果显示，阿司匹林联合氯吡格雷可降低 LOF 等位基因携带者的卒中复发风险，但在 LOF 等位基因携带者中未发现此疗效。进一步地，CHANCE-2 研究在中国汉族人群中筛选出携带 LOF 等位基因的轻度卒中或 TIA 患者，接受替格瑞洛联合阿司匹林或氯吡格雷联合阿司匹林的抗血小板治疗。研究证实，与氯吡格雷联合阿司匹林治疗相比，替格瑞洛联合阿司匹林治疗可显著降低 LOF 等位基因携带者 90 天内的卒中复发风险（6.0% *vs*. 7.6%，*HR* 0.77，95% *CI* 0.64 ～ 0.94）。以上结果为基因分型指导的抗血小板治疗实践提供了宝贵的高质量证据。考虑到 CHANCE-2 研究并未设置不携带 LOF 等位基因的对照人群，研究暂无法独立证明替格瑞洛联合阿司匹林治疗的优势是由于替格瑞洛较氯吡格雷具有更好的疗效（支持替格瑞洛联合阿司匹林治疗的广泛推广），抑或是由于在 LOF 等位基因携带者中氯吡格雷的疗效受到了 *CYP2C19* 活性的干扰（支持基因分型指导的抗血小板治疗）。这一问题还需要未来进一步研究加以证实。此外，未来还应当进一步开展卫生经济学分析，以明确基因分型指导的抗血小板治疗的成本效益。

（13）急性轻型卒中或短暂性脑缺血发作患者双抗治疗后的出血风险

CHANCE-2 研究发现在携带至少一个 *CYP2C19* LOF 等位基因的患者中，使用替格瑞洛联合阿司匹林相对氯吡格雷联合阿司匹林会进一步降低卒中复发风险，但是同时也伴随着出血事件的增加。在6412名研究对象中，90天随访共有250人发生了出血事件，并且出血事件大多数发生在21天内的双抗治疗期。最常见的出血为皮肤淤斑、鼻出血及牙龈出血。多因素分析结果显示使用替格瑞洛联合阿司匹林（*HR* 2.21，95% *CI* 1.68 ～ 2.89）及*未吸烟*（*HR* 1.43，95% *CI* 1.05 ～ 1.92）是增加患者出血的主要危险因素（图70）。亚组分析结果发现，替格瑞洛联合阿司匹林在年龄＜65岁（*HR* 2.87，95% *CI* 1.95 ～ 4.22）及没有糖尿病（*HR* 2.65，95% *CI* 1.88 ～ 3.73）的患者中会比氯吡格雷联合阿司匹林导致更多出血事件的发生，交互作用的*P*值分别为0.04和0.03。

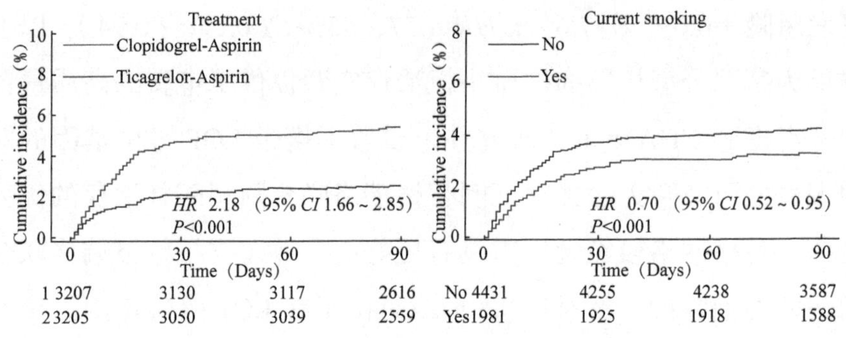

图70　CHANCE-2试验中治疗方式及吸烟与出血事件发生率的Kaplan-Meier曲线（彩图见彩插23）

图片引自：WANG A，MENG X，TIAN X，et al. Bleeding Risk of Dual Antiplatelet Therapy after Minor Stroke or Transient Ischemic Attack. Ann Neurol，2022，91（3）：380-388.

（14）肾功能对急性小卒中或短暂性脑缺血发作患者中替格瑞洛联合阿司匹林及氯吡格雷联合阿司匹林的疗效及安全性影响

肾功能损伤与血小板功能异常相关，抗血小板治疗可以降低肾功能损伤患者的血栓风险，但同时会增加出血的风险。这可能会影响肾功能损伤的卒中患者抗血小板治疗的风险 / 效益比。因此，明确不同肾功能状态卒中患者的最佳抗血小板策略至关重要。CHANCE-2 肾功能亚组研究基于 CHANCE-2 研究探究不同肾功能状态对脑卒中患者双抗治疗的疗效与安全性的影响。主要疗效指标为 90 天内卒中复发，主要安全性结局为 90 天内中重度出血事件。该研究中，根据肾小球滤过率将 6378 名研究对象分为正常肾功能、轻度肾功能下降及中重度肾功下降 3 组。研究结果显示，对于卒中复发结局，双抗治疗与肾功能状态存在一定的交互作用，替格瑞洛与阿司匹林双抗治疗相比于氯吡格雷与阿司匹林治疗，可以有效降低肾功能正常患者的卒中复发率（*HR* 0.63，95% *CI* 0.49 ～ 0.81），而在轻度（*HR* 0.98，95% *CI* 0.69 ～ 1.39）及中重度肾功能下降的患者中（*HR* 1.31，95% *CI* 0.48 ～ 3.55）未见显著获益（图 71）。对于安全性结局，不同肾功能状态下，替格瑞洛 - 阿司匹林双抗治疗均未显著增加中重度出血。上述结果提示，肾功能正常的卒中患者更加受益于替格瑞洛 – 阿司匹林的双抗治疗，在临床中使用替格瑞洛 – 阿司匹林或者氯吡格雷 – 阿司匹林的双抗治疗时，评估患者的肾功能状态为卒中患者的双抗治疗提供了个性化指导策略。

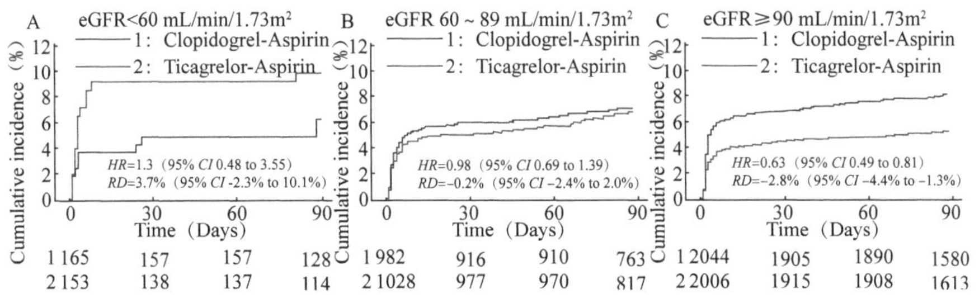

图 71 不同肾功能状态人群中双抗治疗卒中复发风险（彩图见彩插 24）

图片引自：WANG A，XIE X，TIAN X，et al. Ticagrelor-Aspirin Versus Clopidogrel-Aspirin Among CYP2C19 Loss-of-Function Carriers With Minor Stroke or Transient Ischemic Attack in Relation to Renal Function：A Post Hoc Analysis of the CHANCE-2 Trial. Ann Intern Med，2022，175（11）：1534–1542.

（15）替格瑞洛的临床应用范围

1）替格瑞洛是一种新型 P2Y12 受体抑制剂，与氯吡格雷相比，具有起效迅速、停药后血小板功能恢复快、有效减少心血管不良事件的发生等优势，自问世以来，受到了广泛关注，其应用策略一直是临床医生讨论的热点问题。

2）急性 ST 段抬高型心肌梗死患者的临床应用建议：①替格瑞洛应尽早使用，推荐在首次医疗接触时给予负荷剂量 180 mg，然后维持剂量 90 mg，2 次 / 日；②若患者无法整片吞服，可将替格瑞洛碾碎冲服或鼻胃管给药；③替格瑞洛应与阿司匹林联合使用至少 12 个月。

3）非 ST 段抬高型急性冠状动脉综合征（non-ST-segment elevation myocardial infarction- acute coronary syndrome，NSTE-ACS）患者临床应用建议：①对于缺血风险中高危及计划行早期侵入性诊治的患者，应尽快给予替格瑞洛（负荷剂量 180 mg，维持剂量 90 mg，2 次 / 日）；②对于行早期保守治疗的患者，推荐应用替格瑞洛（负荷剂量 180 mg，维持剂量 90 mg，2 次 / 日）；③替格瑞洛应与阿司匹林联合使用至少 12 个月。

4）拟行冠状动脉旁路移植术（coronary artery bypass grafting，CABG）的急性冠状动脉综合征（acute coronary syndrome，ACS）患者临床应用建议：① ACS 患者择期行 CABG，术前常规停用替格瑞洛 5 天；如患者存在缺血高危因素（如左主干或近端多支病变），可不停用替格瑞洛；出血和缺血风险均较高时，可于术前 5 天停用替格瑞洛，用静脉血小板糖蛋白Ⅱ b/ Ⅲ a 受体抑制剂过渡治疗；②术后认为安全时应尽快恢复使用替格瑞洛；③ CABG 术后优先推荐阿司匹林联合替格瑞洛治疗。

5）ACS 特殊人群临床应用建议：①对于血栓事件风险相对较高的 ACS 患者，如糖尿病、慢性肾脏病及复杂冠状动脉病变患者等，抗血小板治疗首选替格瑞洛（负荷剂量 180 mg，维持剂量 90 mg，2 次 / 日）与阿司匹林联合应用至少 12 个月；②对于肾功能不全的患者，替格瑞洛无须根据肾功能调整使用剂量；鉴于替格瑞洛在接受透析治疗的患者中使用经验较少，使用时需谨慎；③对于≥ 75 岁的高龄患者，鉴于其出血风险较高，使用替格瑞洛时需评估出血风险；④对于已知 *CYP2C19* 中间代谢型、慢代谢型的患者或血小板功能检测提示有残余高反应者，如无出血高危因素，在进行双联抗血小板治疗时应优先选择替格瑞洛。

6）ACS 和（或）经皮冠状动脉介入术（percutaneous transluminal coronary intervention，PCI）后行非心脏外科手术患者临床应用建议：①抗血小板方案的调整应充分权衡外科手术的紧急程度和患者出血 - 血栓的风险，需多学科医生会诊选择优化的治疗方案；②对于支架植入术后 4 ～ 6 周行紧急非心脏外科手术患者，建议继续行双联抗血小板治疗，除非出血的相对风险超过预防支架血栓的获益；③择期手术尽量推迟至裸金属支架植入 4 周后（最好 3 个月）、药物洗脱支架（drug eluting stent，DES）植入 12 个月后（新一代 DES 术后 6 个月）；④对于心脏事件危险性较低的患者，术前 5 ～ 7 天停用阿司匹林和替格瑞洛，术后保证止血充分后重新用药；⑤对于心脏事件危险性较高的患者，建议不停用阿司匹林，替格瑞洛停用 5 天，其中出血风险低危者，建议不停用阿司匹林和替格瑞洛。

（16）替格瑞洛如何与其他药物联用

1）与阿司匹林联用：阿司匹林维持剂量＞ 100 mg 会降低替格瑞洛减少复合终点事件的临床疗效，因此，在给予任何替格瑞洛初始剂量后，阿司匹林维持剂量为 75 ～ 100 mg/d。

2）与质子泵抑制剂（proton pump inhibitors，PPIs）联用：替格瑞洛可直接作用于腺苷二磷酸（adenosine diphosphate，ADP）受体的活性成分，药物清除主要经 CYP3A4 代谢，尚未发现经 CYP2C 酶的代谢途径。因此，替格瑞洛无论是否联用 PPIs，都不影响其抗血小板疗效。

3）与 GP Ⅱ b/ Ⅲ a 抑制剂联用：在 PLATO 研究中，替格瑞洛与静脉 GP Ⅱ b/ Ⅲ a 抑制剂短期联用，未观察到与这些药物有关的不良反应。

4）与其他心血管药物联用：替格瑞洛与其他心血管用药（如肝素、β 受体阻滞剂、血管紧张素转化酶抑制剂、钙通道阻滞剂）合用不会增加不良事件的发生率。

（17）替格瑞洛的安全性

1）出血风险：PLATO 研究发现替格瑞洛并不增加主要出血风险，主要原因为替格瑞洛与 P2Y12 受体的结合具有可逆性，可完整离开整个受体。因此，可快速恢复血小板的原有功能，降低出血风险。临床应用建议：①评估出血风险，综合考虑既往出血病史、合并出血高危疾病、现有检查结果与出血风险评分。②出血高危患者，如近期遭受创伤 / 进行手术、凝血功能障碍、活动性或近期胃肠道出血、有活动性病理性出血、颅内出血病史或中重度肝损害的患者禁用替格瑞洛。③有上消化道出血病史，≥ 75 岁，联用华法林、类固醇、非甾体抗炎药，以及幽门螺杆菌感染的患者应合用 PPIs。④对于近期接受过冠状动脉造影、PCI、CABG 或其他手术操作且服用替格瑞洛的患者，一旦出现低血压，即使未发现出血迹象，仍应怀疑出血可能。⑤替格瑞洛使用过程中发生的出血，根据出血部位及严重程度进行处理：轻微出血应尽可能采用局部压迫或药物止血，除非出血风险大于缺血风险，不建议停用替格瑞洛；严重或危及生命的出血，应停用 P2Y12 受体拮抗剂，在积极对症支持治疗的基础上，使用止血药物或输注血小板；出血控制后，当临床判断安全时，应尽快恢复替格瑞洛的使用。

2）呼吸困难：少数患者出现的呼吸困难与使用替格瑞洛相关，呼吸困难的发生可能与细胞外腺苷水平升高有关，但症状多为轻、中度，多在早期单次发作，无须停药即可缓解。研究者认为，替格瑞洛对肺功能无不良影响，但如果患者出现新的、持续的或加重的呼吸困难，应对其进行仔细研究，如果无法耐受，则应停止使用替格瑞洛。临床应用建议：①有哮喘 / 慢性阻塞性肺疾病史的患者慎用替格瑞洛；②替格瑞洛治疗过程中如患者出现呼吸困难，应首先评估呼吸困难的严重程度、是否加重，排除原患疾病及其他原因导致的呼吸困难；③如果呼吸困难加重或患者无法耐受，排除其他原因后考虑停止替格瑞洛治疗；④如果呼吸困难较轻且患者能耐受，继续行替格瑞洛治疗，并对其进行密切观察。

3）心动过缓临床应用建议：①在心动过缓事件风险较高的患者中，如患有病态窦房结综合征、二度或三度房室传导阻滞或心动过缓相关晕厥但未装起搏器者，应用替格瑞洛的临床经验有限，使用时需谨慎；②尚无证据显示替格瑞洛不能与引起心动过缓的药物联用；③替格瑞洛引发的心室长间歇常可自行缓解，通常无须特殊处理，但应密切关注。

4）痛风临床应用建议：①对于既往患有高尿酸血症或痛风性关节炎的患者需慎用替格瑞洛；②不建议尿酸性肾病患者使用替格瑞洛。

（18）之前使用氯吡格雷者如何改用替格瑞洛

1）PLATO 研究中，替格瑞洛组 46.1% 的患者之前使用氯吡格雷治疗（其中 79.1% 使用氯吡格雷负荷剂量），无论之前是否使用氯吡格雷负荷剂量治疗，且无论治疗策略（侵入或非侵入）如何，替格瑞洛均较氯吡格雷在复合缺血事件终点方面显示出显著的优势。因此，2014 年欧洲心脏病协会和欧洲心胸外科协会血运重建指南对于 NSTE-ACS 抗血小板治疗推荐，替格瑞洛（180 mg 负荷剂量，维持剂量 90 mg，2 次 / 日）可用于有中高危缺血风险且无禁忌证的患者，且不受初始治疗策略的影响（Ⅰ级推荐，B 级证据）。2012 年替格瑞洛中国说明书指出，患者从氯吡格雷换成替格瑞洛，血小板聚集抑制率（inhibition rate of platelet aggregation，IPA）绝对升高 26.4%，可更强地抑制血小板聚集，且无须再次负荷剂量治疗；而将替格瑞洛换为氯吡格雷，IPA 绝对下降 24.5%。已接受过负荷剂量氯吡格雷的 ACS 患者，可改用替格瑞洛，其心血管获益不受基因型影响，携带 *CYP2C19*

LOF 等位基因者也可获益。

2）临床应用建议：①已接受氯吡格雷负荷剂量的 ACS 患者，需要换用替格瑞洛时，可给予起始负荷剂量 180 mg，维持剂量 90 mg，2 次 / 日，不增加出血风险；②除非存在严重的不良反应或出血，否则不建议将替格瑞洛换为氯吡格雷，如需换用，无出血时建议给予 300 ～ 600 mg 负荷剂量。

3）漏服的对策：①替格瑞洛治疗过程中应尽量避免漏服；②漏服 1 次，并不会影响抗血小板效果，无须补服。

（19）氯吡格雷是缺血性脑卒中抗血小板单药治疗的一线用药

抗血小板治疗是缺血性脑卒中二级预防治疗的核心，有多种抗血小板药物用于缺血性卒中和 TIA 二级预防：阿司匹林、氯吡格雷、阿司匹林和双嘧达莫复方制剂、西洛他唑及新一代 P2Y12 抑制剂替格瑞洛。其中，阿司匹林仍旧是抗血小板治疗的基石，氯吡格雷单药治疗的证据也比较充分。

（20）发病 24 小时内的轻型脑卒中或 TIA 患者应积极给予氯吡格雷联合阿司匹林抗血小板治疗

抗血小板治疗是一把双刃剑。联合抗血小板治疗可以进一步降低缺血事件的复发率，但是同时也会增加出血风险。如何找到平衡点是关键的核心问题。为了解决这个难题，加利福尼亚大学旧金山分校的 S.Claiborne Johnston 教授及笔者分别组织了一项大型的临床试验，即针对欧美人群的 POINT 试验与针对中国人群的 CHANCE 试验。CHANCE 研究是缺血性脑卒中联合抗血小板试验的里程碑，在 CHANCE 研究之前国内外指南均未推荐对缺血性脑卒中患者进行联合抗血小板治疗。氯吡格雷治疗动脉粥样硬化性血栓形成（management of atherothrombosis with clopidogrel in high-risk patients with recent transient ischemic attacks or ischemic stroke，MATCH）研究结果表明，与氯吡格雷单药治疗比较，氯吡格雷 75 mg 联合阿司匹林 75 mg 不仅未能降低新发 TIA 和缺血性脑卒中患者的血管事件复发风险，反而增加了严重出血风险。氯吡格雷用于动脉粥样硬化性血栓形成高危患者及对缺血事件的稳定、处理和规避（clopidogrel for high atherothrombotic risk and ischemic stabilization，management，and avoidance，CHARISMA）。研究则表明，对于伴有明显心血管疾病或多重风险因素的患者，在阿司匹林基础上联合氯吡格雷治疗心肌梗死、脑卒中或心血管性死亡的风险并未降低，出血风险却有增加的趋势。这两个研究提示超过 90 天的联合抗血小板治疗不仅未能进一步降低缺血性脑卒中复发风险，反而增加了出血的风险。随后的 3 个探索性临床试验——氯吡格雷与阿司匹林减少有症状颈动脉狭窄栓子（the clopidogrel and aspirin for reduction of emboli in symptomatic carotid stenosis，CARESS）研究、氯吡格雷联合阿司匹林与单独使用阿司匹林用于减少急性症状性颈动脉或颅内动脉狭窄患者栓塞事件（clopidogrel plus aspirin versus aspirin alone for reducing embolisation in patients with acute symptomatic cerebral or carotid artery stenosis，CLAIR）研究和快速评估卒中及 TIA 防止早期再发项目（fast assessment of stroke and transient ischaemic attack to prevent early recurrent，FASTER）研究均提示发病早期行短期双联抗血小板治疗，效果可能优于单抗治疗，但由于尚缺乏大样本临床试验，故彼时未能改变指南推荐。CHANCE 研究是在中国完成的多中心、随机、双盲、双模拟、安慰剂对照研究，入组了 5170 例发病 24 小时内的轻型脑卒中（NIHSS 评分≤ 3 分）和中高危 TIA（ABCD2 评分≥ 4 分）患者。所有患者被随机分配到两个不同的治疗组：①氯吡格雷（300 mg 负荷量，继以 75 mg/d）联合阿司匹林（75 mg/d）治疗 21 天，之后单独应用氯吡格雷（75 mg/d）至 90 天；②单独使用阿司匹林（75 mg/d）90 天。比较两种治疗方案在 90 天内脑卒中复发率、血管事件发生率及出血风险的差异。结果显示，阿司匹林单抗治疗 90 天脑卒中复发风险为 11.7%，联合双抗治疗复发风险为 8.2%。接受双抗治疗的轻型脑卒中或 TIA 患者 90 天脑卒中发生风险相对降低 32%（*HR* 0.68，95% *CI* 0.57 ～ 0.81，$P < 0.001$），而出血风险未明显增加。在 CHANCE 研究结果正式发表后，陆续发表了数篇 Meta 分析对双联抗血小板治疗缺血性脑卒中的有效性及安全性进行评估。中国香港黄家星教授完成的 Meta 分析纳入发病 3 天内的非心源性脑卒中和 TIA 患者进行分析，得出与 CHANCE 研究类似的结论。Bruce Ovbiagele 教授和国内焉传祝教授的 Meta 分析对双抗疗程进行了评估，结果证实 3 个月以内的短程双抗治疗可有效降低脑卒中复发风险且不增加出血风险，持续 1 年以上的双抗治疗未能进一步降低脑卒中风险，但大大增加了出血风险。澳大利亚 Jolanta Siller-Matula 教授和国内彭英教授的 Meta 分析为扩展双抗使用范围提供了证据，脑血管疾病（cerebrovascular disease，CVD）患者或高危血管病患者联合抗血小板治疗同样能有效预防脑卒中发生。

POINT 试验是国际多中心、随机、双盲临床试验，共纳入发病 12 小时内的 4881 例轻型卒中（NIHSS 评分≤ 3 分）或高危 TIA（ABCD2 评分≥ 4 分）患者。该研究发现主要结果显示，氯吡格雷 + 阿司匹林联合治疗 90 天，可以降低主要缺血性事件风险（*HR* 0.75，95% *CI* 0.59 ～ 0.95，*P* =0.02），但同时增加主要出血的风险（*HR* 2.32，95% *CI* 1.10 ～ 4.87，*P* =0.02）。对比 CHANCE 研究和 POINT 研究结果，POINT 治疗方案增加出血风险，主要与联合抗血小板疗程及药物剂量有关：①联合抗血小板疗程为 90 天，大大长于 CHANCE 方案的 21 天；②药物剂量较高，氯吡格雷首次剂量为 600 mg，阿司匹林的剂量范围为 50 ～ 325 mg。因此，短程、低剂量联合抗血小板治疗方案对于此类患者整体获益更多。CHANCE 研究和 POINT 研究结果为国内外指南的修订提供了高级别的循证医学证据，目前对轻型脑卒中及中高危 TIA 患者给予早期、短程的双联抗血小板治疗（CHANCE 治疗策略）是国际公认的最佳治疗方案。中国、美国均对指南进行推荐意见更新：发病 24 小时内，具有脑卒中高复发风险（ABCD2 评分≥ 4 分）的急性非心源性 TIA 或轻型缺血性脑卒中（NIHSS 评分≤ 3 分）的患者，应尽早给予氯吡格雷联合阿司匹林治疗 21 天（Ⅱ a 级推荐，B 级证据）。鉴于发病数天或数年内的轻型脑卒中或 TIA 长期（2 ～ 3 年）行氯吡格雷联合阿司匹林抗血小板治疗会增加相关出血风险，故不推荐常规应用。

（21）血糖控制水平影响 *CYP2C19* 基因变异对于轻型脑卒中和 TIA 患者氯吡格雷疗效的预测价值

中国人群中糖尿病患者比例高、血糖控制不良的现象非常突出，针对这一特点对 CHANCE 研究数据进行深入分析发现：①中国缺血性脑卒中和 TIA 患者中，糖尿病患者比例约 31%，空腹血糖受损患者比例约 8%，二者均与不良预后密切相关；②血清糖化白蛋白（glycated albumin，GA）是短期血糖控制的重要标志物，中国缺血性脑卒中和 TIA 患者中约有 63% 患者 GA 水平高于 15.5%，提示血糖控制不良。GA 水平不仅是影响轻型脑卒中和 TIA 患者氯吡格雷疗效的重要标志物，还将影响 *CYP2C19* 基因变异与氯吡格雷疗效的相关性。不携带 *CYP2C19* 基因变异的轻型脑卒中和 TIA 患者，若 GA 水平控制良好，在阿司匹林单药治疗基础上联合氯吡格雷治疗，脑卒中复发风险将下降 77%（*HR* 0.23，95% *CI* 0.10 ～ 0.49），远远高于整体人群脑卒中复发风险的降低幅度（32%，*HR* 0.68，95% *CI* 0.57 ～ 0.81），双抗的获益可额外增加 45%。研究提示，同时监测患者的 *CYP2C19* 基因分型与血糖控制水平，可以进一步提高预测缺血性脑卒中和 TIA 患者氯吡格雷疗效的准确性。

（22）皮质下梗死患者应用氯吡格雷疗效是否受 *CYP2C19* 基因变异的影响有待进一步研究证实

皮质下小卒中的二级预防（the secondary prevention of small subcortical strokes study，SPS3）探讨长期双联抗血小板治疗皮质下梗死患者的有效性及安全性。该研究入组了发病 6 个月内的皮质下梗死患者 3020 例，随机分配到阿司匹林治疗组和氯吡格雷联合阿司匹林治疗组，平均随访 3.4 年。*SPS3* 基因亚组研究对 522 例患者进行 *CYP2C19* 基因分型（表 29），*CYP2C19* 基因变异对于皮质下梗死患者氯吡格雷疗效无明显影响（*OR* 1.8，

95% *CI* 0.76 ～ 4.30）。进行种族分层后发现，携带 *CYP2C19* LOF 等位基因显著增加皮质下梗死高加索患者的脑卒中复发率（*OR* 5.1，95% *CI* 1.08 ～ 24.9），但对于非裔（*OR* 3.45，95% *CI* 0.80 ～ 14.9）和西班牙裔患者无明显影响。由于该研究是小样本亚组分析，因此结论有待进一步研究证实。

表 29　SPS3 研究 *CYP2C19* 基因型分布频率

CYP2C19 基因型	高加索人（*n*=176）No.（%）	非裔（*n*=73）No.（%）	西班牙人（*n*=244）No.（%）	整体（*n*=493）No.（%）
分型不明	57（32）	25（31）	44（18）	126（26）
正常代谢型	78（44）	26（33）	156（64）	260（52）
中间代谢型	34（19）	18（31）	42（17）	94（19）
慢代谢型	7（4）	4（5）	2（1）	13（3）
正常代谢型 / 分型不明	135（77）	51（70）	200（82）	386（78）
中间代谢型 / 慢代谢型	41（23）	22（30）	44（18）	107（22）

（23）发生高危非致残性脑血管病事件推荐进行基因分型，以指导脑卒中患者精准抗血小板治疗新策略

对发病在 24 小时内的非心源性轻型缺血性卒中（NIHSS 评分≤ 3 分）或高风险 TIA（ABCD2 评分≥ 4 分）患者，有条件的医疗机构推荐进行 *CYP2C19* 基因快检，明确是否为 *CYP2C19* LOF 等位基因携带者，以决定下一步的治疗方案。对发病在 24 小时内的非心源性轻型缺血性卒中（NIHSS 评分≤ 3 分）或高风险 TIA（ABCD2 评分≥ 4 分）患者，如已完成 *CYP2C19* 基因检测，且为 *CYP2C19* LOF 等位基因携带者，推荐给予替格瑞洛联

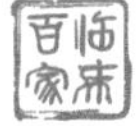

合阿司匹林治疗21天，此后继续使用替格瑞洛（90 mg，2次/日）单药治疗。

参考文献

1. WANG Y J，JOHNSTON C，BATH P M，et al. Clopidogrel with aspirin in High-risk patients with Acute Non-disabling Cerebrovascular Events Ⅱ（CHANCE-2）: rationale and design of a multicentre randomised trial. Stroke Vasc Neurol，2021，6（2）: 280-285.

2. WANG Y J，WANG Y L，ZHAO X Q，et al. Clopidogrel with aspirin in acute minor stroke or transient ischemic attack. N Engl J Med，2013，369（1）：11-19.

3. WANG A X，MENG X，TIAN X，et al. Effect of hypertension on efficacy and safety of ticagrelor-aspirin versus clopidogrel-aspirin in minor stroke or transient ischemic attack. Stroke，2022，53（9）：2799-2808.

4. WANG A X，MENG X，TIAN X，et al. Bleeding risk of dual antiplatelet therapy after minor stroke or transient ischemic attack. Ann Neurol，2022，91（3）：380-388.

5. PAN Y S，MENG X，JIN A M，et al. Time course for benefit and risk with ticagrelor and aspirin in individuals with acute ischemic stroke or transient ischemic attack who carry CYP2C19 loss-of-function alleles：a secondary analysis of the CHANCE-2 randomized clinical trial. JAMA Neurol，2022，79（8）：739-745.

（谢雪微　潘岳松　整理）

缺血性脑血管病二级预防中糖代谢异常的干预

78. 糖代谢异常与缺血性脑血管病相关

糖代谢异常是一种严重危害人类健康的疾病，并与高血糖、死亡、感染、伤口愈合不良及心血管并发症和住院天数增加等不良临床结局相关。虽然，在过去的几十年中，研究者对于糖代谢异常的认识逐渐加深（尤其是在病理生理机制及药物研发进展方面），但是糖代谢异常仍然是一种严重的公共卫生问题，成年人糖代谢异常的患病率逐年升高。缺血性脑血管病主要包括缺血性脑卒中（cerebral ischemic stroke，CIS）和 TIA，每年全球发病人数高达 1.4 亿人。而在缺血性脑血管病患者中糖代谢异常的发病率很高，同时合并糖代谢异常的患者也更容易发生缺血性脑血管病事件。更有研究发现，合并糖代谢异常的患者更容易出现缺血性脑血管病的复发，因此对于糖代谢异常的干预很有可能成为缺血性脑卒中和 TIA 二级预防的重要手段。

79. 糖代谢异常的定义

目前对糖代谢异常的定义尚无统一标准。广义的糖代谢异常应包括高血糖和低血糖。高血糖包括：已知糖尿病、新诊断糖尿病、妊娠期显性糖尿病、妊娠期糖尿病、糖尿病前期、应激性高血糖、药源性高血糖等。糖尿病前期即糖调节受损（impaired glucose regulation，IGR）包括空腹血糖受损（impaired fasting glucose，IFG）和糖耐量减低（impaired glucose tolerance，IGT）。目前对高血糖的定义尚无统一标准，但美国临床内分泌医师学会（American Association of Clinical Endocrinologists，AACE）、美国糖尿病协会（The American Diabetes Association，ADA）、美国医师协会（American College of Physicians，ACP）、《中国成人住院患者高血糖管理目标专家共识》等均建议将任意时点血糖＞7.8 mmol/L 作为高血糖的诊断标准。既往研究发现，非糖尿病患者中联合检测空腹血糖（fasting plasma glucose，FPG）和餐后 2 小时血糖，糖代谢异常检出率为 45.7%，其中糖尿病和 IGR 检出率分别为 16.5% 和 29.2%。低血糖的诊断标准为糖尿病患者血糖＜3.9 mmol/L，非糖尿病患者＜2.8 mmol/L。低血糖是糖尿病患者药物治疗过程中的严重不良反应，可导致死亡率增加、心律失常、脑葡萄糖代谢受损、炎性细胞因子和氧化应激增加等不良临床结局，并增加医疗负担及医疗资源的利用。Gómez-Huelgas 等研究表明，1997—2007 年，住院糖尿病患者原发性低血糖（低血糖为入院主要原因）的发生率为 1.7%，继发性低血糖（低血糖发生在住院期间）的发生率为 2.8%，且继发性低血糖可能与住院糖尿病患者死亡率升高和住院时间延长有关。

80. 糖代谢异常的诊断和筛查方法

（1）糖尿病的诊断是通过检测血浆葡萄糖水平来进行的，以 FPG、餐后 2 小时血糖和（或）口服葡萄糖耐量试验（oral glucose tolerance test，OGTT）为标准。《中国 2 型糖尿病防治指南（2013 年版）》仍采用 WHO（1999 年）糖尿病诊断标准和糖代谢分类。低血糖的诊断标准为糖尿病患者＜ 3.9 mmol/L，非糖尿病患者＜ 2.8 mmol/L。2009 年 ADA、国际糖尿病联盟（the International Diabetes Federation，IDF）及欧洲糖尿病研究协会（European Association for the Study of Diabetes，EASD）推荐使用 HbA1c ＞ 6.5% 作为糖尿病的诊断标准。ADA 于 2010 年通过这一标准。

较 FPG、OGTT 而言，HbA1c 不需要空腹即可检测，且其受患者日常干扰较小，在应激、疾病状态时具有更高的分析稳定性。但不同种族的患者 HbA1c 的水平也可能不同，且 HbA1c 检测需要更多的成本投入，故其在发展中国家作为诊断标准较为受限。我国尚缺乏 HbA1c 诊断切点的研究，因此未将其作为糖尿病诊断标准。

（2）糖代谢异常的主要筛查方法包括预测糖尿病风险的筛查工具、FPG、OGTT 等。有研究表明，非侵入性筛查工具如风险评分法、筛查问卷法、危险因素分类树法、风险计算器、回归方程式法等可提高糖代谢异常的筛查效率，节约筛查成本。然而，针对大面积人群筛查糖代谢异常时，非侵入性筛查工具较为适用，但对住院患者而言，FPG 和 OGTT 更加便捷准确。单独使用 FPG 或餐后 2 小时血糖筛查会使一部分糖代谢异常患者漏诊。OGTT 可提供多个时间点的血糖值，其中 1 小时血糖可反映胰岛素抵抗程度及 β 细胞功能，为个体化治疗奠定基础。此外，HbA1c 应用于住院高血糖患者的筛查是很有意义的，它能够区分本身已存在的高血糖和应激性高血糖。

（3）众所周知，胰岛素抵抗是 T2DM 的特征。已有研究证实，胰岛素抵抗可增加脑卒中风险。在未患糖尿病的缺血性脑卒中患者中胰岛素抵抗的发生率达 50% 以上。胰岛素抵抗在代谢综合征的发病机制中也起着至关重要的作用，而糖代谢异常是胰岛素抵抗的主要临床表现。胰岛素抵抗指胰岛素介导的葡萄糖利用率降低，常见于 T2DM 患者。一般用于测定胰岛素敏感性的方法有两大类。一类为精确测定法，主要有：①高胰岛素正葡萄糖钳夹技术，该技术是公认的诊断胰岛素敏感性的“金标准”；②多次抽血的静脉葡萄糖耐量试验结合微小模型数学分析法；③胰岛素耐量试验或抑制试验等，这类方法操作比较复杂。另一类为简易估测法，由空腹及糖负荷后胰岛素及血糖值而计算得出各种指数来估测胰岛素抵抗，常用的有：①稳态模式评估法（homeostasis model assessment，HOMA）；②空腹胰岛素抵抗指数（insulin resistance index，IRI）。稳态模式评估法是假定肝脏和外周组织的胰岛素抵抗是相等的，按血葡萄糖和胰岛素在不同器官（包括胰腺、肝脏和周围组织）的相互影响而建立的数学模型。

此模型的计算公式仅涉及空腹血糖和空腹胰岛素，即稳态模型的胰岛素抵抗指数（homeostatic model assessment of insulin resistance，HOMA-IR）= 空腹胰岛素（国际单位 / 升）× 空腹葡萄糖（mmol/L）÷ 22.5。HOMA-IR 与钳夹试验有很好的相关性，在流行病学调查中 HOMA-IR 是评价胰岛素抵抗的常用指标。评估胰岛素抵抗的方法中，HOMA-IR 是一种方便、价廉的方法，且该方法与正葡萄糖钳夹技术的结果具有良好的相关性。但 HOMA-IR 在中国人群中的正常参考值范围尚未明确界定。

（4）既往研究显示 HOMA-IR 切点在亚洲人群与西方人群中存在显著的种族差异。此外，两项日本研究的 HOMA-IR 切点结果也不尽相同。这可能是在这些横断面研究中，参与者血糖随着时间推移而恶化或得到改善导致。2016 年 9 月在 *PLoS One* 上发表了一项在中国香港开展的为期 15 年的前瞻性研究，旨在建立区分糖代谢异常和 T2DM 的最佳稳态模型，以评估 HOMA-IR 的切点。本研究数据来自香港的心血管危险因素患病率研究（cardiovascular risk factor prevalence study，CRISPS），纳入 CRISPS-1（1995—1996 年）2895 例 24 ～ 75 岁受试者，之后进行长期随访，分别为 CRISPS-2（2000—2004 年）、CRISPS-3（2005—2008 年）、CRISPS-4（2010—2012 年）。

本研究中，糖代谢异常包括 IFG、IGT 和 T2DM，非糖尿病包括糖耐量正常（normal glucose tolerance，NGT）、IFG 和 IGT。研究包括两个部分；第一部分为横断面研究，针对 CRISPS-1 参与者，确定从 NGT 中区分出糖代谢异常患者，以及从非糖尿病患者中区分出 T2DM 患者的 HOMA-IR 最佳切点；

第二部分为前瞻性研究，在 15 年随访期间未发生糖代谢异常的 872 例患者中，评估正常中国人群的 HOMA-IR 最佳参考值范围。横断面研究提示糖代谢异常和 T2DM 患者的 HOMA-IR 最佳切点为 1.37 和 1.97。从 NGT 人群中区分出糖代谢异常患者的 HOMA-IR 最佳切点为 1.37（灵敏度 65.6%，特异性 71.3%），从非糖尿病人群中区分出 T2DM 患者的 HOMA-IR 最佳切点为 1.97（灵敏度 65.5%，特异性 82.9%）。糖代谢异常和 T2DM 患者基线 HOMA-IR 的 ROC 曲线前瞻性研究提示正常中国人群 HOMA-IR 最佳参考值范围为 0.274 ～ 2.446。对 15 年随访期间始终为 NGT 的受试者进行分析，2.5% 和 95% 基线 HOMA-IR 分别为 0.274 和 2.446。重要的是，常用来确定切点的百分位阈值 75% 和 90% 所对应的基线 HOMA-IR 分别为 1.440 和 2.028，与横断面研究发现的最佳切点——糖代谢异常（1.4）和 T2DM（2.0）很接近。综上，在中国南方人群中，从 NGT 和非糖尿病人群中区分糖代谢异常和 T2DM 患者的 HOMA-IR 切点分别为 1.4 和 2.0，该切点值可作为胰岛素抵抗评估临床研究的有效参考。本研究的优势在于同时采用了横断面研究和前瞻性研究的方法，并结合 OGTT 数据，在 15 年随访期间持续 NGT 人群中推导出 HOMA-IR 正常参考范围。

81.“甜蜜”证据：吡格列酮既能降低缺血事件发生的风险，也能减少新发糖尿病

2016 年 2 月在国际脑卒中大会上，一项激动人心的研究公布了其研究结果，即脑卒中后胰岛素抵抗干预（insulin resistance intervention after stroke，IRIS）研究。该研究是由耶鲁大学 WalterN Kernan 等进行的一项多中心、双盲试验。该研究最后纳入了 3876 例患者，年龄≥ 40 岁，参加的研究中心分别位于美国、加拿大、澳大利亚、以色列、英国、德国及意大利 7 个国家。入组缺血性脑卒中或 TIA 患者，并且使用胰岛素抵抗稳态模型评估（HOMA-IR 值＞ 3.0）后被认为具有胰岛素抵抗。排除了具有糖尿病病史或者基线空腹血糖≥ 126 mg/dL 的受试者。其他排除标准包括心力衰竭或者有明确的膀胱癌危险因素 / 病史。随机分为吡格列酮组（1939 例，目标剂量为每日 45 mg）和安慰剂组（1937 例），平均随访时间为 4.8 年。基线数据表明，吡格列酮组的平均 FPG 为（98.3 ± 10.0）mg/dL，而安慰剂组为（98.2 ± 9.9）mg/dL。在两组中平均 HbA1c 水平都是（5.8 ± 0.4）%。与预期结果相同，该研究人群中有相当数量的患者处于 IGR：大约有 42% 的患者为 IFG（使用 ADA ≥ 100 mg/dL 的标准），65% 的患者 HbA1c ≥ 5.7%，根据 ADA 标准认为这些患者也处于糖尿病高风险之中。脑卒中之后使用基于证据的二级预防治疗非常普遍，大约有 92% 的患者在使用抗血小板药物，超过 82% 的患者在使用他汀类药物。血压也得到了很好地控制，在研究参与者中超过一半的人在使用肾素 - 血管紧张素系统阻滞剂。经过平均 4.8 年的随访之后，与安慰剂相比，吡格列酮可以使主要结局（致死性与非致死性脑卒中或心肌梗死）的相对风险减少 24%（*HR* 0.76，95% *CI* 0.62 ～ 0.93，*P* =0.007），绝对风险减少了 2.8%。在多个亚组之间没有显著的异质性，包括年龄、性别、种族、BMI、使用 HOMA-IR 测定的胰岛素抵抗程度及血糖指数和基于 FPG 或者

HbA1c 的指标。次要结局即糖尿病诊断也减少了 52%（*HR* 0.48，95% *CI* 0.33 ～ 0.69，$P < 0.001$），绝对风险减少了 3.9%。不良反应方面，与在既往研究中观察到的一样，包括体重改变（第 4 年时治疗组体重增加了 2.6 kg 而安慰剂组体重下降 0.5 kg）、水肿（发生率分别为 36%、25%）与骨折（发生率分别为 11.2%、7.5%）。令人感兴趣的是，心力衰竭发生率并没有增加。但是，该研究的排除标准包括存在心力衰竭的患者，所以在基线时就有心力衰竭的患者已经被研究排除在外，并且如果发生了显著的水肿，那么按照试验设计的强烈要求就要向下滴定研究药物的剂量。吡格列酮组与安慰剂组之间的癌症发生率也相似（分别为 6.9%、7.7%）。

这项研究是首次尝试在有脑卒中病史的患者中应用吡格列酮，并证实吡格列酮可使这类患者的脑卒中再发和心脏病发生风险降低 24%。该研究得出如下结论：①对于新近发生脑卒中和 TIA 的患者，如果没有糖尿病但是有胰岛素抵抗，接受吡格列酮治疗，其脑卒中和心肌梗死的发生率低于安慰剂组；②吡格列酮新发糖尿病比例降低，但是增加了体重、水肿和骨折的机会。IRIS 研究的另一项发现是，对于非糖尿病但有胰岛素抵抗的新发缺血性脑卒中和 TIA 患者，吡格列酮既能降低缺血事件发生的风险，也能减少新发糖尿病。在这个单一临床试验中，吡格列酮是预防缺血事件和糖尿病的首选药物。

迄今为止，所有旨在比较不同血糖控制目标的随机化临床试验（UKPDS、ACCORD、ADVANCE 与 VADT 等）均未证实严格控制血糖可以得到大血管获益与周围神经获益，并且微血管获益也并不显著，严重微血管并发症（如致盲、终末期肾病与肾脏性死亡）均未减少。因此，降低血糖水平最为显著的获益是减少了急性高血糖事件的发生。然而，一些降糖药物却可以通过降糖之外的机制对患者大血管预后产生显著的有益影响。吡格列酮是唯一得到证实可以减少动脉粥样硬化事件的降糖药物。胰岛素抵抗是 T2DM 的主要病理生理机制，也是糖尿病患者发生大血管并发症的重要机制之一。有学者认为，胰岛素抵抗可能是 T2DM 与动脉粥样硬化性心血管病发生发展的“共同土壤”。研究发现，胰岛素抵抗人群发生不良心血管事件的风险明显高于非胰岛素抵抗人群。正因如此，干预胰岛素抵抗被认为是防治糖尿病及其心血管合并症的重要靶点。

82. 吡格列酮的“前世今生”，老枝逢春吐新芽

大约在 10 年以前，噻唑烷二酮类药物（thiazolidinediones，TZDs）是一种非常流行的降糖药物，吡格列酮也是其中之一。这些过氧化物酶体增殖物激活受体（peroxisome proliferator activated receptor，PPAR）γ 激动剂在 20 世纪 90 年代中期问世。当时的 T2DM 患者唯一广泛使用的口服药物是二甲双胍与磺酰脲类药物。由于胰岛素抵抗是 T2DM 普遍的病理生理缺陷，并与 CVD 相关，而 TZDs 具有胰岛素增敏的特性，因此这类新型的药物被认为有可能具有对抗动脉粥样硬化的内在特性，似乎可以通过改善增加心脏病或脑卒中复发风险的体内代谢异常状态，来防止心血管事件的发生。

第一种问世的 TZDs 是曲格列酮，它除了可以改善某些

CVD 危险标志物与替代物的情况（如 C- 反应蛋白、甘油三酯及内皮功能的测量结果）之外，还可以改善支架内再狭窄。但是这种药物并没有在临床上维持足够长的时间来证实它对改善临床结局方面具有何种影响，且因该药物具有明显的肝脏毒性作用而渐渐退出历史舞台。第二种是罗格列酮，它也被证实对某些 CVD 危险中介物具有类似的有益影响。然而，因为 Nissen 与 Wolski 在 2007 年发表了一篇相关的 Meta 分析，该药物实际上也受到了广泛质疑，怀疑它可能会增加心肌缺血事件的发生率。随后的一项随机临床试验——评估罗格列酮对糖尿病患者心血管病预后和血糖控制影响试验（rosiglitazone evaluated for cardiac outcomes and regulation of glycemia in diabetes ，RECORD）证实了罗格列酮对主要不良事件的影响是中性的，但是这已经太迟了，不足以挽救人们对这种药物的信任。第三种也是唯一的希望，就是吡格列酮，但是近年以来该药物在临床上应用似乎日趋减少，这可能是受到来自罗格列酮争论的影响，同时人们也许还更加担心这类药物的其他已知不良反应，包括体重增加、水肿、心力衰竭及骨折等，这种应用上的减少似乎也无可非议。当有人提出吡格列酮有可能会增加膀胱癌的风险之后，TZDs 的处方量开始暴跌。即使随后的分析似乎已经消除了后面的这种忧虑，但是这个药物在 T2DM 中的应用率一直没能够真正恢复。有调查显示吡格列酮在美国 T2DM 药物市场上的份额减少到了 5% 以下。但是 IRIS 研究结果的公布为该类药物的“重生”提供了强有力的证据。

在这个复杂的历史背景下，2005 年事情发生了转机，一项使用吡格列酮治疗的大型随机临床试验——吡格列酮对大血管事件影响的前瞻性临床试验（the prospective pioglitazone clinical trial in macrovascular events，PROactive）结果提示，5000 多名既往已经出现明显大血管并发症并且使用其他药物治疗后仍然控制不佳的 T2DM 患者可以从这种药物中适度获益。然而，因为在 PROactive 试验的主要结果，即包括周围血管疾病终点在内的多个终点混杂的复合终点并没有显著减少，所以试验结果只能被认为是假设产生的。此外，减少的心肌梗死与脑卒中看起来似乎在数字上被增加的心力衰竭住院率所抵消了。目前已知这类药物发生的不良反应与增加肾脏钠重吸收有关。在 PROactive 试验结果发表 10 多年之后，我们终于有了第二项大型试验，也就是上文中我们提到的新曙光——IRIS 研究，但是有趣之处在于该研究与糖尿病无关。无论是心血管医生还是脑卒中医生都对于胰岛素抵抗在血管疾病尤其是脑卒中方面有何影响已有多年的兴趣。该结果似乎可以强力支持来自于 PROactive 试验的阳性结果，虽然这是在不同组的患者中进行的试验。因此，按照这种观点，我们有理由得出结论，那就是吡格列酮可以使糖尿病或者具有糖尿病风险的患者动脉粥样硬化相关并发症的发生减少。目前认为吡格列酮是唯一具有这种效应的降糖药物。有研究报道二甲双胍对发生 CVD 风险具有有益的影响，但是这些数据相当少，并且主要来自于他汀类药物广泛使用之前的年代。最近发现恩格列净可以降低 CVD 死亡率及心力衰竭住院率，但是似乎对动脉粥样硬化相关的终点即对心肌梗死与脑卒中没有显著的影响。对于已经发生过脑卒中并且存在胰岛素抵抗的患者来说，特别是当他们还处于 IGR 时，在降低风险的治疗策略中现在可以考虑将吡格列酮

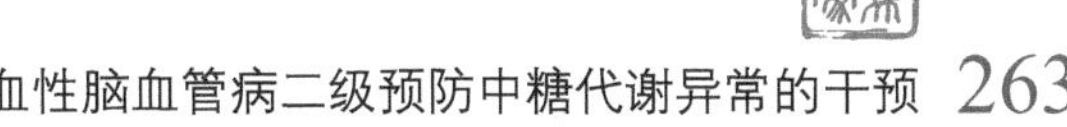

作为首选治疗药物。虽然在该人群中使用这种药物进行治疗还没有得到批准，但是现在制定脑卒中患者的二级预防指南时可以考虑使用该药物。实际上，吡格列酮减少缺血性事件再发的疗效与脑卒中后使用其他公认的预防性治疗药物相似，包括阿司匹林与他汀类药物。然而，除了脑卒中患者之外，IRIS 研究提出了另外一个重要的问题：在心脑血管疾病领域中，其他类别的降糖药物是否存在同样的获益呢？这可能是作为神经科医生或脑卒中医生下一步最为关心的。以吡格列酮为代表的 TZDs 是改善胰岛素抵抗的有效药物，很多学者曾对其寄予厚望。但上市以后，此类药物历尽坎坷，命运多舛。在临床研究方面，此类药物一直未能得出清晰结论。RECORD 研究发现，经过二甲双胍或磺脲类药物充分治疗后血糖不能达标者，在二甲双胍或磺脲类药物治疗基础上加用罗格列酮或联合应用二甲双胍与磺脲类药物，对复合心血管终点事件发生率无影响。BARI2D 研究对象为伴冠心病的糖尿病患者，比较应用胰岛素增敏剂（二甲双胍或 TZDs）或胰岛素治疗可否延缓或阻止冠状动脉粥样硬化病变的发展，结果表明胰岛素增敏剂治疗组与胰岛素治疗组主要终点发生率无明显差异，但与磺脲类药物、格列奈类药物或胰岛素相比，胰岛素增敏剂能够更有效地降低糖尿病患者患外周动脉疾病的风险。上述研究提示，对于 T2DM 患者，应用 TZDs 治疗对于大血管并发症的影响尚待进一步论证。在此背景下，IRIS 研究结果具有尤为重要的意义。该研究不仅证实吡格列酮治疗在脑卒中二级预防中具有重要价值，也证实了将胰岛素抵抗作为药物干预靶点的合理性，这使得 IRIS 研究成为继 UKPDS 和 EMPA-REG 研究之后又一项具有里程碑意义的降糖药物试验。

83. “危险证据”？被 FDA 警告的吡格列酮

2005 年，一项研究意外发现了吡格列酮组与安慰剂组在膀胱癌发病率上的不同。自此，科学家开始激烈讨论吡格列酮与膀胱癌之间的关系，试验数据和结果未能达成统一的意见。2016 年，加拿大一项研究显示，降糖药吡格列酮会增加膀胱癌的发病风险，且随使用时间和服用剂量的增加而增加。研究者分析了英国临床实践研究数据库的 145 806 例 T2DM 患者数据，这些患者均在 2000—2013 年接受过降糖药物治疗。排除其他潜在影响因素，如年龄、性别、糖尿病病程、吸烟状况、饮酒状况等。结果显示，共纳入 689 616 例受试者，中位随访 4.4 年，其中 622 例被新诊断为膀胱癌，年发病率为 90.2/10 万。与服用非噻唑烷二酮药物的患者相比，吡格列酮使患者罹患膀胱癌的风险总体增加了 63%（每年 121/10 万与 89/10 万），且风险随服用时间和剂量的增加而增加。与之相对的是，在相似药物罗格列酮的应用中，未观察到与膀胱癌发病风险的关联（每年 86.2/10 万与 88.9/10 万）。这说明该联系的关键原因在于吡格列酮药物本身，而与 TZDs 无关。研究者强调，从绝对数值看，吡格列酮组罹患膀胱癌的风险并不高。但这一试验还是提醒临床医生和患者在评估整体风险和受益时，应对此保持清醒认知。

2015 年 7 月发表在 *The Journal of the American Medical Association* 上的一项 10 年调查研究，由 James D Lewis 博士和他的同事从 3 个大的数据库进行分析，得出一个关于吡格列酮应用安全性的 10

年调查结果。这 3 个研究分别是：① 193 099 例 40 岁以上糖尿病患者的队列分析；②嵌套在第一个研究中的 464 例膀胱癌患者与 464 例相匹配控制患者的对照；③一项单独的 236 507 例糖尿病患者的队列研究，分析使用吡格列酮与不使用吡格列酮对 10 种癌症风险的影响。在 193 099 例成人糖尿病患者中，随访期间，有 34 181 例患者在接受吡格列酮治疗，其中 1261 例（0.65%）患者被诊断为膀胱癌。使用吡格列酮和不使用吡格列酮糖尿病患者的膀胱癌年发病率分别为 89.8/10 万和 75.910/10 万，除去潜在的混淆因素外，两者的危险比为 1.06，无明显差别。第二项研究结果与之类似。第三项研究显示，236 507 例患者中 16%（38 190 例）的人群曾使用吡格列酮，其中 6.8%（15 992 例）的患者已收到某些癌症诊断。吡格列酮的使用与前列腺癌（*HR* 1.13）和胰腺癌（*HR* 1.41）的风险增加有关，与其他的癌症并没有显著联系。10 年结果是令人欣慰的，但风险并不能被排除，这可能也是 FDA 的重要担忧。

吡格列酮占据了糖尿病患者使用药物的 1/4，在一个大规模的 10 年研究中，研究者并没有发现使用吡格列酮与膀胱癌的风险增加之间有显著统计学关联，这对临床医生和患者而言是安全的。但是研究者也不能排除吡格列酮会使膀胱癌患病风险小幅度增加的可能。该研究虽然能够检验使用吡格列酮 4 年及以上对膀胱癌的影响，但还不能确定使用更长时间吡格列酮与膀胱癌风险之间的关联。吡格列酮有助于 T2DM 患者更好地使用胰岛素。所有的药物都有风险和收益，吡格列酮也不例外，对患者来说，吡格列酮的使用与否取决于各种因素的平衡。这项研究可以帮助医生和糖尿病患者更好地了解吡格列酮的使用风险，从而更好地制定治疗方案。应美国 FDA 和欧洲药品管理局的要求，对使用吡格列酮的患者进行 10 年的随访观察。5 年中期分析报告显示：接受吡格列酮治疗超过 2 年的患者，膀胱癌发生风险增加，风险比为 1.4。既往也有研究提示糖尿病药物吡格列酮似乎并不会增加膀胱癌的患病风险，但有研究表明吡格列酮可能会增加前列腺癌和胰腺癌的患病风险。其他糖尿病药物也与胰腺癌发病相关，因为高血糖本身就是胰腺癌的早期表现之一。吡格列酮增加前列腺癌和胰腺癌的患病风险之间是否有因果关系，仍待进一步研究。

吡格列酮提高癌症发生风险尚未完全确定，在科学界仍存在争议。虽然随着更大型并且更新研究的发表人们对膀胱癌的忧虑减少了，但是美国 FDA 对于该药物的使用仍有担忧，临床医生同样应保持更为客观的态度。FDA 发现吡格列酮用于治疗 T2DM 时，可能导致膀胱癌的患病风险增加，因此批准药品标签进行更新。FDA 要求吡格列酮或含吡格列酮的复方制剂，其药品标签内容应包含关于增加膀胱癌患病风险的警告信息，并要求药品生产商继续完成为期 10 年的流行病学研究。FDA 警告包括医护人员在治疗 T2DM 时，不应对患有膀胱癌的患者使用吡格列酮，同时在对有膀胱癌病史的患者使用吡格列酮之前应该慎重考虑其利与弊。FDA 指出，如果患者在服用吡格列酮后，有血尿、小便灼烧、疼痛等症状时，应该及时告知医护人员，因为这些症状可能是由膀胱癌引起的。

此外，吡格列酮可明显增加 IGR 治疗的骨折风险。一项研究表明，相较于安慰剂治疗，罹患脑血管病的 IGR 患者接受吡格列酮治疗后骨折风险增加。既往有关糖尿病人群的临床试验显示 TZDs 与骨折风险增加相关，相关机制的研究发现这类药物对骨有不良影响。IRIS 研究为骨折发生率、严重性、机制及骨折时间提供了更为详细的信息。IRIS 研究结果显示，吡格列酮组 218 例参与者共发生 376 次骨折；安慰剂组 145 例参与者共发生 225 次骨折；吡格列酮组与安慰剂组 5 年首次骨折风险分别为 13.6% 和 8.8%（*HR* 1.53，95% *CI* 1.24 ～ 1.89）。两组高能量骨折风险均较低，两组低能量、需要手术或住院的非病理性骨折风险差异为 1.6%（*HR* 1.45，95% *CI* 1.03 ～ 2.09）。研究人员观察到，吡格列酮组相较于安慰剂组男性（*HR* 1.83，95% *CI* 1.36 ～ 2.48）和女性（*HR* 1.32，95% *CI* 0.98 ～ 1.78）骨折风险均增加。吡格列酮对具体骨骼及骨骼区域并无选择性影响，*HR* 从上肢骨折的 1.28（95% *CI* 0.9 ～ 1.82）到脊柱骨折的 2.07（95% *CI* 1.18 ～ 3.63）不等。研究人员指出，治疗依从性上两组均存在性别差异，吡格列酮组女性及男性 1 年内每天至少应用 30 mg 的依从率分别为 64% 和 76%；安慰剂组女性和男性的依从率分别为 77% 和 88%。本次分析表明，吡格列酮虽然可降低缺血性脑卒中或 TIA 后非糖尿病患者的心血管风险，但骨折风险不应忽视。改善骨健康、预防跌倒有助于优化吡格列酮风险 / 获益比。

84. 缺血性脑血管病的血糖管理

糖尿病是卒中的独立危险因素，糖尿病或糖尿病前期会显著增加缺血性卒中的风险。约 40% 的急性缺血性卒中患者存在卒中后高血糖，且与不良预后相关。然而降低血糖是否能改善卒中患者的预后尚不明确，同时如何管理卒中后血糖也缺乏有力的证据支持。AHA/ASA 在发布的《急性缺血性卒中早期管理指南（2019 年版）》中推荐：急性缺血性卒中发病后 24 小时持续高血糖患者比血糖正常患者的预后更差，因此控制高血糖，使血糖水平保持在 140 ～ 180 mg/dL，并密切监测以防低血糖是合理的（IIa 类推荐，C-LD 级证据）。《中国急性缺血性脑卒中诊治指南（2018 年版）》建议，血糖超过 10 mmol/L（180 mg/dL）可给予胰岛素治疗，并将血糖控制在 7.8 ～ 10 mmol/L（140 ～ 180 mg/dL）。

为了进一步明确急性缺血性卒中后血糖管理的目标值，Karen C Johnston 等开展了卒中高血糖胰岛素治疗（stroke hyperglycemia insulin network effort，SHINE）研究，比较强化降糖治疗与标准降糖治疗是否可改善急性缺血性卒中患者的功能预后。SHINE 研究是一项前瞻性、多中心、随机、单盲治疗、双盲判定的试验。2012 年 4 月—2018 年 8 月，该研究共纳入 63 家分中心的 1151 例成年缺血性卒中患者。纳入标准为基线 NIHSS 评分为 3 ～ 22 分，合并 2 型糖尿病且血糖＞ 110 mg/dL 或无已知糖尿病但血糖≥ 150 mg/dL。主要排除标准包括 1 型糖尿病、需要肾透析、需要注射胰岛素控制血糖、合并潜在影响评估卒中临床结局的合并症等。研究将纳入患者随机分为两组，强化治疗组给予胰岛素静脉滴注，血糖目标 80 ～ 130 mg/dL；标准治疗组皮下注射胰岛素每 6 小时 / 次，血糖目标 80 ～ 179 mg/dL。主要疗效结局为良好预后率（基线 NIHSS 评分为 3 ～ 7 分者 90 d mRS 评分为 0 分；基线 NIHSS 评分为 8 ～ 14 分者 90 d mRS 评分为 0 ～ 1 分，基线 NIHSS 评分 15 ～ 22 分者 90 d mRS 评分为 0 ～ 2 分），主要安全结局为严重低血糖（＜ 40 mg/dL）。两组主要疗效结局无显著差异（强化治疗组 *vs*. 标准治疗组：20.5% *vs*. 21.6%）。在校正基线卒中严重程度和接受溶栓或取栓治疗后，出现良好预后率的校正后 *RR* 为 0.97（95% *CI* 0.87 ～ 1.08，*P* =0.55）。强化治疗组出现严重低血糖 15 例（2.6%），标准治疗组 0 例（风险差 2.58%，95% *CI* 1.29% ～ 3.87%）。研究结果显示，强化静脉注射胰岛素治疗在改善缺血性卒中后功能方面，并不优于标准胰岛素治疗，甚至可能增加低血糖的风险。

SHINE 研究填补了卒中后高血糖治疗方案的空白，明确否定了这种治疗策略。该研究提示对于急性缺血性卒中患者，应该采取较为宽松的血糖管理策略。而对于缺血性卒中后高血糖患者的最佳降糖措施及其目标值，仍需要完善、合理的临床研究进一步明确。

85. 胰岛素抵抗与缺血性脑血管病预后的关系

近期的研究发现，胰岛素抵抗与缺血性脑卒中的预后相关。中国的 ACROSS-China 研究通过测量并计算 HOMA-IR、ISI（composite）和 ISI0，120 等反映胰岛素抵抗的指标，评价了胰岛素抵抗与非糖尿病缺血性脑卒中预后的关系。研究发现对于非糖尿病的缺血性卒中患者，随着胰岛素抵抗指数 HOMA-IR 的增加，患者的 12 个月卒中复发风险增加，伴胰岛素抵抗（HOMA-IR 第四分位数）的非糖尿病卒中患者 12 个月卒中复发风险是非胰岛素抵抗患者的 1.6 倍。同时，通过计算基于 C 肽和 HOMA-2

模型的处置指数测量 β 细胞功能，发现对于无糖尿病史的卒中患者，处置指数最低四分位数（提示 β 细胞功能受损）患者 12 个月卒中复发风险是最高四分位数患者的 3.5 倍。另一项日本福冈卒中登记队列研究（Fukuoka Stroke Registry），招募了 4655 名急性缺血性脑卒中患者，在患者发病后 8.3 天测量空腹血糖以评估胰岛素抵抗水平。研究终点包括神经功能改善（NIHSS 评分改善 4 分以上）、不良功能结局（3 个月 mRS 评分 3 分以上）及 3 个月预后（卒中复发及全因死亡）。研究发现，HOMA-IR 得分与神经功能改善（HOMA-IR 最高五分位数患者 *vs*. 最低五分位数患者的 *OR* 0.68）和不良功能结局（HOMA-IR 最高五分位数患者 *vs*. 最低五分位数患者的 *OR* 2.02）相关，该相关性在调整糖尿病及体重指数后仍显著，但是 HOMA-IR 得分与 3 个月内卒中复发或死亡不相关，上述相关性在非糖尿病或非肥胖患者中保持不变。不同年龄、性别、脑卒中亚型或卒中严重程度患者中未观察到异质性。

86. 糖代谢异常治疗的未来

近几年是降糖药物收获颇丰的阶段。EMPA-REG 研究证实，与安慰剂组受试者相比，在常规治疗基础上加用 SGLT-2 抑制剂恩格列净可以显著降低复合硬终点事件发生率。虽然目前对于恩格列净获益的机制尚不清楚，但两组间 HbA1c 水平的差异仅约 0.4%，这显然不会成为该药获益的主要因素。而与安慰剂组相比，恩格列净治疗组患者血压降低约 4/2 mmHg，根据既往降压治疗试验的一般规律，这一血压差异完全可以对临床预后产生显著影响。因此有理由认为，恩格列净通过渗透性利尿而产生的降压作用可能是其主要获益机制。恩格列净在缺血性脑卒中及 TIA 患者中的应用目前尚无大型研究可以进行参考，这也是神经科医生及脑卒中医生未来努力的方向。

盐酸二甲双胍是一种常见的 T2DM 初始治疗药物，可减少肝糖的产生，减少小肠对葡萄糖的吸收，并可通过增加外周组织对葡萄糖的摄取和利用而提高胰岛素的敏感性。二甲双胍之所以被各国指南推荐为一线降糖药物，是因为其降糖效果肯定，安全性好，价格合理，且能降低微血管并发症风险。然而，在防治心血管事件方面，二甲双胍的临床研究证据远不够充分。迄今为止，仅一项包括 342 例肥胖患者的亚组分析（即 UKPDS 34 研究）显示，二甲双胍能够降低 T2DM 患者大血管并发症风险，但这一结论并未被随机化临床研究重复证实。不久前结束的 EMPA-REG 研究首次打破僵局，证实 SGLT-2 抑制剂可以显著减少 T2DM 患者大血管事件的发生，为糖尿病患者心血管并发症防治提供了新思路。最新的 IRIS 研究也会对降糖药物的应用格局产生一定影响。最新的药物进展集中在了二甲双胍复合药物的开发。勃林格殷格翰 - 礼来糖尿病联盟 2016 年底在美国监管方面收获喜讯，双方合作开发的 T2DM 复方新药 Synjardy XR（恩格列净 / 盐酸二甲双胍缓释片）获得美国 FDA 批准用于 T2DM 成人患者的治疗，该药每日口服一次，适用于结合饮食和运动改善 T2DM 成人患者的血糖控制。之前，双方开发的另一款产品 Synjardy（恩格列净 / 盐酸二甲双胍）已于 2015 年获得美国和欧盟批准上市，该药每日口服 2 次，适用人群与 Synjardy XR 相同。

Synjardy XR（缓释片）和 Synjardy 是由恩格列净和盐酸二甲双胍组成的复方单片，具有 2 种独特的降血糖机制。恩格列净属于新兴的钠 - 葡萄糖协同转运蛋白 -2（SGLT-2）抑制剂类降糖药，能够阻断肾脏中葡萄糖的再吸收作用，将过多的葡萄糖排泄到体外，达到降血糖的疗效，而且该降糖效果不依赖于 β 细胞功能和胰岛素抵抗。多个临床试验数据表明 Synjardy XR 单独用药或与其他降糖药（吡格列酮、磺脲类药物、DPP-4 抑制剂、胰岛素）联合用药具有良好的疗效及安全性。

另一种新兴药物利拉鲁肽同样传来好消息。应用 GLP-1 激动剂利拉鲁肽进行的 LEADER 研究又取得了阳性结果。该研究旨在探讨 GLP-1 激动剂利拉鲁肽治疗对 T2DM 患者心血管终点事件的影响。研究采用多中心、双盲、安慰剂对照的随机化研究设计，共纳入 9340 例≥ 50 岁并伴有心血管病、脑血管病、外周动脉疾病或慢性肾衰竭的 T_2DM 患者（HbA1c ≥ 7.0%），或≥ 60 岁并伴有至少一项心血管危险因素的糖尿病患者。在常规治疗基础上随机分为两组，分别予以利拉鲁肽（1.8 mg，皮下注射，1 次 / 日）或安慰剂治疗。主要复合终点为首次发生心血管死亡、非致死性心肌梗死与非致死性脑卒中。目前此研究的详细结果尚未公布，但基于上述研究设计，两组受试者之间不会产生很大的血糖差异，因而利拉鲁肽获益的主要机制也不会是通过降低血糖水平实现的。既往有双盲、安慰剂对照的随机化试验发现，与安慰剂组相比，利拉鲁肽治疗组患者收缩压降低 5.02 mmHg（$P < 0.0001$）。据此判断，血压降低很可能构成了利拉鲁肽减少主要复合终点事件的主要机制。

综合考虑现有多项降糖试验与降糖药物试验可以认为，无论何种降糖药物，试图通过降低血糖水平来获取大血管获益的可能性不大，但部分降糖药物所具备的其他特性可能会对糖代谢异常患者产生益处。另一项前瞻性队列研究分析了吡格列酮治疗与痴呆发生率之间的关系。在这项研究中，研究者对 125 928 例年龄≥ 60 岁、基线无痴呆和有 1 型糖尿病病史的患者进行随访。研究发现，为期 6 年随访期间，与非糖尿病患者相比，长期接受吡格列酮治疗的糖尿病患者的痴呆发生率下降 47%（*RR* 0.53，*P*=0.029）。然而，如果糖尿病患者接受吡格列酮治疗时间＜2年，痴呆发生率与非糖尿病患者无明显差异（*RR* 1.16，*P* =0.317）。此外，与非糖尿病患者相比，未接受吡格列酮治疗的糖尿病患者的痴呆发生率增加 23%（*RR* 1.23，*P* ＜ 0.001）。这项研究提示，吡格列酮治疗或有助于降低 T2DM 患者的痴呆风险。未来研究或许会发现吡格列酮对老年患者具有神经保护作用。

从经济及临床应用角度来看，很重要的一点是吡格列酮是一种目前就能用到的非专利药，价格相对低廉，新品牌的糖尿病药物与吡格列酮相比，费用要高 30 ～ 40 倍。并且随着鼓舞人心的来自于 IRIS 研究结果的公布，使用吡格列酮进行治疗可能会得到“重生”。这种药物的其他获益就是其降糖效能与其他口服药物相似甚至更强，持续疗效要超过其他降糖药物，并且在其潜在的不良反应中没有低血糖。使用更保守的剂量（典型的剂量范围为 15 ～ 30 mg，比 IRIS 研究所用的剂量低），可以减轻或完全避免水肿与体重增加的不良反应。就像在 IRIS 研究中观察到的那样，通过适当地选择患者并且经严密随访后，心力衰竭也能够被预防。吡格列酮最大的问题可能是骨折风险，这在 IRIS 研究中也得到了证实。我们还不知道是否能够识别那些具有最高骨折风险的患者，并且也不知道在这个人群中要减少骨折的最佳预防策略是什么？就像任何糖尿病药物一样，针对每个患者，为了获得最佳的治疗方法，临床医生必须权衡每类药物的优点与缺点，同时还要考虑到费用问题。

参考文献

1. POWERS W J，RABINSTEIN A A，ACKERSON T，et al. Guidelines for the early management of patients with acute ischemic stroke：2019 update to the 2018 guidelines for the early management of acute ischemic stroke：a guideline for healthcare professionals from the American Heart Association/American Stroke Association. Stroke，2019，50（12）：e344-e418.

2. JOHNSTON K C，BRUNO A，PAULS Q，et al. Intensive vs standard treatment of hyperglycemia and functional outcome in patients with acute ischemic stroke：the SHINE randomized clinical trial. JAMA，2019，322（4）：326-335.

3. 中华医学会糖尿病学分会 . 中国 2 型糖尿病防治指南（2020）. 北京：北京大学医学出版社，2020.

（潘岳松　整理）

出血治疗新观点

87. 脑出血形势严峻

脑出血患者占所有急性脑卒中患者的 11% ～ 22%，且有较高的致残率及死亡率，30 天死亡率高达 30% ～ 40%，6 个月后仅有 12%～39% 的患者生活能够自理，是最严重的脑卒中亚型。最新横断面调查研究显示，在我国，脑出血占总脑卒中的发病率及患病率分别为 23.8% 及 15.8%，明显较西方国家高，给社会和国家带来较重的疾病负担及经济负担，因此脑出血防治工作任重而道远。

关于脑出血的治疗，我们翻阅近年来文献，总结出近年来的研究方向及趋势（图 72）。目前，脑出血研究最迫切的两个目标是早期血压控制和安全减少血肿体积。下面我们将分别阐述近年来关于这两种治疗方式的最新研究进展。

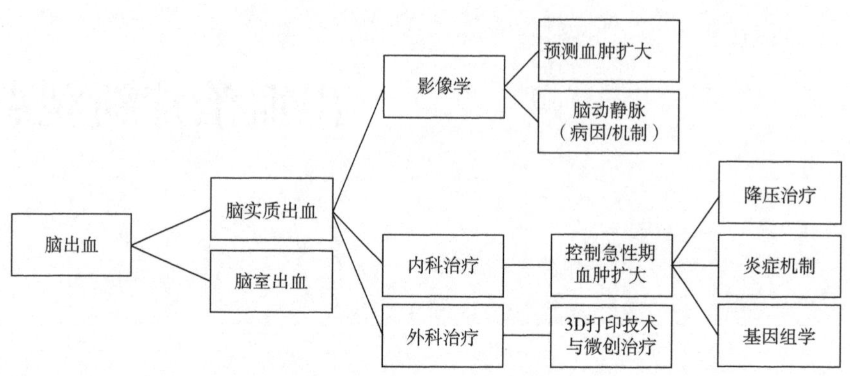

图 72　脑出血研究方向及趋势

88. 脑出血急性期快速降压是安全的

关于脑出血的内科治疗，现已得到证实的药物治疗方法很有限。众所周知，脑出血急性期会出现血压的急剧升高，而这又是再出血及血肿扩大的危险因素，从而增加了脑出血死亡及不良预后的风险。庆幸的是，血肿扩大是在脑出血后一定时间内发生的，给我们治疗干预提供了时机。目前关于预防血肿扩大的治疗手段，仅限于早期降压和抗凝药物的紧急逆转。因此，降压治疗是急性期药物干预的重要措施之一。但是长久以来，降压可能会引起脑灌注压下降从而导致的血肿周围组织缺血一直是人们降压的桎梏。急性脑出血强化降压试验（the intensive blood pressure reduction in acute cerebral hemorrhage trial，INTERACT）研究指出，急性期降压可降低血肿扩大的风险，但并没有增加不良事件的发生。为了验证急性期降压的安全性及有效性，INTERACT Ⅱ临床研究应运而生。该研究入组发病 6 小时以内的脑出血患者，给予他们降压治疗，强化降压组目标值是在 1 小时内收缩压降至

140 mmHg 以下，另一组是降至 180 mmHg 以下。结果显示强化降压并没有导致 90 天死亡及严重致残率的增加，而且血肿扩大速度随着降压强度的增加而下降。2015 年 AHA/ASA 指南随之做了更改，指出脑出血患者收缩压在 150 ～ 220 mmHg 且没有急性降压禁忌证的情况下，将血压降至 140 mmHg 以下是安全的（Ⅰ级推荐，A 级证据），并且可以有效改善功能预后（Ⅱa 级推荐，B 级证据）。但该项研究 2/3 以上人群来自中国，结果可能会存在种族偏倚，且该研究并没有限定降压药物种类，而亚洲人更常用 α-肾上腺素能受体拮抗剂及乌拉地尔，但这些药在美国是没有的。其次，该研究中患者仅有 72% 既往存在高血压病史，84% 出血位于脑深部，且出血量较小（中位数 11 mL），这些都限制了结果的进一步推广。

在 INTERACT Ⅱ研究的基础上，Adnan I. Qureshi 做了精准比较分析，并设计了 ATACH（antihypertensive treatment of acute cerebral hemorrhage）Ⅱ研究，以继续探讨降压的幅度及安全性问题，研究结果于 2016 年 9 月发表在 *The New England Journal of Medicine* 上。试验拟入组 1280 例患者，所入组患者脑出血量在 60 cm^3 以下，GCS 评分（glasgow coma scale score）在 5 分以上，随机分为两组，一组是强化降压组（收缩压控制在 110 ～ 139 mmHg），另一组是标准治疗组（收缩压控制在 140 ～ 179 mmHg），在发病 4.5 小时内给予静脉用尼卡地平降压，2 小时内降至目标水平。初级终点事件是随机 3 个月后的死亡率及致残率（mRS 评分为 4 ～ 6 分）。但结果并不像预期那样，中期分析发现两组结果无差异，入组 1000 例后试验提前终止。这 1000 例患者 500 例入组强化降压组，余 500 例入组标准降压组，其中亚裔人群占 56.2%。初级终点事件发生率在强化降压组占 38.7%，在标准降压组占 37.7%（两组相对风险比 1.04，95% *CI* 0.8 ～ 1.27），强化降压组较标准降压组并没有降低致残率和死亡率。而且应用静脉用尼卡地平急速降压，随机 7 天内肾功能不良事件发生率强化降压组明显高于标准降压组（9.0% *vs*. 4.0%，*P* =0.002）。随机 72 小时内严重不良事件发生率强化降压组为 1.6%，标准降压组为 1.2%（两组相对风险比 1.37，95% *CI* 0.47 ～ 3.95）。

从 INTERACT Ⅱ及 ATACH Ⅱ两项大型研究中，我们也得到了一些启示。INTERACT Ⅱ是在入组 1 小时内将血压降至 140 mmHg 以下，急性期迅速降压并没有引起神经功能恶化及严重不良事件的发生。在 ATACH Ⅱ中强化降压组随机时收缩压平均 182 mmHg，降压最初 2 小时内收缩压平均值降至 129 mmHg，迅速降压并没有较标准降压组引起神经功能恶化（标准降压组随机时收缩压平均 185 mmHg，降压最初 2 小时内收缩压平均值降至 141 mmHg）（图 73）。而且，ICH ADAPT（intracerebral hemorrhage acutely decreasing arterial pressure trial）研究发现，发病 24 小时内将收缩压降至 150 mmHg 以下较降至 180 mmHg 以下并没有影响血肿周围的平均脑血流量，也没有引起边缘带及血肿周围组织的低灌注（图 74）。Tsivgoulis 等对 ICH ADAPT、INTERACT Ⅰ、INTERACT Ⅱ及另一项关于脑出血急性期降压的研究进行 Meta 分析显示，在脑出血急性期进行强化降压治疗是安全的，虽然有少数强化降压治疗患者 3 个月功能结局不佳，但并没有显著统计学意义。而且，强化降压能够降低患者 24 小时血肿扩大风险。因此，急性期快速降压是安全的。当然，这篇 Meta 分析纳入的 4 项研究以 INTERACT Ⅱ研究人群为主（INTERACT Ⅱ 2794 名患者 / 共纳入 3315 名患者），随后的 ATACH Ⅱ研究结果是否会影响整体结局呢？正在进行的 ICH ADAPT Ⅱ研究拟探讨在发病 6 小时以内将收缩压降至 140 mmHg 是否会出现缺血及继发损伤，结果很令我们期待。将 ATACH Ⅱ研究结果及 ICH ADAPT Ⅱ研究结果加入到 Meta 分析中，是会得到同样的结论，还是会逆转这一趋势，我们拭目以待。

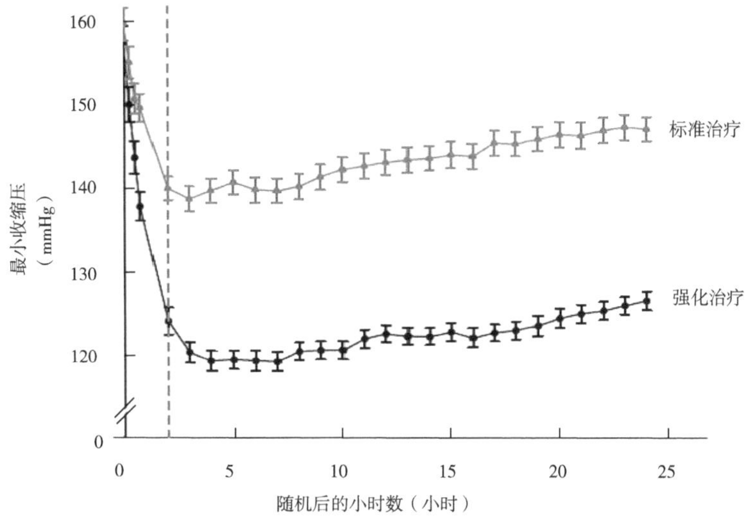

图 73　各治疗组在随机 24 小时内平均每小时最小收缩压

那么，降压的目标值应该是多少呢？ ATACH Ⅱ研究还没有给出分析，INTERACT Ⅱ的亚组分析显示，收缩压在 130 ～ 139 mmHg 似乎获益最大（图 75），高于或低于这个数值都可能增加脑出血相关死亡率及致残率。ATACH Ⅱ两组的收缩压几乎神奇地落在距拐点等距的两侧，这样也就不难理解 ATACH Ⅱ为什么两组结

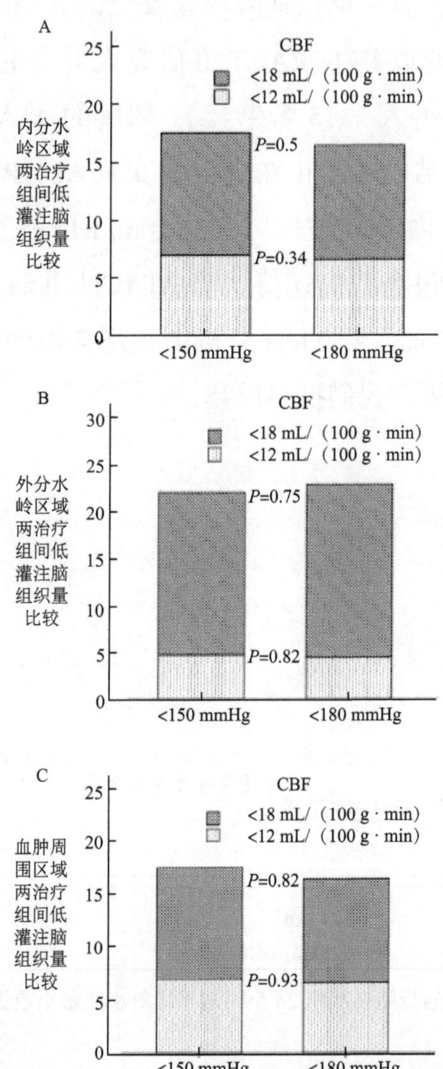

A：内分水岭区域两治疗组间低灌注脑组织量比较；B：外分水岭区域两治疗组间低灌注脑组织量比较；C：血肿周围区域两治疗组间低灌注脑组织量比较。在任何区域两治疗组间在低灌注界值以下的脑组织量均相当。

图 74　两降压治疗组间内分水岭、外分水岭及血肿周围区域脑血流量（cerebral blood flow，CBF）＜18 mL/（100 g · min）或＜12 mL/（100 g · min）的脑组织量比较

局相当了。INTERACT Ⅱ强化降压持续 7 天，结果存在临床获益，而 ATACH Ⅱ持续 24 小时，却没有临床获益。这是否也提示我们，24 小时至发病 7 天这段时间也应该严格控制血压在 140 mmHg 以下呢？这些都是我们今后希望解决的问题。

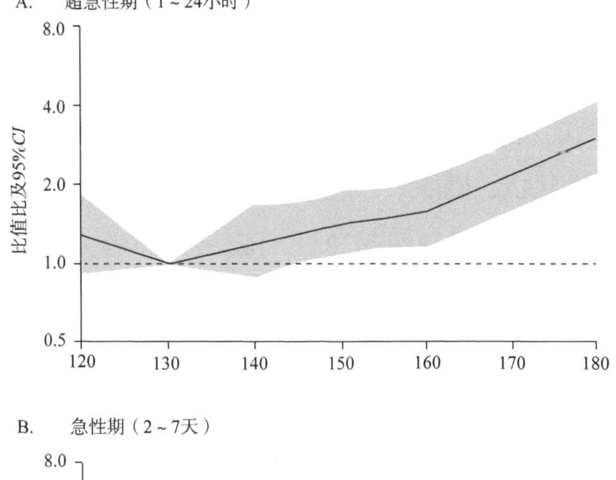

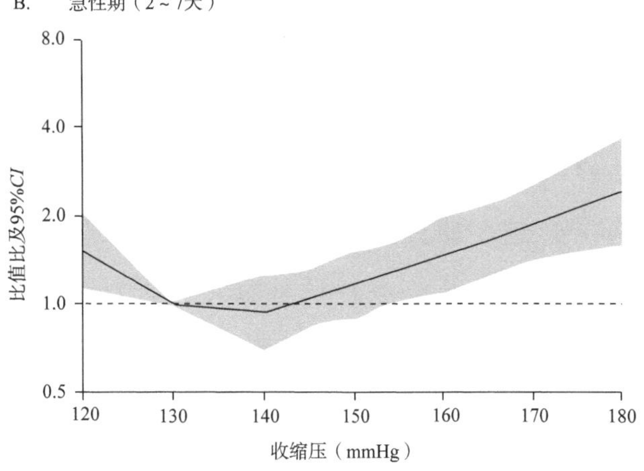

A：1 ～ 24 小时；B：2 ～ 7 天。比值比（odds ratio，OR）及 95% *CI*（灰色区域），参考基线是收缩压 =130 mmHg。校正因素：性别、年龄、种族、发病至随机时间、NHISS 评分、血肿量及部位、有无脑室出血，以及随机分组。

图 75　收缩压水平与 90 天 mRS 评分关系

89. 氨甲环酸对于脑出血的治疗是安全的

关于脑出血的内科治疗，现已得到证实的药物治疗方法很有限。Nikola Sprigg 及其同事 2018 年在 *The Lancet* 上发表了 *Tranexamic acid for hyperacute primary IntraCerebral Haemorrhage（TICH-2）：an international randomised，placebo-controlled，phase 3 superiority trial*，旨在探讨超急性期脑出血患者应用氨甲环酸治疗是否能够降低血肿扩大风险，且改善患者预后。该研究是一项国际多中心、随机、安慰剂对照研究。共纳入 2325 例发病 8 小时之内的成人原发性超急性期脑出血患者，纳入研究的患者按 1∶1 随机分配到氨甲环酸治疗和安慰剂对照组。研究初级终点采用发病 90 天的功能预后（mRS 评分）。最后在氨甲环酸组和安慰剂对照组的 90 天功能评价中并没有发现明显的差异（校正 *OR*=0.88，95% *CI* 0.76 ～ 1.03，*P* =0.11）。虽然发病 7 天内氨甲环酸组死亡率较低（早期死亡率氨甲环酸组为 9%，安慰剂对照组为 11%，*P* =0.0406），但发病 90 天时病死率在两组间没有明显的统计学差异。这个研究同时表明了氨甲环酸对于脑出血患者是安全的，但是对于临床终点并没有意义。研究还发现对于发病 24 小时后复查血肿扩大而言，氨甲环酸组对比安慰剂组平均减少 1.37 mL，然而总体上并不足以提示改善临床功能结局。

2020 年另一项关于氨甲环酸治疗的多中心、随机、双盲、安慰剂对照研究 *Tranexamic acid in patients with intracerebral haemorrhage（STOP-AUST）：a multicentre，randomised，placebo-controlled，phase 2 trial* 发表在 *The Lancet Neurology* 上。

该研究入组格拉斯哥昏迷评分＞ 7，脑出血量＜ 70 mL，同时 CT 血管造影显示造影剂外渗（点征），并可在症状出现后 4.5 小时内和 CT 血管造影检查后 1 小时内给予药物治疗的急性脑出血患者。药物治疗组患者在 10 分钟内静脉注射 1 克氨甲环酸，然后在 8 小时后再注射 1 克；安慰剂组则在症状出现后的 4.5 小时内开始服用安慰剂。主要结果是 24 小时内血肿扩大（相对＞ 33% 或绝对＞ 6 mL）。研究在 2013 年 3 月 1 日至 2019 年 8 月 13 日期间共入组 100 名参与者，随机分为氨甲环酸组（*n*=50）或安慰剂组（*n*=50）。基线期中位年龄为 71（IQR 57 ～ 79）岁，中位脑出血量为 14.6（7.9 ～ 32.7）mL。结果两组间主要结局无明显差异：安慰剂组 26 例（52%）患者和氨甲环酸组 22 例（44%）患者出现血肿扩大（*OR*=0.72，95% *CI* 0.32 ～ 1.59，*P* =0.41）。两组之间死亡或有血栓栓塞并发症的患者比例亦无差异：安慰剂组 8 例（16%）死亡，氨甲环酸组 13 例（26%）死亡，安慰剂组 2 例（4%），氨甲环酸组 1 例（2%）有血栓栓塞的并发症。没有一例死亡与研究药物有关。

这两项研究虽没有证明氨甲环酸可以预防血肿扩大，但该种治疗是安全的，不会增加血栓栓塞并发症。

90. 重组活化凝血因子Ⅶ未改善点征阳性的 ICH 患者血肿扩大

重组活化凝血因子Ⅶ（recombinant activated factor Ⅶ，rFⅦa），是一种用于治疗血友病相关出血的快速促凝血剂。既往一项关于发病 3 小时内使用 rFⅦa 的ⅡB 期临床试验结果表明安慰剂组血肿体积增加 10.7 mL，而 rF Ⅶ a 治疗组仅增加 4.4 mL（P =0.009），但在发病 3 小时后使用 rF Ⅶ a 治疗并不能控制血肿扩大。rF Ⅶ a 治疗组与安慰剂组相比，减少了约 50% 的血肿扩大，但在Ⅲ期随机临床试验中并没有改善临床结局。2019 年，由加拿大选择和指导伴有"斑点征"脑出血患者的止血治疗（"spot sign" selection of intracerebral hemorrhage to guide hemostatic therapy，SPOTLIGHT）和美国脑出血生长预测和治疗的斑点征研究（the spot sign for predicting and treating ICH growth study，STOP-IT）研究者共同发起了一项多中心、双盲、安慰剂对照的随机临床试验，拟验证 rF Ⅶ a 是否可以改善点征阳性的 ICH 患者血肿扩大。该研究共纳入 69 名患者，年龄中位数为 70 岁。rF Ⅶ a 组的基线中位数 ICH 体积为 16.3（IQR 9.6 ～ 39.2）mL，安慰剂组为 20.4（8.6 ～ 32.6）mL。从行 CT 检查到治疗的中位数时间为 71（IQR 57 ～ 96）分钟，从起病时间到治疗的中位数时间是 178（138 ～ 197）分钟。rF Ⅶ a 组的 ICH 体积 [2.5（0 ～ 10.2）mL] 和安慰剂组的 ICH 体积 [2.6（0 ～ 6.6）mL] 从基线检查到 24 小时的中位数增加都很少。校正后，两组在脑出血或血肿扩大程度方面没有差异。90 天时，共有 64 名患者接受随访 [3 例患者失去随访（rF Ⅶ a 组 1 例，安慰剂组 2 例），1 例患者退出研究（rF Ⅶ a 组），1 例患者未行 90 天 mRS 评分评估（安慰剂组）]，rF Ⅶ a 组 30 名患者中有 9 名死亡或严重残疾，安慰剂组 34 名患者中 13 名死亡或重度残疾（P =0.60）。在点征阳性的 ICH 患者中，从卒中到开始治疗的时间中位数约为 3 小时，rF Ⅶ a 组并没有显著改善血肿扩大及临床结局。

91. 抗血小板治疗相关性脑出血患者并不推荐输注血小板

在发达国家发生脑出血的患者中，有 1/4 以上人群正在服用抗血小板药物。一项院内死亡率调查发现，应用抗血小板药物的脑出血患者院内死亡率约为 40%，而应用口服抗凝剂及未应用抗栓药物的脑出血患者院内死亡率分别为 28% 及 23%。一项 Meta 分析亦指出，应用抗血小板药物的脑出血患者死亡风险较未应用抗血小板药物者明显增加。但也有相反的结论，最新 INTERACT Ⅱ的亚组分析指出，脑出血患者既往应用抗栓（抗血小板及抗凝）治疗与血肿扩大密切相关，但并没有显著增加死亡及致残风险，这也可能与急性期强化降压效果有关。脑出血前应用抗血小板药物使血小板活性降低，这可能与早期血肿扩大密切相关。有研究指出，在脑出血最初的 24 小时，至少 38% 的患者会出现血肿扩大，这种血肿扩大通常发生在发病的最初 6 小时内，而这又是脑出血不良预后的重要因素之一。抗血小板药物主要通过抑制血小板功能或血小板聚集 / 释放来发挥作用，血小板功能检测可以评价抗血小板药物对血小板活性的影响，协助指导下一步治疗，但目前研究尚不充分。

2015 年 AHA/ASA 指南建议对抗凝剂相关脑出血应用维生素 K、新鲜冰冻血浆（fresh frozen plasma，FFP）或凝血酶原复合物（prothrombin complex concentrate，PCC）来快速校正国际标准化比值（international normalized ratio，INR）。那么，我们不禁要问，是否也可通过纠正其血小板功能来改善凝血状态，从而降低血肿扩大风险，改善临床预后呢？目前来讲，纠正血小板功能最快而且最有效的办法也许就是血小板输注了。目前可查到的针对抗血小板药物相关性脑出血证据 2015 年以前仅在 *Neurocritical Care* 上有一项研究。该研究设想血小板输注可以改善血小板活性，从而降低脑出血扩大风险及改善不良结局。共有 45 名患者纳入该研究（32 例纳入结局分析），其中 22 例在发病 12 小时之内给予血小板输注，10 例在发病 12 小时之后给予血小板输注，最终结果显示血小板输注可增强血小板活性，输注前后阿司匹林反应性从（472 ± 50）阿司匹林反应单位（aspirin reaction units，ARU）增加到（561 ± 92）ARU，并且发病 12 小时之内输注血小板的脑出血患者较 12 小时以后输注者血肿扩大风险更小，3 个月功能预后更好。结果当时在学术界引起了强烈质疑。

当时血小板输注与抗血小板治疗相关的自发性脑出血急性卒中后标准护理的比较（platelet transfusion versus standard care after acute stroke due to spontaneous cerebral haemorrhage associated with antiplatelet therapy，PATCH）研究正在入组，设计显然比这项研究完善了很多。M Irem Baharoglu 等终于在 2016 年 5 月的 *The New England Journal of Medicine* 上发表了 PATCH 研究结果。该研究是一项多中心、开放、随机研究，共入组发病 6 小时以内的幕上脑出血患者 190 名，这些患者既往都应用过抗血小板药物至少 7 天。所有患者随机分成两组，一组给予标准治疗（93 名患者），一组在标准治疗基础上给予血小板输注（97 名患者）。初级结局是死亡或 3 个月的功能预后。此研究预期的结果是血小板输注能够降低抗血小板治疗相关脑出血患者的死亡率或生活依赖程度。结果依然不如人意，血小板输注治疗组死亡率及 3 个月生活依赖程度均高于标准治疗组（*OR* = 2.05，95% *CI* 1.18 ～ 3.56，*P* = 0.0114）（图 76）。其中输注血小板的患者在院期间有 40 例（占 41%）发生了严重不良反应，23 例（24%）患者死亡，而标准治疗组在院期间发生严重不良反应及死亡的病例仅有 28 例（30%）及 16 例（17%）。这可能与血小板有促炎效应，血小板输注可能增加了血管渗透性，而这可能又促进了血小板消耗有关。因此，对于抗血小板治疗相关性脑出血患者并不推荐输注血小板。当然，还需要进一步大规模研究来进行验证。

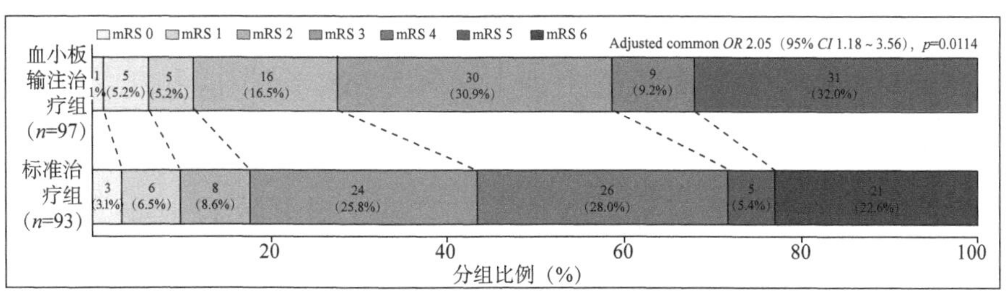

图 76 PATCH 研究 3 个月时两组间 mRS 评分分布

92. 安得塞奈对服用 Xa 因子抑制剂时发生急性大出血患者具有良好的止血效果

Xa 因子抑制剂目前广泛应用于治疗和预防血栓事件，但可能会导致或加重急性大出血，发病率和死亡率都很高。但与使用 Xa 因子抑制剂相关的急性大出血可能因缺乏特定逆转剂而难以治疗。安得塞奈（Andexanet alfa）是一种改良的重组人 Xa 因子非活性形式，该药于 2018 年 5 月获得 FDA 的批准，专门设计用于逆转 Xa 因子抑制剂，可以快速降低抗 Xa 因子活性（用于衡量 Xa 因子抑制剂抗凝效果的指标）。

Andexanet alfa 一种新的 Xa 因子抑制剂抗凝作用的研究（the andexanet alfa，a novel antidote to the anticoagulation effects of factor Xa inhibitors study，ANNEXA-4）是一项多中心、前瞻性、开放、单组队列研究，旨在评估安得塞奈对服用 Xa 因子抑制剂时发生急性大出血患者的疗效和安全性。

研究纳入来自北美和欧洲的 63 个中心共 352 例应用 Xa 因子抑制剂后 18 小时内发生急性大出血的患者。这些患者平均年龄为 77 岁，大多数患有严重的心血管疾病。出血主要是颅内出血 [227 例（64%）] 或胃肠道出血 [90 例（26%）]。这些患者先给予安得塞奈静推，再静脉滴注 2 小时。主要结果是安得塞奈治疗后抗 Xa 因子活性的百分比变化，以及输注结束后 12 小时内止血效果优良或良好的患者百分比。在接受阿哌沙班治疗的患者中，抗 Xa 因子活性中位数从基线时的 149.7 ng/mL 下降到安得塞奈推注后的 11.1 ng/mL（下降 92%，95% *CI* 91% ～ 93%）；在接受利伐沙班治疗的患者中，中位数从 211.8 ng/mL 下降到 14.2 ng/mL（下降 92%，95% *CI* 88% ～ 94%）。249 名患者中有 204 名（82%）止血效果优良或良好，可进行评估。在 30 天内，49 名患者（14%）死亡，34 名患者（10%）发生血栓事件。因此在与使用 Xa 因子抑制剂相关的急性大出血患者中，安得塞奈治疗可显著降低抗 Xa 因子活性，根据预先规定的标准，82% 的患者在 12 小时内具有优良或良好的止血效果。

93. 应用去铁胺治疗急性脑出血是安全的，可显著改善脑出血患者 90 天功能预后

脑出血血肿内红细胞溶血后血红蛋白降解产物中的铁释放与多种过程有关，包括细胞凋亡、氧化应激、炎症和自噬，这些过程有助于 ICH 后继发性神经元损伤。既往研究表明，铁螯合剂去铁胺（deferoxamine mesylate，DFO）在脑出血后具有神经保护作用，是一种很有前景的治疗选择。之前对急性 ICH 患者进行了 DFO 的 Ⅰ 期研究提示安全可行，2019 年该研究团队又在 *The Lancet Neurology* 上公布了 Ⅱ 期临床研究结果。

该研究是一项多中心、随机、双盲、安慰剂对照研究，在美国和加拿大的 40 家医院进行。在脑出血发病后 24 小时内，将患者随机（1∶1）分为 DFO 组 [32 mg/（kg·d）] 或生理盐水（安慰剂）组，连续输注 3 天。主要结局是良好的临床结果，定义为 90 天时 mRS 评分为 0 ～ 2 分。该研究在 2014 年 11 月 23 日—2017 年 11 月 10 日招募了 294 名参与者，其中 3 名患者随机化后失败，最终共 291 名患者纳入分析（144 名患者随机接受 DFO 治疗；147 名患者接受安慰剂治疗），并对 283 名（97.3%）参与者的主要结果进行了评估。在 90 天时，DFO 组 48 名（48/140，占 34.3%）和安慰剂治疗组 47 名（47/143，占 32.9%）受试者的 mRS 评分为 0 ～ 2 分（调整后的绝对风险差异为 0.6%）。90 天时，DFO 组 39 名（39/144，占 27.1%）受试者报告了 70 例严重不良事件，安慰剂组 49 名（49/147，占 33.3%）受试者报告了 78 例严重不良事件。DFO 组 10 名受试者（6.9%）和安慰剂组 11 名

受试者（7.5%）死亡；无一例与治疗相关。因此应用 DFO 治疗急性脑出血是安全的，它可显著改善脑出血患者90天功能预后。

94. 血肿碎吸术联合 rt–PA 治疗脑出血是安全的

脑出血治疗大体分为内科保守治疗及手术治疗。对于出血量较大的脑出血患者，我们通常会选择手术治疗。手术能够清除血肿，减轻组织压迫，但也会增加脑组织损伤及再出血风险。因此选择外科手术治疗还是内科保守治疗，一直存在争议（图 77）。很多争议与血肿周围功能受损的半暗带组织有关，这些缺血半暗带与凝血酶所致脑水肿相关。手术清除压迫的组织理论上可改善周围脑组织的灌注。1961 年，McKissock 和他的同事们报道了神经外科领域首个前瞻性随机对照试验，结果显示对于自发性幕上脑出血患者来说，手术治疗的预后不比内科保守治疗效果好。这项研究在国际上引起了强烈反响，并影响该领域长达半个世纪。直到 1989 年，Auer 和他的同事们报道了一项研究，对 100 例脑出血患者用内窥镜清除血肿，结果却与 McKissock 的研究相反，内窥镜清除血肿优于内科保守治疗。接下来，又有一系列研究探讨内科保守治疗与手术治疗的疗效，即使 Meta 分析也未能得出肯定结论。神经外科手术技术、神经影像、神经麻醉技术及围术期监护的不断发展，使得多种情况下外科手术结局较前改善。那么对于脑出血患者来讲，是否外科手术优于内科保守治疗呢？我们究竟应在什么时机选择手术治疗呢？是选择外科开颅手术还是微创手术呢？

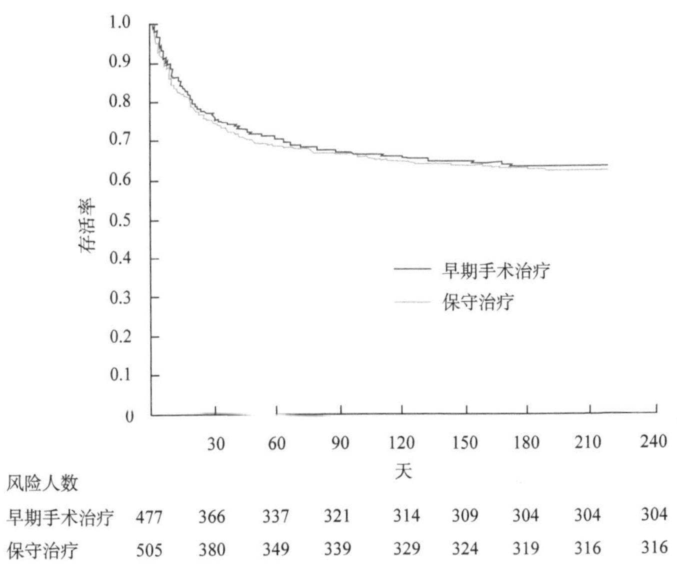

图 77　STICH 研究早期手术治疗与内科保守治疗两组比较的 Kaplan-Meier 曲线（彩图见彩插 25）

2005 年，脑出血外科手术治疗（the surgical treatment for intracerebral hemorrhage，STICH）研究共入组 1033 例脑出血患者，来比较外科治疗（由神经外科医生决定术式）（503 例）及内科保守治疗（530 例）的优劣。结果未发现早期手术的脑出血患者较内科保守治疗获益（*OR* = 0.89，95% *CI* 0.66 ～ 1.19，*P* = 0.414），绝对获益 2.3%（-3.2 ～ 7.7），相对获益 10%（-13 ～ 33）。亚组分析显示，距离皮质≤ 1 cm 的脑出血与脑深部出血相比早期手术可能更能获益。可能是因为对于脑深部出血，开颅手术较立体定向钻孔引流术或内镜治疗术创伤更大，掩盖了临床获益。该研究给我们提出了两个问题：①距离皮质≤ 1 cm 的脑出血是否能够从外科手术中获益呢？②对于脑深部出血，是否微创手术能够使其获益呢？

接下来，STICH Ⅱ研究回答了我们第一个问题。该研究入组 601 例距离皮质≤ 1 cm 的自发性脑叶出血且没有脑室出血的患者，出血量在 10 ～ 100 mL，随机给予早期外科治疗（307 例）及内科保守治疗（294 例）。结果未发现早期外科手术能够改善功能预后，但不良结局无明显差异（图 78、图 79）。作者在结论中写到，STICH Ⅱ研究可以证实早期外科手术并没有增加幕上脑叶出血患者 6 个月致残率及死亡率，并且可能有轻微的临床生存优势。作者还分析了所有行外科治疗患者的术式，大部分患者行开颅手术，其他的术式还有去骨瓣减压术及小骨窗入路血肿清除术。

这同样引入到第二个问题，既然开颅手术对脑出血患者血肿清除效果不明显，那么其他术式是否有效呢？目前尚无关于去骨瓣减压术对脑出血患者预后的随机临床试验注册，但关于微创手术与脑出血预后的关系，Hanley 等设计了微创手术联合阿替普酶在脑出血清除术中的应用（minimally invasive surgery plus alteplase in intracerebral haemorrhage evacuation，MISTIE）研究，并于 2016 年发表在 *The Lancet Neurology* 上。该研究入组血肿量≥ 20 mL 的自发性脑出血患者，给予颅内血肿碎吸术，术后给予 rt-PA 注射促进血凝块溶解。初级终点事件是所有安全性结局，包括 30 天死亡率、7 天手术相关死亡率、72 小时症状性出血及 30 天颅内感染。该研究经过 7 年时间，共入组 96 例患者，其中 54 例入组颅内血肿碎吸术联合 rt-PA 治疗组，其余 42 例入组标准药物治疗组。两组间 30 天死亡率 [4（9.5%，95% *CI* 2.7 ～ 22.6） *vs*. 8（14.8%，95% *CI* 6.6 ～ 27.1），*P* =0.542]、7 天死亡率 [0（0，95% *CI* 0 ～ 8.4）*vs.* 1（1.9%，95% *CI* 0.1 ～ 9.9），*P* =0.562]、症状性出血 [1（2.4%，95% *CI* 0.1 ～ 12.6）*vs.* 5（9.3%，95% *CI* 3.1 ～ 20.3），*P* =0.226]，以及颅内细菌感染 [1（2.4%，95% *CI* 0.1 ～ 12.6）*vs.* 0（0，95% *CI* 0 ～ 6.6），*P* =0.438] 均无显著差别。无症状性出血在颅内血肿碎吸术联合 rt-PA 治疗组略多于标准药物治疗组 [12（22.2%，95% *CI* 12.0 ～ 35.6）*vs.* 3（7.1%，95% *CI* 1.5 ～ 19.5），*P* =0.051]（图 80）。因此，血肿碎吸术联合 rt-PA 治疗脑出血是安全的。

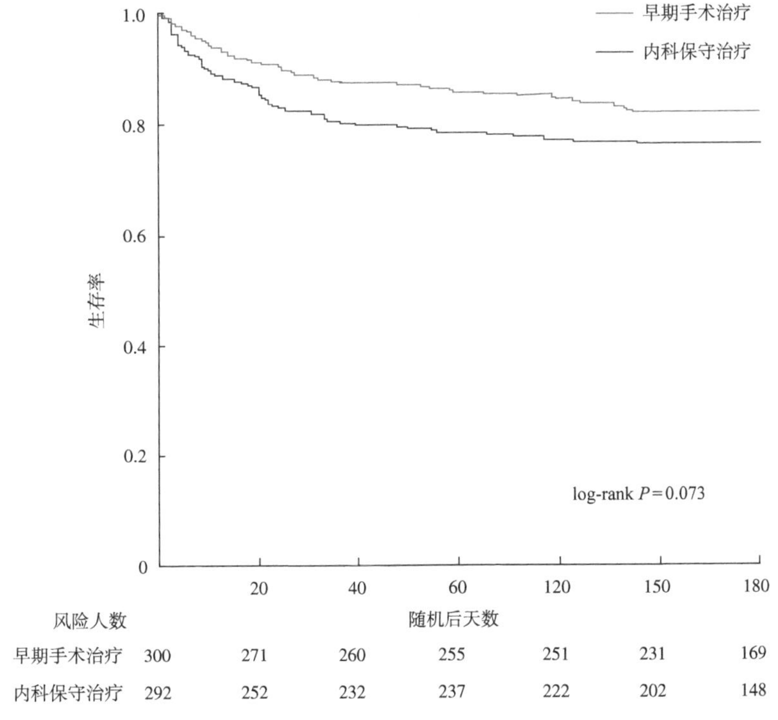

风险人数							
早期手术治疗	300	271	260	255	251	231	169
内科保守治疗	292	252	232	237	222	202	148

图 78　STICH Ⅱ研究早期手术治疗与内科保守治疗两组比较的 Kaplan-Meier 曲线（彩图见彩插 26）

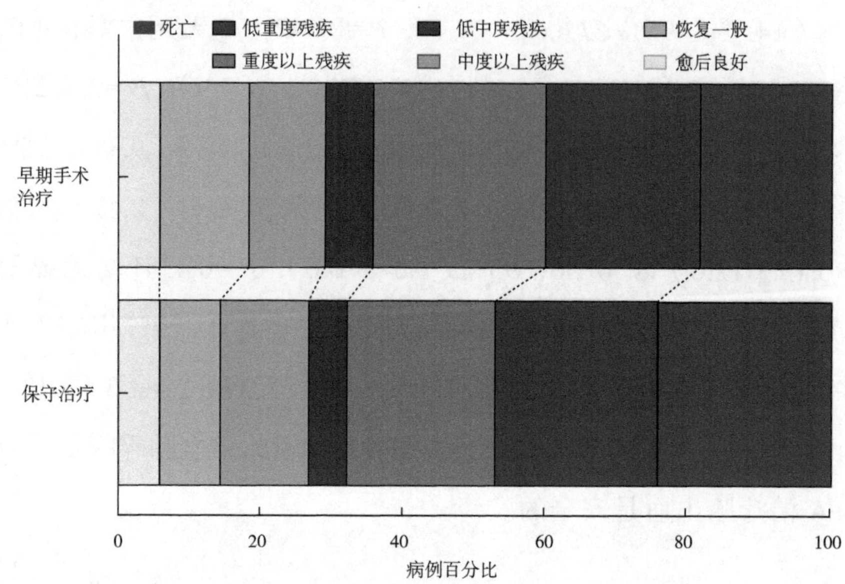

比例优势模型（proportional odds model）P=0.075。

图 79　STICH Ⅱ研究早期手术治疗与内科保守治疗两组间 6 个月后 Glasgow 评分比较（彩图见彩插 27）

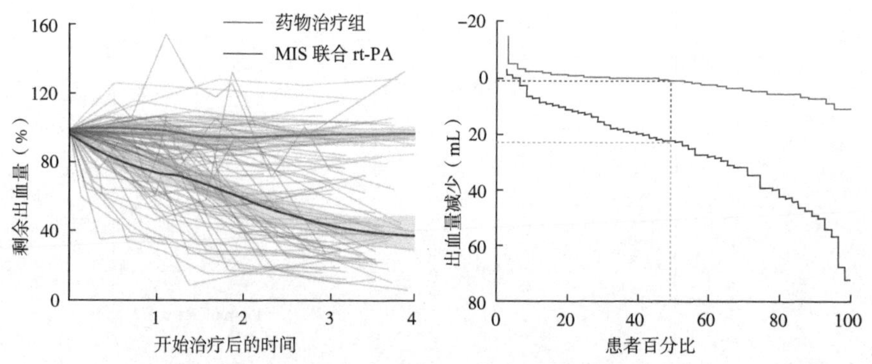

A：通过每天复查头颅 CT 计算残余血凝块的百分比，直到血凝块量趋于稳定或治疗满 48 h，细线代表每位患者，粗线是各组的平均效应，灰区代表 95% *CI*；B：每位患者血凝块清除分布图，用第 4 天最后一张 CT 计算出的血肿下降绝对值来表示。蓝色点画线代表标准治疗组脑出血量下降 50 百分位数的患者脑出血量的变化，绿色点画线代表颅内血肿碎吸术联合 rt-PA 治疗组脑出血量下降 50 百分位数的患者脑出血量的变化。

图 80　两组间脑出血清除示意（彩图见彩插 28）

为观察血肿碎吸术联合 rt-PA 治疗与保守治疗相比是否能改善脑出血患者 1 年的功能结局，研究小组又设计实施了 MISTIE Ⅲ研究。该研究是一项多中心、随机、开放标签的Ⅲ期研究，入组发病 24 小时内由 CT 证实为脑出血且 ICH 体积≥ 30 mL 的脑出血患者，主要结局是功能良好，定义为 365 天时达到 mRS 评分为 0 ～ 3 分的患者比例。从 2013 年 12 月 30 日至 2017 年 8 月 15 日，共 506 名患者纳入该研究，其中 MISTIE 组患者 255 名（50%），其余 251 名患者（50%）为标准治疗组。499 名患者（MISTIE 组 250 名，标准治疗组 249 名）最终接受治疗。1 年后，经改良治疗意向（modified intention-to-treat，mITT）分析估计，MISTIE 组 45% 的患者和标准治疗组 41% 的患者 mRS 评分为 0 ～ 3 分 [调整后的风险差异为 4%（95% *CI* −4 ～ 12），*P* =0.33]。使用经基线变量调整的广义有序 logistic 回归模型对 1 年后 mRS 评分进行的敏感性分析表明，MISTIE 组与标准治疗组相比，mRS 评分高于 5 分或低于 5 分、高于 4 分或低于 4 分、高于 3 分或低于 3 分、高于 2 分或低于 2 分的估计优势比分别为 0.60（*P* =0.03）、0.84（*P* =0.42）、0.87（*P* =0.49）和 0.82（*P* =0.44）。在第 7 天，MISTIE 组 255 名患者中有 2 名（1%）死亡，标准治疗组 251 名患者中有 10 名（4%）死亡（*P* =0.02）；在第 30 天，MITSIE 组有 24 名患者（9%）死亡，标准治疗组 37 名（15%）患者死亡（*P* =0.07）。MISTIE 组和标准治疗组中出现症状性出血和颅内细菌感染的患者数量相似 [症状性出血：255 例患者中有 6 例（2%），251 例患者中为 3 例（1%），*P* =0.33；颅内细菌感染：255 例中有 2 例（1%），251 名患者中有 0 例（0），*P* =0.16]。在

30 天时，MISTIE 组 255 名患者中有 76 名（30%）和标准治疗组 251 名患者中的 84 名（33%）发生了一次或多次严重不良事件，两组之间的严重不良事件数量差异具有统计学意义（*P* =0.012）。因此对于中度至重度脑出血，MISTIE 研究并没有提高患者脑出血 1 年后获得良好结局的比例。

对 MISTIE 组 242 名患者应用单变量和多变量模型评估血肿清除效果与功能预后良好的关系，结果发现，控制疾病严重性因素后，治疗最终血肿量≤ 15 mL 或血肿体积减小≥ 70% 时，ICH 清除量越大，功能预后良好的可能性越大。治疗最终血肿量≤ 30 mL 或血肿体积减小＞ 53% 时，能有效降低死亡率。最初血肿体积、高血压病史、血肿形态不规则、应用阿替普酶的剂量、手术方案偏差和导管操作问题是治疗最终血肿量≤ 15 mL 未能达到目的的重要因素。

95. 引流管内注射 rt–PA 治疗脑室出血也是安全的

脑室出血（intraventricular hemorrhage，IVH）是脑出血的另一种类型，分为原发性 IVH（局限在脑室）及继发性 IVH（由其他脑出血破入脑室），约占原发性脑出血的 40%。通过上面的研究我们发现，大多数研究都将 IVH 患者除外，原因多是 IVH 预后不佳、死亡率高。一项包含 13 项研究的合并分析指出，合并 IVH 的脑出血死亡率从无 IVH 的 20% 升至 51%。IVH 治疗方法也与脑实质出血不同，主要是因为 IVH 可引起急性阻塞性脑积水，从而引起颅内压升高，脑灌注压下降，严重时还可导致脑疝。IVH 合并脑积水患者仅有 11% 预后良好，故治疗上常与脑实质出血分开讨论。理论上将破入脑室的血液及脑脊液引流即可缓解症状，目前临床治疗 IVH 合并脑积水的方式常用的就是脑室外引流。脑室外引流可降低颅内压，从而缓解颅内压升高引起的一系列症状。但是有研究发现，颅内压下降精神状态改善并不明显，因此推断 IVH 的占位效应可能是除颅内压升高以外又一至关重要的病理生理因素。而且脑室外引流并没有改善血凝块溶解率，单纯脑室外引流通常还会出现血凝块堵塞导管的情况，因此也没有降低脑积水的发病率及严重程度。

既然是由出血形成血凝块导致引流障碍，那么是否可以在脑室外引流管内注射纤维蛋白溶解剂，如尿激酶、链激酶、rt-PA 等促进血凝块溶解来加速脑室内积血的清除，从而改善脑脊液循环通路来降低颅内压呢？近 20 年来，针对这个问题，也进行了一些动物实验及临床试验。这些临床试验样本量都比较小。一项包含 4 项随机临床试验及 8 项观察性研究共 316 名（其中 167 名脑室内注入纤溶酶原溶解剂、尿激酶或 rt-PA）继发性 IVH 的 Meta 分析显示，单纯脑室外引流组整体死亡风险为 46.7%，而脑室外引流 + 纤维蛋白溶解剂注射组死亡风险下降至 22.7%，整体合成比值比为 0.32（95% *CI* 0.19 ～ 0.52），而且脑室外引流 + 纤维蛋白溶解剂注射组也较单纯脑室外引流组功能预后要好。进一步分析还发现，似乎使用尿激酶比 rt-PA 优势更为明显。但就溶栓来讲，rt-PA 较尿激酶更为安全。因此，需要大型临床研究来验证应用 rt-PA 治疗脑室出血的有效性及安全性。

在这个设想的基础上，Ziai 等设计了 CLEAR（the clot lysis：evaluating accelerated resolution）Ⅲ研究。该研究是一项随机双盲对照研究，拟探讨脑室外引流并注入低剂量 rt-PA 治疗 IVH 能否改善临床功能预后。研究共入组发病 24 小时内 IVH 及第三脑室或第四脑室梗阻的患者 500 例，其中丘脑出血破入脑室 293 例（占 59%），原发性 IVH 46 例（9%），其余 161 例（32%）为其他部位脑出血破入脑室。这些患者合并 / 不合并幕上脑出血＜ 30 mL，两组都给予脑室外引流，一组引流管内注射 rt-PA（249 例）（共 12 次，每 8 小时一次，每次 1 mg），并最大限度清除脑室内积血，直至第三脑室或第四脑室开通，或 IVH 占位效应减轻，或积血引流 80% 以上，或已给予 12 次 rt-PA 注射。另一组注射生理盐水（251 例），主要终点为 180 天时 mRS 评分为 0 ～ 3 分。结果显示，在 rt-PA 组，180 天死亡率显著低于生理盐水组（图 81），但 rt-PA 组并没有改善总体预后（图 82），因为很多患者虽然生存但却严重致残（mRS 评分为 4 或 5 分）。

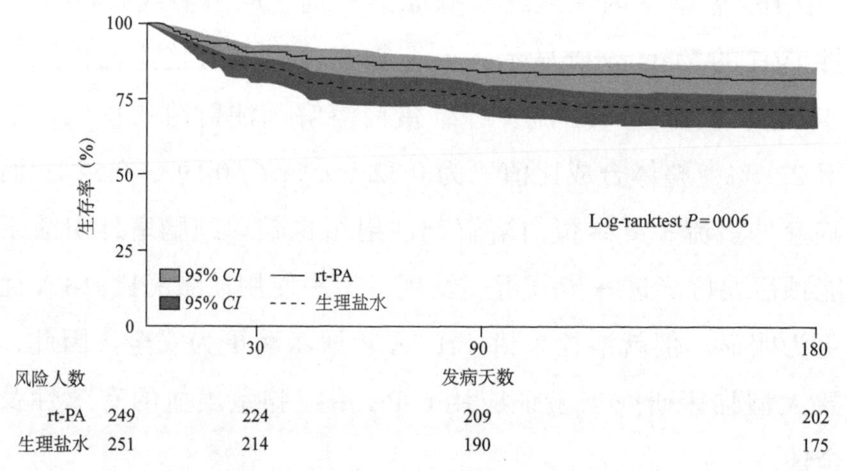

图 81　CLEAR Ⅲ研究脑室外引流并注入 rt-PA 组与生理盐水组 Kaplan-Meier 曲线比较

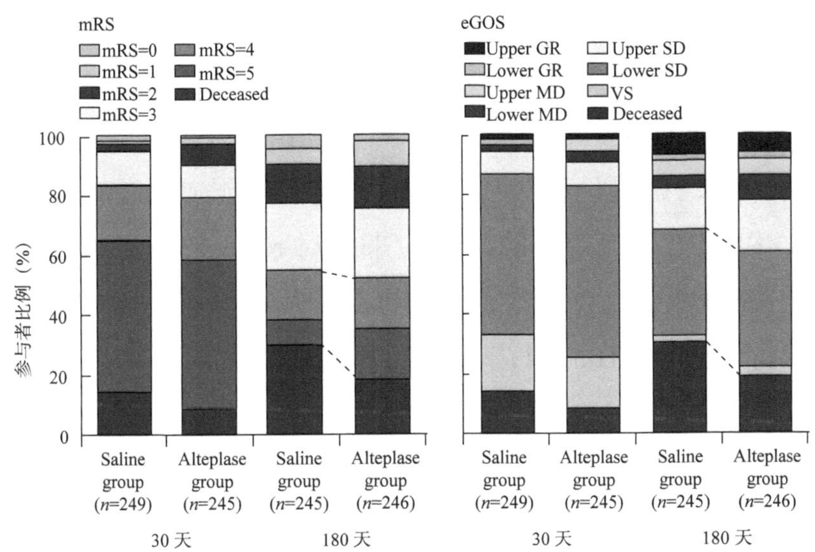

A：蓝线代表 180 天时 mRS 评分≤ 3 分患者 [生理盐水组 112（45%），rt-PA 组 118（48%），P =0.477] 及死亡患者 [生理盐水组 73（30%），rt-PA 组 46（19%），P =0.004]。mRS：modified Rankin Scale，改良 Rankin 评分；eGOS：extended Glasgow Outcome Scale，扩展 Glasgow 结局评分；GR：good recovery，恢复良好；MD：moderate disability，中度残疾；SD：severe disability，重度残疾；VS：vegetative state，植物状态。

图 82 CLEAR Ⅲ研究脑室外引流并注入 rt-PA 组与生理盐水组 30 天及 180 天时 mRS 评分（左）及 eGOS 评分（右，1 分代表死亡，8 分代表恢复最好）比较（彩图见彩插 29）

进一步 ITT 分析指出，rt-PA 能够改善 IVH 体积≥ 20 mL 者的预后，并且 mRS 评分为 0 ～ 3 分的比例与 IVH 清除率呈正相关；使用多个导管，导管插入血凝块（IVH 优势侧），累积 rt-PA 剂量大者 IVH 清除率高。研究结果还显示，mRS 评分≤ 3 分与血肿清除量有关，而且堵塞的第三脑室及第四脑室较不应用 rt-PA 更容易且更快开通。应用 rt-PA 组有 33% 患者脑室内积血清除 80% 以上，而生理盐水组仅有 10% 患者积血清除达到 80% 以上。那么，是否引流管内注入药物会增加感染的风险呢？ CLEAR Ⅲ结果显示，注射 rt-PA 或生理盐水的感染率与既往一项仅有脑室外引流无引流管内注射药物的 Meta 分析报道的颅内感染率相当。因此，应用 rt-PA 清除 IVH 是安全的，但可能每 8 小时一次，每次 1 mg 的剂量不是最佳剂量，所以并没有改善总体预后。而且，CLEAR IVH 研究证实 rt-PA 溶解脑室内积血是存在剂量效应的，以后仍需大规模临床试验来探讨 rt-PA 的剂量。目前指南对于脑室外引流管的数目、位置及使用都没有明确的规定，这些都会影响 IVH 的引流效果，以后也需大规模临床试验来验证。

96. 我国在脑出血研究领域任重而道远

以上是对 2016 年国际大型临床研究的总结，这些研究都将会改写指南，为我们今后的治疗提供新的方向。但我们不得不承认，我国是脑出血大国，患病率是西方国家的 2 ～ 3 倍之多，但是在脑出血领域却鲜有国人的研究登上世界舞台。我国脑出血的高发病率单纯与高血压患病率高有关吗？是否也与种族有关？西方人种的治疗就适合我国人群吗？这一系列问题都向我们提出了挑战。我们相信，中国的问题需要由中国人自己解决。CHANCE 研究使我国脑血管领域的临床研究向世界迈出了重要一步，也向世界证实我国临床研究的实力。在前期工作基础上，2017 年 1 月，中国卒中学会脑出血协作组成立，旨在把我国脑出血领域的有生力量集结在一起，共同探讨、设计、实施具有我国特色的脑出血领域大型临床研究，以期尽早在世界领域发表我们国人自己的研究，引领中国脑出血领域冲上世界巅峰。让我们共同努力，期待这一天早日到来！

参考文献

1. MERETOJA A，YASSI N，WU T Y，et al. Tranexamic acid in patients with intracerebral haemorrhage （STOP-AUST）：a multicentre，randomised，placebo-controlled，phase 2 trial. Lancet Neurol，2020，19（12）：980-987.

2. GLADSTONE D J，AVIV R I，DEMCHUK A M，et al. Effect of recombinant activated coagulation factor Ⅶ on hemorrhage expansion among patients with spot sign-positive acute intracerebral hemorrhage：the SPOTLIGHT and STOP-IT randomized clinical trials. JAMA Neurol，2019，76（12）：1493-1501.

3. CONNOLLY S J，CROWTHER M，EIKELBOOM J W，et al. Full study report of Andexanet Alfa for bleeding associated with factor Xa inhibitors. N Engl J Med，2019，380（14）：1326-1335.

4. SELIM M，FOSTER L D，MOY C S，et al. Deferoxamine mesylate in patients with intracerebral haemorrhage（i-DEF）：a multicentre，randomised，placebo-controlled，double-blind phase 2 trial. Lancet Neurol，2019，18（5）：428-438.

5. HANLEY D F，THOMPSON R E，ROSENBLUM M，et al. Efficacy and safety of minimally invasive surgery with thrombolysis in intracerebral haemorrhage evacuation （MISTIE Ⅲ）：a randomised，controlled，open-label，blinded endpoint phase 3 trial. Lancet，2019，393（10175）：1021-1032.

6. AWAD I A，POLSTER S P，CARRIÓN-PENAGOS J，et al. Surgical performance determines functional outcome benefit in the minimally invasive surgery plus recombinant tissue plasminogen activator for intracerebral hemorrhage evacuation （MISTIE） procedure. Neurosurgery，2019，84（6）：1157-1168.

（王 晶 整理）

人工智能

97. 人工智能的起源和发展

2016年，谷歌的围棋人工智能（artificial intelligence，AI）程序“AlphaGo”以总比分4:1战胜了围棋九段高手李世石，这震惊全球的事件令人工智能技术再一次进入到大众视野当中，掀起一波不小的AI热潮。人工智能的思想萌芽可以追溯到十七世纪的西方，法国物理学家帕斯卡制造了世界上第一台会演算的机械加法器，而德国数学家莱布尼茨在此基础上研制成了能进行四则运算的手遥计算机，这为人工智能的出现提供了技术上的准备和支持。

目前，AI技术正在席卷全球，一些知名人士大胆宣称，“（AI）将比人类历史上任何事情都更能改变世界”“它（AI）的意义甚至比电或火更深刻”及“就像在100年前电能改变了几乎所有行业一样，今天我基本上很难想出在未来几年内哪一个行业不会被AI改变”。现实也确实如此，如今，每隔几周就会有关于人工智能突破的新闻出现。然而，什么是人工智能呢？人工智能是“能够执行通常需要人类智能的任务的计算机系统理论和发展，如视觉感知、语音识别、决策和语言之间的翻译”。美国数学家、计算机科学家、著名人工智能实践者马文·明斯基（Marvin Minsky）将人工智能定义为“让机器去做如果由人来做就需要智能的事情的科学”。国际商业机器公司认为“人工智能使计算机和机器能够模仿人类思维的感知能力、解决问题能力和决策能力”。麦肯锡公司将其解释为“机器模仿人类认知功能的能力，包括感知、推理、学习和解决问题的能力”。

在过去的70年里，人工智能领域经历了极端的上升期和下降期。这些反复出现的充满希望的山脊和令人失望的山谷被称为人工智能的夏季和冬季，据此可将AI的历史划分为三个不同的阶段，如图83所示。

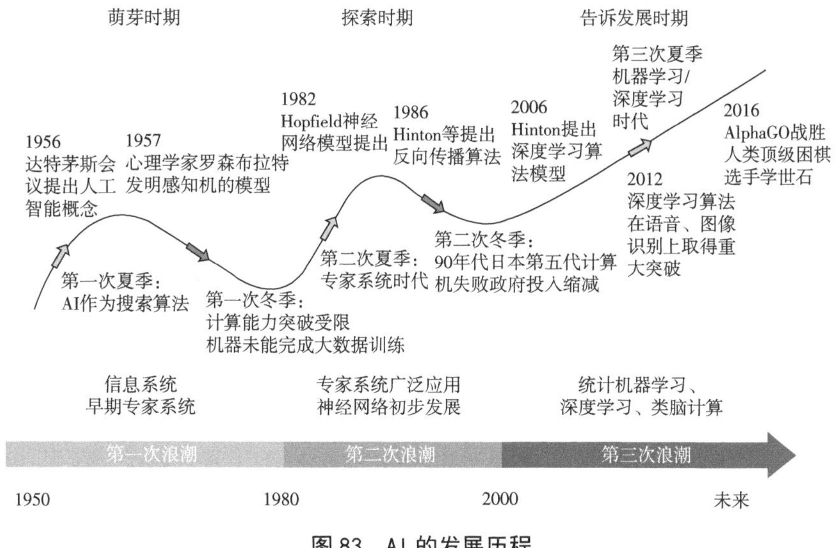

图83 AI的发展历程

1950年，被称为“计算机之父”的英国数学家阿兰·图灵（Alan

Turing）发表了一篇论文——《计算机器与智能》，他在论文中提出了一种工具，可以确定人执行的任务和机器执行的任务之间的区别。这个测试被称为“图灵测试”，由一系列需要回答的问题组成，如果人类审问者不能分辨问题的答案是来自人还是来自电脑，那么电脑就可以通过测试，即具有智能。1956 年夏天，约翰·麦卡锡（John McCarthy）、马文·明斯基（Marvin Minsky）、克劳德·香农（Claude Shannon）和纳撒尼尔·罗切斯特（Nathaniel Rochester）对自动机理论、神经网络和认知科学产生了共同的兴趣，并在达特茅斯学院举行了长达 2 个月的研讨会。期间麦卡锡创造了“artificial intelligence（人工智能）”一词，并将其定义为“制造智能机器的科学和工程”，强调了计算机和人工智能的并行发展。这次大会被认为是人工智能第一个“夏天”的开始。

然而，好景不长，媒体和公众对人工智能的炒作和高期望，加上 AI 领域的专家对其研究成果的错误预测和夸大，导致 20 世纪 60 年代末人工智能研究的资金大幅削减。20 世纪 60 年代，美国国防高级研究计划局等政府机构已经为人工智能研究项目提供了大量资金，但是 1966 年美国政府的语言自动处理咨询委员会（Automatic Language Processing Advisory Committee，ALPAC）报告和 1973 年英国政府的 Lighthill 报告使 AI 发展遭遇危机，这些报告主要针对人工智能领域的研究，尤其是在人工神经网络方面完成的研究工作，并对该技术的前景做出了严峻的预测。结果，美国和英国政府都开始减少对大学人工智能研究的支持。这些事件延缓了人工智能的发展，并迎来了人工智能的第一个“冬天”，这个冬天一直持续到 20 世纪 80 年代。

在过去的20年里，主流的人工智能研究工作一般都是基于所谓的“弱人工智能”，即在一个构建于基本推理步骤上的所有可能状态的空间中，基于搜索算法提供通用的解决方案，不能产生真正的推理和解决问题的能力。尽管具有通用目的，但这些方法缺乏对更大或更复杂领域的可扩展性。为了解决这些缺陷，在20世纪80年代初，研究人员决定采取一种更可靠的方法，即利用领域特定的信息来进行更强的推理，但仅限于更狭窄的专业领域。这种被称为“专家系统”的新方法起源于卡耐基梅隆大学，并很快在企业中得到应用。McDermott于1982年开发的R1是第一个成功用于数字设备行业的商业专家系统，用于配置新计算机系统的订单，在近4年的时间里，该公司通过R1增加了4000万美元的收入。到1988年，美国的大多数公司都受益于专家系统，要么是该系统的用户，要么是在该领域进行研究。在日本，政府为了跟上这个新浪潮启动了一项10年计划，在智能系统方面投资超过13亿美元。美国政府于1982年成立了微电子和计算机技术公司，恢复了在硬件、芯片设计和软件等领域的人工智能研究。英国也发生了同样的变化，使得之前削减的资金被重新分配。20世纪80年代的所有这些事件引领着人工智能走向了它的第二个“夏天”。

尽管在20世纪80年代初进行了各种努力和投资，许多公司并未能实现他们雄心勃勃的承诺。硬件制造商拒绝跟上专家系统的专门需求。因此，20世纪80年代初蓬勃发展的专家系统行业出现了巨大的衰退，并不可避免地在90年代末崩溃，AI行业面临着另一个持续到90年代中期的寒冬。人工智能历史上所谓的第二个“冬天”是如此的严酷，以至于人工智能研究人员随后倾向于避免使用“AI”这个词，而选择“信息学”或“分析学”等其他名称。尽管基于人工智能的研究工作出现大停转，但在人工智能的第二个“寒冬”，很多研究小组重新审视了非常著名的反向传播算法（Backpropagation），它是人工神经网络的一种主要学习机制，近年来被广泛应用于学习问题中，并最终引发了人们对神经网络的新一波研究兴趣。人工智能的第二个“寒冬”给研究人员带来的教训让他们变得更加保守，在 20 世纪 80 年代末和 90 年代，人工智能研究领域转向更成熟的理论，如基于统计的方法。这一重大保守转变也导致了公共基准数据集的发展及其各个子领域的相关竞争。

专家系统的失败恰恰印证了图灵在《计算机器与智能》中的建议：与其研制模拟成人思维的计算机，不如尝试制造更简单的，或许相当于小孩智慧的系统，然后让系统不断学习。当我们抛弃所谓的专家的成熟经验，转而从数据特征建模的角度，让机器去学习、寻找规律，再应用规律解决问题，反而能获得更好的结果。2006 年杰弗里·辛顿（Geoffrey Hinton）发表论文《一种深度置信网络的快速学习方法》，正式提出深度学习的概念，并给出一种深度学习方法。2012 年 Hinton 的团队提出了一种能够训练更多层神经元的深度卷积神经网络架构 AlexNet，其能以端到端的方式使分辨能力提高，即仅向网络提供数据集的纯图像。这一事件被认为是人工智能第三次繁荣的诞生。2015 年基于深度学习的人工智能算法在图像识别准确率方面第一次超越了人类肉眼，人工智能实现了飞跃性的发展。随着计算资源和数据的增长，现在的社会进入了“大数据”时代，基于深度学习的方法在计算机视觉、自然语言处理、医学影像诊断和自然语言翻译等工智能相关领域取得了杰出的成就。

98. 人工智能在卒中领域的起源、历程和意义

医学影像是人工智能在医学领域应用最早和最重要的领域之一，因其具有快速、高效、重复性高、可定量、低成本等优势，在医学研究和临床实践中得到广泛应用。神经影像是卒中诊断及治疗决策的重要依据。目前在卒中领域，美国食品药品监督管理局批准的人工智能软件均为基于医疗影像研发的辅助诊断工具。

众所周知，卒中已经成为全球导致死亡的第二大原因，每年新发患者高达 1370 万。中国是全球卒中负担最重的国家之一，现有卒中患者 1494 万人，每年新发病例 330 万人。在我国医院收治的神经系统疾病患者中，卒中患者占比高达 66.5%。对于缺血性卒中，急性治疗高度依赖于及时诊断。根据目前的缺血性卒中指南，患者可在症状出现后 4.5 小时内接受静脉溶栓治疗，并且在症状出现后 6 小时内无须行高级成像即可进行血管内血栓切除术。对于出现症状在 6 ～ 24 小时的患者，建议进行高级影像学检查评估可抢救缺血半暗带，以决定是否进行血管内治疗。同样，对于出血性卒中，利用影像学技术及时诊断出血的类型和病因对指导急性治疗决策很重要。因此，及时诊断、紧急治疗决策和准确预后预测是急性脑卒中管理的基石。近年来，大量的人工智能技术（尤其是机器学习）被应用于卒中的各种目的，包括卒

中的诊断、卒中症状发作的预测、卒中严重程度的评估、凝块成分表征、脑水肿的分析、血肿扩大的预测和预后预测。其中，机器学习（machine learning，ML）应用于基于图像的脑卒中诊断和预后预测的趋势迅速增加。

（1）脑卒中诊断

卒中治疗的时效性决定了其需要准确快速的工具来辅助卒中诊断。近年来，随着大量基于 AI 的诊断成像算法的出现，脑成像科学得到了极大的发展。机器学习在诊断伴有大血管闭塞的急性缺血性卒中时特别有用。最近科学家已经开发了各种检测卒中核心梗死，评估半暗带大小，失配量化和检测血管血栓的自动化方法。在过去的 10 年里，十几家不同的公司已经开发了多种用于急性卒中诊断的自动化和半自动化商用软件（Aidoc®，Apollo Medical Imaging Technology®、Brainomix®、inferVISION®、RapidAI®、JLK Inspection®、Max-Q AI®、Nico.lab®、Olea Medical®、Qure.AI®、Viz.AI®， 以 及 Zebra Medical Vision®）。RapidAI® 和 Viz.AI® 软件已经被 FDA 批准用于计算机辅助分诊，属于医疗设备类别。RAPID MRI（快速处理灌注和扩散）软件允许对灌注和扩散数据进行无监督的全自动处理，以根据失配比确定哪些人可能受益于再灌注治疗。这种可用于自动检测缺血性卒中和 LVO 的商业平台促进了快速治疗决策。对参加 DEFUSE-2 的患者的病灶体积进行手动分割和不匹配识别，与其进行比较时，发现 RAPID 结果具有良好的相关性（弥散和灌注加权成像的 r^2 分别为 0.99 和 0.96），失配识别的敏感性为 100%，特异性为 91%。Viz LVO 是 FDA 批准的第一个通过“Viz 平台”检测和可提醒临床医生 LVO 的软件，最近一项对 1167 例 CTA 的单中心研究结果显示 Viz LVO 的敏感性为 0.81，阴性预测值为 0.99，准确性为 0.94。

（2）脑卒中预后预测

尽管急性卒中的诊断和卒中发病时间的确定是全面卒中管理的初始步骤，临床医生也有早期判断患者预后的任务。这些预后包括影像相关预后（如最终梗死体积、出血性转化的可能性等）、发病率和死亡率、卒中相关并发症的可能性（如卒中相关肺炎），以及功能独立性的各种度量（如 mRS 评分、Barthel 指数评分、认知和语言功能等）。

急性脑损伤后的预测非常具有挑战性，特别是在最初的 24 ～ 48 小时。然而，临床医生可能会被要求提供患者短期和长期死亡率及功能依赖程度的估计，以协助做出有关护理强度的决策（例如，使用溶栓药物或血管内治疗、插管等）。因此，预后预测的准确性对于指导患者的管理至关重要。确定患者发生症状性颅内出血的可能性在急性卒中管理中具有明显、直接的价值，因为这可以确定是否推荐溶栓治疗或血管内治疗。历史上，基于临床的预测工具（如 SEDAN 和 HAT 评分）已被用于预测静脉溶栓后症状性颅内出血的风险。机器学习和深度学习的进步使得更精确的模型得以开发，这些模型的性能优于传统的 SEDAN 和 HAT 评分。同样，预测最终梗死体积和恶性脑水肿发展的可能性具有重要的治疗意义，仍然是脑卒中 ML 的一个重要关注点。

在脑出血患者中，ICH score 是应用最广泛的临床预测评分之一。ML 技术在缺血性卒中预后预测方面的进展迅速，同时 ML

研究在预测脑出血后的功能预后方面也显示出了较高的识别力。最近，Matsumoto 等用线性回归或决策树集合模型比较了 6 种现有卒中预后模型在预测不良功能预后和住院死亡率方面的表现。新预测模型在预测不良功能预后方面略优于传统模型（AUC 0.88 ～ 0.94 *vs*. AUC 0.70 ～ 0.92），但在预测住院死亡方面与传统模型相当或略差（AUC 0.84 ～ 0.88 *vs*. AUC 0.87 ～ 0.88）。近年来出现了许多这样的卒中预测模型。

在过去的 10 年里，人工智能在医学领域的应用迅速发展。在脑卒中方面，商业上可用的机器学习算法已经被纳入快速诊断的临床应用。深度学习技术的创造和进步极大地提高了机器学习工具的临床应用，新的算法不断出现，提高了脑卒中诊断和预后预测的准确性。

新兴的人工智能技术已经迅速融入包括卒中在内的多个医学领域。深度学习显著地增强了 AI 的实际应用能力，一些较新的算法具有与人类相当的精度。然而，包括卒中在内的疾病的诊断和预后非常复杂，取决于各种临床和个人因素。最佳 AI 程序的开发需要全面的数据收集和同化，以提高诊断和预后的准确性。考虑到这些算法的“黑匣子”问题或神秘性质，对于最终用户（即临床医生）来说，了解各种 AI 算法的预期用途和限制是极其重要的，以避免不准确的数据解释。尽管 ML 算法改进了卒中的护理系统，但盲目依赖这种计算机化技术可能导致误诊或对预后轨迹的不准确预测。因此，在目前的状态下，AI 工具最好用作辅助工具。

99. 人工智能在卒中中的应用

（1）卒中高危人群的识别

脑血管病可防可控，早期识别和控制卒中危险因素是卒中防治的关键。人工智能技术可用于卒中高危人群的识别，在脑卒中风险评估中的应用可以取得良好的效果。心房颤动是缺血性卒中的重要危险因素，但患者往往不会在发病前产生明显的症状，因此检出率较低。研究表明，人工智能算法可用于心电图的心房颤动早期诊断，可通过早期干预降低卒中风险。2019 年，美国梅奥诊所为识别心房颤动患者，使用 CNN 算法对 180 922 例患者的心电图进行分析，在测试集中检测到心房颤动的敏感性和特异性分别为 82.3% 和 83.4%，AUC 为 0.90，总体准确率可达 83.3%。2019 年的 APPLE-HEART 研究，采用苹果公司的智能手表（Apple Watch）筛查房颤，发现首次脉搏不齐者的房颤检出阳性预测值为 84%。目前，FDA 已经批准了 Apple Watch 的房颤监测功能。颈动脉粥样硬化斑块形成是发生卒中的重要危险因素之一。2022 年，国内一项研究通过 162 例颈动脉狭窄患者，使用放射组学特征和机器学习建立了基于 MRI 的高危斑块识别模型，在测试队列中 AUC 达到 0.989，可准确区分有症状和无症状颈动脉斑块，在识别高风险斑块方面优于传统模型。

（2）缺血 / 出血性卒中的快速分诊

对于疑似卒中的患者，通过神经影像的早期检测可以快速区分缺血和出血，预测组织命运，指导急性期治疗。然而，在实际临床中，神经影像的采集和报告流程受医疗机构急诊组织化程度和工作负担的影响。机器学习，特别是深度学习技术，因其在医学图像分析领域具有快速、高效、重复性高、可定量、低成本等优势，已被用于卒中患者的快速分诊。2018年的一项研究，通过深度学习算法自动检测有头部外伤或卒中症状患者的头部CT异常，包括颅内出血、颅骨骨折、中线移位和占位效应等，该算法可以快速、准确识别需要紧急关注的头部CT异常，准确性在90%以上。另一项研究使用3D-CNN算法执行弱监督分类筛查头部CT影像以发现急性神经系统事件，该研究从包含37236个头部CT的临床放射学数据集中自动学习特征，并使用半监督自然语言处理框架进行注释，对于急性神经功能障碍患者，通过机器学习算法判读其颅脑CT影像仅需1.2 s，比放射科医生快约150倍。2022年，韩国的一项研究开发和验证了一种基于仅使用正常脑CT图像训练的深度生成模型的异常检测算法ADA，并使用随机交叉临床模拟测试评估基于ADA的分诊系统对急诊科放 射学工作流程的临床影响。在内部和外部验证数据集中，ADA检测出紧急颅脑病变的AUC分别为0.85（0.81～0.89）和0.87（0.85～0.89）。在针对急诊队列的临床模拟测试中，ADA分诊后的中位等待时间较ADA分诊前缩短294秒，且影像报告周转时间比ADA分诊前缩短297.5秒。这些研究表明，颅脑影像学中急性神经系统事件的计算机辅助监测有可能辅助疾病早期分诊，优化影像工作流，从而缩短治疗时间并改善结局。

（3）卒中病因及发病机制自动判断

卒中病因及发病机制诊断对治疗决策及患者预后有重要影

响。目前存在多种卒中病因分型系统，但不同评价者间存在差异，与个人经验及专业知识等有关，且手动病因分型需要花费大量时间。利用人工智能技术进行影像及临床特征提取，可辅助卒中病因及发病机制的诊断。2019 年，Garg 等使用机器学习和自然语言处理对急性缺血性卒中患者进行 TOAST 分型，与人工分类相比，基于机器分类的使用放射学报告和病程记录综合数据获得分型的 kappa 值为 0.57，基于机器分类与评分者间存在良好一致性（kappa=0.72）。识别心源性卒中在卒中病因分类中十分重要。2019 年，Chung 等基于梯度回波（gradient recalled echo，GRE）图像建立机器学习算法，自动分析血栓特征，该算法识别心房颤动所致栓塞的敏感度和特异度分别为 0.79 和 0.63，在五折交叉验证中的准确度＞ 75.4%，AUC ＞ 0.87。2021 年的一项研究，基于电子健康记录（electronic health record，EHR）通过机器学习算法提取 TOAST 分型心源性卒中的特征，并且利用马萨诸塞州总医院缺血性卒中登记处（2002—2010 年）的 1598 名急性缺血性卒中患者的 EHR 数据，比较了几种机器学习算法的性能，其中随机森林表现最佳，准确率为 92.2%，AUC 为 91.1%（95% *CI* 87.5% ～ 93.9%）。通过自然语言处理技术自动提取病历信息，结合机器学习自动提取神经影像特征，可以获取更真实的患者信息，从而提高诊断的准确性。这些研究表明，基于机器学习的缺血性卒中病因分型是可行的。未来的工作需要提高自动化病因分型的准确性，并评估算法在临床环境中的推广性，如果经过外部验证，自动化病因分型就可以应用于大规模的卒中流行病学研究。

（4）二级预防辅助决策

脑卒中的治疗决策是很复杂的，考虑到决策中涉及的变量数量，决策过程及其与患者结果的异质关系，卒中患者管理的全自动决策过程不太可能被接受，因为临床决策最终依赖于医生面对不断变化和不确定性的问题时做出的综合临床判断。目前人工智能技术辅助卒中诊疗，主要聚焦于图像分析为急性期溶栓 / 取栓患者的筛选提供决策支持。在卒中二级预防辅助决策方面，已有研究报道用于脑卒中二级预防的智能化辅助决策系统，通过在电子病历中自动提示临床医生卒中二级预防的临床实践指南，促进循证管理；同时创建基于 web 的用户界面用于卒中的自我管理，通过共享来实现以患者为中心的决策。对于房颤相关的缺血性卒中，尽管有很好的证据表明抗凝治疗可以降低卒中风险，但在现实世界中房颤抗凝指南依从性低。通过基于计算机的电子警报系统提醒医生房颤患者的卒中风险及进行抗凝治疗是提高指南依从性的有效途径。2018 年，一项研究纳入瑞典 43 个初级保健诊所的 444 347 例患者，探讨集成在电子健康记录中的临床决策支持系统能否提高房颤患者卒中预防的指南依从性。临床决策支持系统可以根据 CHA2DS2-VASc 评分向医生发出警告，提醒血栓栓塞的风险，该研究为整群随机对照试验，研究结果表明，临床决策支持系统干预组的抗凝治疗指南依从性与对照组相比显著增加（73.0% *vs*. 71.2%，*P* =0.013），同时干预组出血的发生率降低，每 1000 例心房颤动患者中有 12 例（95% *CI* 9 ～ 15）出血，对照组为 16 例（95% *CI* 12 ～ 20）。另一项研究，同样是使用基于警报的计算机决策支持工具，用于提高卒中高危的心房颤动住院患者抗凝治疗的指南依从性。临床决策支持系统干预组患者在住院期间、出院时和 90 d 时接受抗凝治疗比例均显著高于对照组[（25.8% *vs*. 9.5%，P < 0.0001）（23.8% *vs*. 12.9%，P =0.003）（27.7% *vs*. 17.1%，P =0.007）]；该工具显著降低了 90 d 时复合血管事件（包括死亡、心肌梗死、脑血管事件和全身性栓塞事件）的发生率（11.3% *vs*. 21.9%，P =0.002；OR = 0.45，95% CI 0.27 ～ 0.76）。但上述智能化工具涉及的人工智能技术较少，自然语言处理技术、机器学习等工智能技术在该领域尚有很大的应用潜力。

（5）卒中并发症预测

近年来，已有研究将机器学习应用于急性缺血性卒中患者并发症的预测中，用来早期发现高危患者，从而进行适当的预防和治疗。出血转化是缺血性卒中最严重的并发症之一。2022 年，国内一项研究从 71 名患者的多参数 MRI 图像的 20 个感兴趣区域中提取了 5400 个放射组学特征，构建了基于多参数 MRI 放射组学和机器学习的急性缺血性卒中患者出血转化预测模型，在独立的验证队列中，AUC 为 0.871，准确率为 0.848；此外，将临床信息与放射组学特征相结合，预测性能可进一步提升，AUC 为 0.911，准确率可达 0.894。另一项研究纳入人口统计特征、临床信息、生化数据和神经影像学变量建立机器学习模型，预测 rt-PA 静脉溶栓后出血转化风险，RF 模型性能最优，其敏感性为 66.7%，特异性为 80.7%，RF 重要性矩阵图中影响最大的 4 个因素是甘油三酯、Lp-a、基线 NIHSS 评分和血红蛋白。

肺炎是卒中常见的并发症，往往会造成患者住院时间延长及致残率、死亡率增高。准确、及时地预测卒中后肺炎在临床实践中十分重要。南京市第一医院研究团队纳入 3160 名缺血性卒中患者，开发了 5 个 ML 模型（LR、SVM、RF、XGBoost 和全连接深度神经网络）。在五个 ML 模型中，XGBoost 模型表现最好。测试集上 XGBoost 模型的 AUC 为 0.841（敏感性 81.0%，特异性 73.3%），明显优于 ISAN 和 PNA 评分的性能。

卒中后抑郁是脑卒中后发病率最高的精神类并发症，其会减慢患者的病情恢复，降低患者生存质量，甚至增加患者的死亡率。2022 年，韩国的一项研究回顾性纳入 31 名患有卒中后抑郁的患者及 34 名没有卒中后抑郁的患者，所有患者均接受神经学、认知和功能评估，采用支持向量机、k 最近邻、随机森林、投票法模型融合等机器学习方法预测卒中后抑郁。其中，支持向量机线性算法的 AUC 可达 0.830，准确度为 0.771。

（6）卒中治疗结局预测

在卒中患者的治疗决策中，精确地评估患者预后结局，及时为预后不良的患者调整治疗方案，对各类可预防的危险因素进行干预至关重要。患者临床预后涉及多种因素，机器学习可能优于经典的预测方法，因为它能够解决变量之间的复杂相互作用和非线性关系，构建预后预测模型。对于短期临床预后，2019 年，斯坦福大学研究团队回顾性纳入 512 名 AIS 患者，使用极端梯度增强和梯度增强机模型来预测 90 天临床结局，模型表现出良好的性能，极端梯度增强和梯度增强机的 AUC 分别为 0.746 和 0.748；在 24 小时内加入 NIHSS 评分，模型性能分别提高到 0.884 和 0.887。韩国延世大学的研究团队使用深度神经网络、逻辑回归及随机森林三种机器学习方法对 2604 例缺血性卒中患者发病

3 个月的 mRS 评分进行预测，并与洛桑急性卒中登记量表（acute stroke registry and analysis of Lausanne，ASTRAL）评分进行比较，结果发现深度神经网络模型表现最好，AUC 显著高于 ASTRAL 评分（0.888 *vs*. 0.839，$P < 0.01$），而随机森林和逻辑回归与 ASTRAL 评分无统计学差异。在长期预后方面，有小样本研究使用人工神经网络模型预测 1 年卒中复发，敏感性、特异性、准确性和 C 统计量分别为 75%、75%、75% 和 0.77。

血管内治疗对大血管闭塞的卒中患者有效，准确预测血管内治疗后的结局对指导治疗至关重要。2018 年的一项研究纳入了 MR CLEAN 研究的 1383 名患者，使用随机森林、支持向量机、神经网络和 Super Learner 等机器学习算法构建血管内治疗患者的临床结局预测模型。然而，在预测血管内治疗后再灌注和 3 个月功能独立性方面，机器学习算法模型的表现并不优于逻辑回归模型。而在另一项 2019 年的研究中，机器学习预测模型取得了较好的表现，该研究推导队列纳入前循环 LVO 患者 387 例，验证队列纳入前循环 LVO 患者 115 例，结果显示，使用随机森林算法构建的预测模型，预测 90 天良好临床结局的 AUC 可达 0.87，优于没有正则化的逻辑回归模型及 PRE 评分。

综上所述，在卒中的急性和亚急性期，人工智能技术在临床上具有很大的应用价值。目前大多数研究使用回顾性数据，且样本量不大，未来需要更大规模的评估，尤其是前瞻性的临床验证。

100. 卒中影像学自动化判读

(1) 背景概述

卒中的治疗高度依赖于影像学研究提供的信息。神经影像又是微妙和复杂的，正确识别它们的病变程度对患者至关重要。但培养神经放射学家需要多年的时间，且部分神经影像人工是无法辨识分析的（如灌注影像、血脑屏障破坏等），这只能依赖后处理或人工智能工具来生成诊断图像。

治疗时间是急性卒中治疗结果的重要驱动因素，治疗必须迅速完成，因为更快的治疗会导致更好的结果。然而，卒中成像分诊途径中的大多数步骤都需要放射科医生和神经学家的存在，这些专业知识不是随时随地就能获取的，这就形成了限制时间的步骤。一项卫生经济学研究表明，若美国各地平均取栓时间缩短10 分钟，每年估计将节省 2.49 亿美元。

在这些因素激发下，人们提高了对神经影像识别、量化、自动判读和评估等方法的兴趣。

先进的神经成像技术为急性卒中管理提供了机会，但一些因素，包括时间延迟、临床医生间的变异性和临床信息缺乏系统性汇总，阻碍了它们的最大效用。人工智能的最新进展为利用医学图像分析为急性卒中的决策提供新的策略。考虑到疾病负担，卒中是人工智能研究最多的疾病之一，仅次于癌症。

与人类专家的视觉检查相比，机器学习提供了几个潜在的优势，包括客观和定量的评估、检测细微的体素模式的能力、速度和大规模实现。其中深度学习（deep learning，DL）模型更是没有先验信息的医学图像评估的潜在选择。如最常用的卷积神经网络（convolutional neural networks，CNN），它计算图像中不同像素区域之间的空间关系；递归神经网络（recursive neural network，RNN），节点沿着时间序列形成一个有向图，可考虑时间因素上的历史信息。图 84 所示为机器学习、深度学习、人工智能、卷积神经网络与神经网络之间的拓扑关系图。

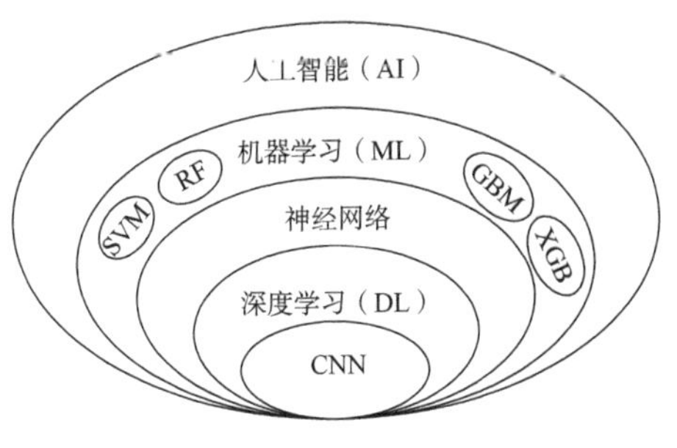

图 84　人工智能方法拓扑

Zhu 等全面概述了深度学习在卒中成像中关于出血检测、梗死核心检测、ASPECTS 评分、血管评估、组织结局预测、临床结局预测等方面的应用。图 85 所示为人工智能在急性缺血性卒中中进行诊断和治疗辅助决策、结局和预后预测等方面的主要应用。

总体来说，深度神经网络自动选择相关临床特征加速急性期诊治决策，减少评分之间的变化，提高快速神经成像评估可靠性，并集成神经成像与电子病历数据，以支持临床医生对卒中的管理。

人工智能技术在卒中影像领域的广泛应用，提高了卒中诊断的准确性、速度和标准化，特别是在低通量中心，或者没有专门的卒中领域专家的中心。人工智能对卒中图像的处理和解释可以为任何临床医生提供相当于专家的成像评估，并可以整理关键特征，以帮助临床医生快速做出治疗决定，改善临床结果。

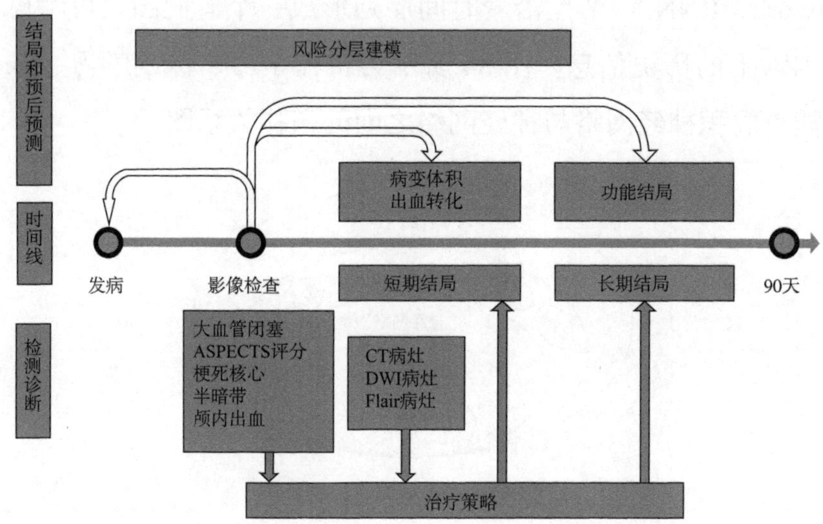

图 85　人工智能在急性缺血性卒中中的主要应用

（2）自动化判读软件

近年来数个阳性结果的急性脑卒中血管内临床试验已经证明了神经影像的附加价值。血管内治疗的最佳影像学特征包括大血管闭塞、较小的核心、良好的侧支和较大的半暗带。许多关于急性脑卒中成像的出版物，包括大血管闭塞的检测，颅内出血的检测和定量，以及梗死核心的检测，已经使用 ML 方法发表。

表 30 汇总了获得各影像学特征的最佳成像模式和方法，以及主要商用软件的情况。

表 30　急性卒中影像学特征的最佳成像模式和方法及主要商用软件

影像特征	成像模式（方法）	公司	产品	算法类型	欧盟市场 CE 认证（类别）	美国市场 FDA 认证（类别）
颅内出血	NCCT（原图）	Aidoc	Briefcase	DL	是（Ⅰ类）	是（Ⅱ类）
		Avicenna.AI	Cina-ICH	DL	是（Ⅰ类）	是（Ⅱ类）
		Brainomix	e-ASPECTS	DL	是（Ⅱ a 类）	否
		Deep01	DeepCT		是（Ⅰ类）	是（Ⅱ类）
		General Electric	Stroke VCAR		是（未声明）	是（Ⅱ类）
		Infervision Med Tech	InferRead CT Stroke.AI		是（Ⅱ a 类）	是（Ⅱ类）
		JLK，Inc	JBS-04K		是（Ⅰ类）	否
		MaxQ.ai	Accipio IX		是（未声明）	是（Ⅱ类）
		NICO.Lab	StrokeViewer		是（Ⅰ类）	是（Ⅱ类）
		Qure.ai	qER		是（Ⅱ a 类）	是（Ⅱ类）
		RapidAI	RAPID ICH	DL	是（Ⅰ类）	是（Ⅱ类）
		Keya Medical	CuraRad-ICH		否	是（Ⅱ类）
		Vizai	Viz ICH	DL	是（未声明）	是（Ⅱ类）
		ZebraMedical Vision	HealthICH		是（未声明）	是（Ⅱ类）

（续表）

影像特征	成像模式（方法）	公司	产品	算法类型	欧盟市场 CE 认证（类别）	美国市场 FDA 认证（类别）
大血管闭塞	CTA（原图或血管 3D 重建）	Aidoc	Aidoc LVO	DL	是（Ⅰ类）	是（Ⅱ类）
		Avicenna.AI	Cina-LVO	DL	是（Ⅰ类）	是（Ⅱ类）
		Brainomix	e-CTA	DL/ML	是（Ⅱ a类）	是（Ⅱ类）
		CircleNeurovascular Imaging	StrokeSENS		是（Ⅱ类）	是（Ⅰ类）
		NICO.Lab	StrokeViewer		是（Ⅰ类）	是（Ⅱ类）
		RapidAI	RAPID LVO	其他	是（Ⅰ类）	是（Ⅱ类）
		Vizai	VizLVO	DL	是（未声明）	是（Ⅱ类）
	MRA（原图或血管 3D 重建）					
	DSA					
梗死核心	DWI（急性高亮病灶）	Cercare Medical	Cercare Stroke		是（Ⅱ a类）	否
		JLK，Inc	JBS-01K		是（Ⅰ类）	否
		RapidAI	RAPID	其他	是（Ⅰ类）	是（Ⅱ类）
	CTP（CBF 和 CBV 参数的降低）	Brainomix	e-CTP	SVD	是（Ⅱ a类）	否

（续表）

影像特征	成像模式（方法）	公司	产品	算法类型	欧盟市场 CE 认证（类别）	美国市场 FDA 认证（类别）
梗死核心	CTP（CBF 和 CBV 参数的降低）	Cercare Medical	Cercare Stroke		是（Ⅱ a 类）	否
		General Electric	CT Perfusion 4D		是（未声明）	是（Ⅱ类）
		Icometrix	Icobrain CVA		是（Ⅰ类）	是（Ⅱ类）
		NICO.Lab	StrokeViewer		是（Ⅰ类）	是（Ⅱ类）
		Olea Medical	Olea Sphere		是（Ⅱ a 类）	是（Ⅱ类）
		RapidAI	RAPID	其他	是（Ⅰ类）	是（Ⅱ类）
		Siemens	syngo.CT NeuroPerfusin		是（未声明）	是（Ⅱ类）
		Vizai	Viz CTP	DL	是（未声明）	是（Ⅱ类）
	NCCT（ASPECTS 评分）	Avicenna.AI	Cina-ASPECTS	DL	是（Ⅰ类）	否
		Brainomix	e-ASPECTS	ML	是（Ⅱ a 类）	否
		Circle Neurovascular Imaging	StrokeSENS		是（Ⅱ类）	是（Ⅰ类）
		Infervision Med Tech	InferRead CT Stroke.AI		是（Ⅱ a 类）	是（Ⅱ类）
		NICO.Lab	StrokeViewer		是（Ⅰ类）	是（Ⅱ类）
		RapidAI	RAPID ASPECTS	RF	是（Ⅰ类）	是（Ⅱ类）
		Siemens	syngo.CT ASPECTS		是（未声明）	否

（续表）

影像特征	成像模式（方法）	公司	产品	算法类型	欧盟市场 CE 认证（类别）	美国市场 FDA 认证（类别）
半暗带	CTP（MTT 和 Tmax 参数的延长）	Brainomix	e-CTP	SVD	是（Ⅱa类）	否
		Cercare Medical	Cercare Stroke		是（Ⅱa类）	否
		General Electric	CT Perfusion 4D		是（未声明）	是（Ⅱ类）
		Icometrix	Icobrain CVA		是（Ⅰ类）	是（Ⅱ类）
		NICO.Lab	StrokeViewer		是（Ⅰ类）	是（Ⅱ类）
		Olea Medical	Olea Sphere		是（Ⅱa类）	是（Ⅱ类）
		RapidAI	RAPID	其他	是（Ⅰ类）	是（Ⅱ类）
		Siemens	syngo.CT Neuro Perfuon		是（未声明）	是（Ⅱ类）
		Vizai	Viz CTP	DL	是（未声明）	是（Ⅱ类）
	MRP（MTT 和 Tmax 参数的延长）	Cercare Medical	Cercare Stroke		是（Ⅱa类）	否
侧支循环	CTA（原图或血管 3D 重建）	Brainomix	e-CTA	DL/ML	是（Ⅱa类）	是（Ⅱ类）
		CircleNeurovascular Imaging	StrokeSENS		否	是（Ⅰ类）
		NICO.Lab	StrokeViewer		是（Ⅰ类）	是（Ⅱ类）

（续表）

影像特征	成像模式（方法）	公司	产品	算法类型	欧盟市场 CE 认证（类别）	美国市场 FDA 认证（类别）
侧支循环	mCTA（多时相血管 3D 重建）					
	对比剂增强 MRA（原图或血管 3D 重建）					
	DSA					

其中有4家公司提供了在一个工作流程中可同时处理NCCT、CTA和CTP影像的商用软件平台，他们是Brainomix、NICO.Lab、RapidAI和VizAI。其中Brainomix、RapidAI和VizAI是最主要的软件供应商。表31回顾整理了具有最大测试数据集（最好是大于100例患者）的研究的结果，这些研究均报道了卒中特征检测的诊断准确性统计数据。从表31中可以看到，在缺血性卒中中，关于脑灌注的验证是最少的。但这并未妨碍RAPID成为卒中影像自动化分析的典型应用，这得益于RAPID应用于多项关于急性卒中的国际大型临床研究，如表32所列。通过随机对照临床试验，在真实临床场景中验证了RAPID软件结果对临床结果的正面影响。

表 31　人工智能卒中商用软件的准确性研究结果

		影像特征				
公司	软件	ASPECTS 评分	灌注		大血管闭塞 LVO	出血检测
			CTP	MRP		
Brainomix	e-ASPECTS	回顾性，132，44%～45%，91%～93%，随诊 CT				
		回顾性，119，83%，57%，随诊 CT				
		回顾性，116，75%，73%，专家				
	e-CTA				回顾性，301，84%，96%，专家	
	e-CTP					
RapidAI	RAPID		回顾性，103，67%，87%，3 h 内 DWI	回顾性，63，100%，91%，专家		
	RAPID ASPECTS					
	RAPID ICH					回顾性，308，96%，95%，专家共识

（续表）

公司	软件	影像特征				
		ASPECTS 评分	灌注		大血管闭塞 LVO	出血检测
			CTP	MRP		
RapidAI	RAPID LVO				回顾性，310，80%，NS，专家	
					回顾性，217，96%，98%，专家	
					回顾性，477，92% ～ 94%，97% ～ 98%，专家	
VizAI	Viz ICH					
	Viz LVO				回顾性，1167，81% ～ 82%，90% ～ 96%，专家	
					回顾性，163，96%，94%，NS	
	Viz CTP					

注：结果含义：研究设计，病例总数，敏感度，特异性，参考标准；NS：未提及。

表 32　使用 RAPID 的 CT 或 MR 灌注分析作为患者筛选影像标准的主要大型临床研究

临床研究缩写	起止时间	样本量	NCT
DEFUSE	2001 年 4 月—2005 年 4 月	74	/
EXTEND-IA	2012 年 6 月—2014 年 12 月	70	NCT01492725
SWIFT PRIME	2012 年 12 月—2015 年 1 月	196	NCT01657461
DAWN	2014 年 7 月—2017 年 5 月	206	NCT02142283
DEFUSE-3	2016 年 4 月—2017 年 8 月	182	NCT02586415
EXTEND	2010 年 6 月—2018 年 8 月	225	NCT00887328 NCT01580839
FRAME	2017 年 1 月—2019 年 4 月	220	NCT03045146

下面对人工智能在卒中中最主要的 3 项应用（ASPECTS 评分、血管评估、灌注评估）的现状、局限及进展等进行简要描述。

（3）主要应用——ASPECTS 评分

ASPECTS 作为在 NCCT 上对早期缺血性改变进行评价的评分，易快速获得，且与 24 小时 ASPECTS 有很高相关性（r=0.88），对 3 个月功能结局的预测有合理的敏感性（78%）和高特异性（96%），因此是识别卒中患者缺血程度的简单可靠的指标。

Farzin 等回顾了 2000—2015 年发表的评估 ASPECTS 一致性的 30 篇文献和 40 项一致性测量，当 ASPECTS 被当作连续变量进行分析时，ICC 为 0.57 ～ 0.83；当 ASPECTS 被当作分类变量进行分析时，加权 Kappa 系数为 0.21 ～ 0.75；当 ASPECTS 被当作二分类变量进行分析时，Kappa 系数为 0.16 ～ 0.93。对 15 名评分者的自身内部一致性评估表明评分者内部一致性为轻微到中度（κ 0.042 ～ 0.469），仅在二分类时可达到较强水平（11 人，κ > 0.6）。15 名评分者间一致性同为轻微到中度（κ 0.129 ～ 0.315），且二分类情况下评分者间一致性也无法达到较强水平（κ =0.561）。临床医生在 ASPECTS 评分上可能没有足够的一致意见来作为治疗决定的可靠标准。但自动化软件（如 RAPID）可比人工阅片者有更好的一致性，与共识评分间一致性很强（κ =0.9），而人工阅片者仅能达到一致性中等（κ 0.56 ～ 0.57），且比经验丰富的临床医生 ASPECTS 评分更为准确。相对于 DWI ASPECTS 评分有更高的一致性，ICC 可达到 0.55，远超过人工阅片者的 ICC（0.29）。

对自动化软件包少有横向比较研究。Austein 等 2019 年证明不同软件（RAPID 和 e-ASPECTS）评价的 ASPECTS 总分虽然在总体性能上与专家共识没有显著差异，但在计分区域方面有所不同。软件包 e-ASPECTS 在皮质区域更敏感，但以特异性为代价。专家共识和软件包 RAPID 对脑深部结构具有较高的敏感性，但特异性较低。且在使用有并发病变（如脑白质病变、陈旧梗死或其他实质缺陷）的基线 CT 进行 ASPECTS 评分时，自动化软件包的表现不如神经放射学家。

（4）主要应用——血管评估

CTA 血管造影是一种广泛应用于神经血管病理学无创评估的技术。在人工智能应用之前，CTA 下血管 3D 重建主要由技术人员在设备后处理辅助下人工分割，工作是非常费时费力和容易出错的。由于脑血管是曲折和多分支的，以及其他组织（如颅骨）的干扰，大多数基于规则的方法，如中心线跟踪、主动轮廓模型或区域生长等，很难在全脑血管分割上实现高鲁棒性的表现。深度学习神经网络架构是克服上述技术障碍最有效的方法。在过去的几年中，各种深度学习模型在不同领域的图像分类和分割任务中显示出了显著的潜力，特别是在神经成像领域。U-net 或 3D-CNN 模型是专门为分割任务设计的，对生物医学图像显示出较高的分割性能，目前已广泛集成到放射学工作流程中，以提高工作流程效率和降低医疗成本。

人工智能除了在血管 3D 分割上应用广泛，在大血管闭塞的识别上也有大量算法研究。有研究甚至单独通过 NCCT 检测 LVO（Methinks），或联合 NIHSS，AUC 达到 0.87 和 0.91。Shlobin 等系统综述了 ML 算法在 LVO 中的应用。在 30 个 ML 算法中，最常用的 ML 算法是卷积神经网络，共 10 个（33.3%）；其次是支持向量机，也为 10 个(33.3%)；再次是随机森林，共 9 个（30.0%）。ML 技术在计算机断层扫描上识别 LVO 方面被证明是非常准确的。在卒中预防、诊断、治疗、预后预测等方面，支持向量机和随机森林也是在每种类别下均有大量使用的有效技术。

但 CTA 血管评估仍存在问题和挑战。由于 CTA 是造影剂增强成像过程中在动脉峰期的快照，虽然可获得优秀的解剖评估，但对血流动力学的评估是有限的。因此对血栓负荷和侧支循环状态的评估较难进行。另外，CTA 难以识别远端细小血管的闭塞，而这样的患者占比却高达 70%，且他们仍然可以接受溶栓治疗。准确识别远端血管闭塞也非常重要。

动态 CTA 技术为这些问题带来解决的可能性。动态 CTA，其本质是多时相 CTA，也被称为 4D-CTA 或 mCTA。它结合了 CTA 非侵入性和 DSA 动态获取的技术，在多个时间点上获取血管造影影像。通常至少包含 3 个时间点：动脉峰期、静脉峰期和晚静脉期。它使大脑血流动力学过程以一种可视化的方式被展示。如果使用时间最大强度投影（maximum intensity projection，MIP）将整个 4D 数据集压缩成一个 3D 数据集，从而显示所有时间点上最亮的体素，则能最佳地评估血管形态，创建一个高质量的时间不敏感的血管树 MIP，信噪比更高、血管轮廓更好、小动脉细节可见性更好、整体图像质量更好。

在大血管闭塞检测上，多相 CTA 上的表现比在单相 CTA 上更准确。CNN 似乎也优于 RF，其平均度量性能比 RF 高出 8% ～ 10%，准确率高达 85%。

同时，在缺血性卒中患者中，4D-CTA 相较传统 CTA 或 MRA，用于评价侧支血流的范围和动态更有优势，能更好地估计血栓负荷和侧支血管的存在。

在传统单时相 CTA 中，由于造影剂的注射速率和图像采集时间，它可能无法在单次采集时段内捕捉到所有血管的增强影像。而 MRA 不能评估远端软脑膜血管和新生血管生成。4D-CTA 侧支循环评分对临床预后有良好的预测效果（AUC = 0.936）。基于 4D-CTA 的改良侧支循环评分系统，有助于预测急性缺血性卒中患者的临床预后，并有助于做出医疗决策，特别是对于将接受血管内介入治疗的患者。对于侧支血管状况良好的患者，可以单独延长治疗时间窗口，他们可以从血管内治疗中获得更多的获益。

另外在颅内出血患者中，4D-CTA 能更准确地检测造影剂外渗，对血肿扩张具有更高的预测价值。从 4D-CTA 数据中还可以计算出全脑灌注图，使实质灌注缺陷与血管闭塞检测建立相关性印证。

（5）主要应用——灌注评估

灌注成像（CTP/MRP）提供脑血流量、脑血容量、血流通过时间（以峰值时间、最大时间或延迟时间表示）等参数，并通过识别一个阈值来区分不可逆的损伤组织（梗死核心）和潜在的可挽救的缺血组织（半暗带）的体积和位置。但这一识别阈值在不同患者和不同软件之间存在可变性，甚至在同一软件中也是存在一定可变性的。因为这些组织分类被认为是估计的，而不是精确测量的。不同的后处理算法和阈值必然产生不同的结果。从生理病理角度，固定的阈值无法捕捉卒中梗死发病进展过程的复杂性，无法反映与卒中进展相关的全部可能的生物标志物，故基于人群的阈值，在个体上必然表现出明显的异质性。

2015 年一项荟萃分析，以弥散加权成像作为参考标准，6 项研究，共计 1429 名患者。CTP 的合并总体敏感性表明其具有合理的敏感性（55.7%）和高特异性（92%）。而 CBF 在各灌注参数中具有最佳的诊断特征。

Rava 等最近一项研究，对 CTP+ 与 RAPID、Sphere 和 Vitrea 在梗死核心体积和半暗带体积分割上进行了横向比较。以 24 小时内 DWI 影像上的梗死病变为金标准，3 家供应商的 4 个产品（Vitrea 为 CTP+ 的前身）在所用阈值和性能表现上各异。详情见表 33。

表 33　4 个商用 CTP 软件的横向对比

软件	梗死核心判别阈值	半暗带（低灌注区）判别阈值	与 24 小时 DWI 对比	
			平均梗死体积差异 ±95% CI，SCC	平均低灌体积差异 ±95% CI，SCC
RAPID	rCBF ＜ 30%	T_{max} ＞ 6 s	（10.0 ± 5.2）mL，0.73	（-25.6 ± 11.5）mL，0.60
Sphere	rCBF ＜ 25% and rTTP ＞ 5 s	rTTP ＞ 5s	（3.0 ± 6.0）mL，0.56	（-25.6 ± 8.0）mL，0.66
Vitrea	rCBV ＜ 38% and（rTTP ＞ 5.3 s or rMTT ＜ 55%）	rCBV ＜ 38% and（rTTP ＞ 5.3 s or rMTT ＜ 55%）	（7.2 ± 4.9）mL，0.66	（1.3 ± 4.0）mL，0.72
CTP+	rCBV ＜ 40% and T_{max} ＞ 2.2 s	T_{max} ＞ 2.2 s	（5.8 ± 5.9）mL，0.62	（-8.0 ± 5.4）mL，0.64

注：rCBF：相对脑血流量；rTTP：相对达峰时间；rCBV：相对脑血容量；rMTT：相对平均通过时间；T_{max}：残差函数达峰时间；SCC：斯皮尔曼相关系数；and：且；or：或。

另一个商用软件 MIStar 使用无模型的带延迟和扩散校正的 SVD 算法来计算 CTP 灌注图。研究表明，分割梗死核心的 rCBF 的最佳阈值与患者获得再通的时间有关。发病后 4.5 小时前获得再通的患者，最佳阈值 rCBF ＜ 25%；而发病后 4.5 小时后获得再通的患者，最佳阈值 rCBF ＜ 30%。

在另一个例子中，来自德国的学者研究评估了西门子自动灌注软件（syngo.via）和 RAPID 之间预测缺血核心体积的阈值差异。结果显示，RAPID 软件的 rCBF ＜ 38% 时，缺血核心体积与最终梗死体积之间的相关性最高，无明显差异（r =0.89，P ＜ 0.001），syngo.via 软件的 rCBF ＜ 25% 时，相关性最高（r =0.87，P ＜ 0.001）。两个的阈值差异还是很明显的。

前瞻性随机试验（SWIFT PRIME）数据再分析表明，在达到再通标准的患者中，基线缺血核心体积（rCBF ＜ 30%）与最终梗死体积相关性一般（r=0.58，P ＜ 0.0001），基线与最终梗死差值平均值为 -24.2 mL。在未达到再通标准的患者中，基线低灌注区体积（T_{max} ＞ 6 秒）与最终梗死体积相关较好（r =0.78，P =0.005），但基线与最终梗死差值平均值仍较大，为 -27.3 mL。

目前，CTP 判别的缺血性梗死核心与随访 DWI 测量的最终梗死核心体积之间的最佳表现并不是用 RAPID 软件获得的，而是用 GE 设备后处理软件的 CBV 绝对阈值（1.5 mL/100 mL）得到的。CTP 和 MR-DWI 之间有很强的相关性（r =0.94）。使用配对 t 检验，CTP 的体积（54.1 ± 69.8）mL 和 DWI 的体积（50.3 ± 59.7）mL 之间没有显著差异（P =0.18）。但同样采用 GE 设备后处理软件计算 CTP 上的 CBV 值，以与 CTP 检查间隔在 1 小时以内的 DWI 为标准，CBV 诊断梗死核心的敏感度却很低（38.5%）。

因此，由 CTP 判别的缺血性梗死核心必须谨慎解释，因为它依赖于不同软件、不同算法，甚至不同的再通时间和不同的软件版本。

我们再把目光聚焦到最广泛应用的 RAPID 上。RAPID 使用组织和动脉信号的反卷积计算定量灌注图，包括 CBV、CBF、MTT 和 T_{max}，并在表 32 所列的临床研究中采用固定阈值对梗死核心（rCBF ＜ 30%）和低灌注区（T_{max} ＞ 6 秒）做出识别和体积计算。需要注意的是，通过 CTP 检查后 3 小时内 DWI 提示梗死灶的验证分析所获得的梗死核心最优判别阈值为 rCBF ＜ 38%。采用 rCBF ＜ 30% 识别的梗死核心体积较 rCBF ＜ 38%

会更低，目的是在选择患者时更具包容性，而不是拒绝患者接受可能受益的治疗，这从临床角度来看似乎是合适的。

严格意义上，反卷积计算不属于人工智能的范畴，它属于对物质扩散的经典物理学模型（菲克定律）的数值求解。但不排除 RAPID 使用了部分人工智能方法。如果仅仅采用血流动力学参数的简单阈值，将 rCBF ＜ 30% 的脑组织作为梗死核心，与 DWI 梗死灶相比，对梗死核心体积会有明显的高估，高估部分的平均值达到 65 mL。阈值化结果需附以形态学后处理（如开运算），才能降低阈值图像中的噪声。

值得注意的是，使用 RAPID 的多项著名临床试验（EXTEND-IA、DEFUSE-3、DAWN 等）仅包括少量人群患者（分别为 70、182、206 名患者），且没有一个试验评估了软件的性能。未来，应该需要进一步的试验，允许通过多个供应商的产品纳入患者，以改进成像评估，使其更具通用性。

CTP 根据血流动力学参数评估的梗死核心和缺血半暗带体积，已成为患者治疗计划的重要决策依据。但在 CTP 的临床应用中，需要关注它的一些限制因素。

首先，它仅适用于脑卒中超急性期及发病 24 小时内的急性期。对发病超过 24 小时的亚急性期卒中患者，CTP 利用血流的诊断可能造成对梗死的漏诊，从而使患者接受不必要的溶栓或取栓治疗。在梗死的亚急性期，仍建议使用 DWI-MRI 来评估梗死核心体积，以避免 CTP 方法的这种缺陷和由此带来的治疗管理不善。

其次，它对腔隙性脑梗死等梗死核心体积很小的患者，可能带来很高的假阴性错误。Biesbroek 等对 15 项研究进行系统回顾和 Meta 分析（1107 例患者），CTP 对缺血性卒中检测的敏感性为 80%，特异性为 95%。几乎 2/3 的假阴性是 CTP 方法无法检出小的腔隙性脑梗死所致；其余的假阴性主要是由 CT 设备灌注扫描覆盖范围有限而造成的遗漏，以及运动伪影的干扰。15 项研究中，4 项使用最大斜率法，11 项使用反卷积法。传统方法对小的腔隙性脑梗死的检出能力是一项重要的限制。

另一项对 113 例通过 MRI 明确最终梗死体积为 8 mL 或以下患者的研究，表明 CTP 检查对小梗死检出的灵敏度仅为 43.4%，但特异度仍较高，为 92.9%。

CTP 识别颅内不同区域腔隙性脑梗死的能力也有差异，皮质及皮质下白质区域最高（21.7% ～ 65.2%），其次是脑室周围白质区域（12.5% ～ 37.5%），丘脑或基底神经节区域甚至为 0（此数据可信度不高，因患者例数过少，仅 6 例）。

深度学习方法近年来被陆续应用到前循环的梗死分割上，如自动树学习异常分割（automatic tree learning anomaly segmentation，ATLAS）。到目前为止，大多数 CNN 模型报道的分割 Dice 与病灶体积有关，大梗死相较小梗死会有更高的 Dice 表现，但通常都在 0.6 ～ 0.7，已经优于固定阈值方法（如 RAPID）。另外，CNN 模型通常倾向于高估小的或腔隙性脑梗死，但会低估大面积梗死。

缺血性卒中病变分割挑战（ischemic stroke lesion segmentation challenge 2022，ISLES Challenge 2022）邀请团队分析 CTP，使用 MRI-DWI 作为 Ground Truth 评价 CTP 上对梗死核心的分割效

能，并以Dice作为评价指标。为这一挑战开发的卷积神经网络的性能（Dice=0.51）及非对称残余编解码器CNN的性能（Dice 0.49～0.54），接近这一挑战赛的峰值性能（Dice=0.56）。如果采用类似RAPID所使用的基于纯阈值的方法，与DWI Ground Truth相比，获得的Dice更低，仅为0.34。“ISLES挑战”中CNN模型的表现低于前述大多数文献所报道的分割Dice。但这一Dice可认为是CTP上对梗死核心分割的更为可信的效能评价。

现代CT扫描仪可以获得亚毫米分辨率的脑实质灌注图。通过灌注图可以深入了解脑实质的血流动力学，这对于急性卒中的治疗决策至关重要。然而，人们对CTP或MRP血流动力学参数分析结果的评价却很难开展，其难点在于没有可获得的金标准。脑灌注的参考金标准是氧-15-水PET。但^{15}O的半衰期仅有2分钟，制备后需要立即使用，所以需要研究机构现场具备回旋加速器和24小时×7天的合成能力，这限制了它在卒中等急性疾病中的应用。

然而，在亚急性和慢性缺血等病情更稳定的患者中，可以检测氧-15-水PET，并以此为金标准训练深度学习网络（如CNN）从常规CT或MR图像上预测脑灌注。但这不是一个常规模式，更多的研究希望从更易获得的NCCT、CTA或MR影像上预测脑灌注结果，以便替代相对费时费力的脑灌注检查。而这是以CTP或MRP分析结果为训练目标的。如有研究以RAPID CTP为金标准训练DL模型（Deep Sym Net），使用CTA来识别梗死核心，AUC为0.88～0.9。或从多时相CTA的源图像中预测组织灌注和梗死核心，与随访最终梗死体积之间，在再灌注亚组中平均差异为 21.7 mL，在未再灌注亚组中平均差异为 3.4 mL，差异是较大的。或从多时相 CTA 上训练获得 SPIRAL 算法（一种分析低时间分辨率、对比增强、螺旋 CT 扫描以获得脑灌注参数图的方法）以预测梗死，与 24 ～ 48 小时 DWI 证实的随访梗死相比，达到了与 CTP 同等的性能（AUC 0.79 ～ 0.82）。还有研究从 NCCT 上预测识别早期梗死核心，虽未提供使用 Dice 等度量标准对分割体积进行更正式的评价，但相关性似乎很强。

这些人工智能方法均以 CTP 或 MRP 分析结果为训练目标，故在采信并评价这些方法的性能之前，需要有恰当的方式能评价 CTP 或 MRP 的分析结果是可信的。

从 4D 灌注影像数据到灌注图的算法步骤是复杂的。非血流动力学改变的因素变化也会导致灌注值的变化。这些因素包括时间采样率、动脉输入和静脉输出的选择、CT 采集中的总辐射剂量、灌注算法的类型和具体实现方式等。在相同的患者成像数据中，可变性高于 27%，并且在商用灌注计算软件中也发现了显著差异。

这个问题已经被卒中成像研究（stroke imaging research，STIR）小组认识到。2013 年，STIR 发布了关于急性卒中成像研究的路线图，建议使用数字体模来验证和客观地比较灌注分析方法。

数字体模（digital phantom）是基于菲克定律，设计构建在公认的脑血流参数真实值 [脑血流量 CBF（2.5 ～ 87.5 mL/100 g·min）、脑血容量 CBV（1.0 ～ 5.0）mL/100 g、平均传输时间 MTT（3.4 ～ 24 s）和示踪剂到达延迟（0 ～ 3 s）] 基础上的一种数字化模型。它提供了一个客观的血流动力学值的参考标准，类似于一个真实的物理体模，用于评估脑灌注后处理程序的准确性和可靠性。

Kudo 等利用数字体模评测了 5 个商用 CTP 后处理程序（GE、Hitachi、Philips、Siemens、Toshiba）、2 个学术 CTP 后处理程序、4 个商用 MRP 后处理程序（GE、Hitachi、Philips、Siemens）及 5 个学术 MRP 后处理程序（包括 RAPID）。虽然绝大多数方法均基于反卷积，但性能表现各异。Uwano 等则利用数字体模检测了 CT 和 MRI 制造商（GE、Hitachi、Siemens、Toshiba、Philips）的 10 款软件对 CBF 和 CBV 的检出限。不同软件包的可检测低限不尽相同，CTP 软件检测 CBF 低限至 2% ～ 3%，CBV 至 2%，而 MRP 软件检测 CBF 低限至 1% ～ 3%，CBV 至 1% ～ 4%。

对于数字体模，未来工作可关注扩展其构建细节。可分割 4D CT 中的解剖结构，包括白质、灰质、脑脊液、动脉、静脉和颅骨等，使不同脑组织有不同的组织衰减曲线，从而实现一个更真实的表示。除了形态之外，对患者信息可分解为信号和噪声。这样各个部分都可以被任意修改和合并，通过这种方式，可以模拟任何类型的设备和扫描方式，从生理病理角度模拟任何类型和程度的卒中患者，以更全面的定量和定性研究对灌注值的影响。

（6）临床验证

人工智能诊断工具应用越来越广泛，使经验不足的医生可能因为简单的阈值判断而出现错误（例如，按 Defuse-3 的 6 ～ 16 小时超窗患者筛选所用的 70 mL 核心梗死阈值进行诊断）。但卒中患者再灌注治疗决策必须考虑患者整体病情，而不能将决策依据过度依赖于灌注图，因为灌注结果只代表拍摄时的状态（相当于拍摄时刻的短暂快照），而患者灌注改变是处于一个高度动态的变化过程中的。特别是当使用不同的软件时很可能给出不同的灌注图结果。

人工智能工具评估通常仅限于受控环境中的单一技术措施(如注射示踪剂下的 CT 灌注扫描)，仅间接与临床用途相关。然而，临床需要的很少是原始分类，而是诊断或治疗决策支持。大多数已发表的证据在分析前排除了困难案例，而不是在临床场景中的前瞻真实应用。与最佳情况相比，在白质疏松症、老年梗死症或其他实质缺陷患者中，这些工具与专家之间的一致性较差。这强调了在现实和常见的临床环境中评估人工智能工具的重要性。

所以，应对它们进行适当的前瞻性随机盲法临床试验评估，以确定人工智能技术对临床结果的影响。但采用人工智能技术的随机对照试验很少，而且大多正在进行中。

美国正在进行一项多中心随机对照试验，测试了 500 名卒中和疑似 LVO 患者的 Viz LVO 对卒中工作流程和 90 天临床结果的影响（NCT04142879）。中国另一项正在进行的多中心试验（金桥Ⅱ，NCT04524624）则正在对 21 689 例需要卒中二级预防的患者进行人工智能识别（弥散成像加决策支持）与常规护理间的随机对照研究。

另一个需要考虑的问题是，在传统随机试验方案中，为保证对照在同等信息基础上展开，需要限制临床医生可获得的信息（防止医生获取人工智能无法获知，但对决策有潜在重要价值的信息），这可能是在伦理层面存在争议的。因此随机对照试验实际上难以开展。

但并不是一切都需要临床试验。在临床试验不可行时，在真实世界的多个环境（如不同医院和国家）中测试新应用程序似乎是最好的方法。因为在真实世界中，患者存在多样性（从假性卒中到严重卒中），数据也并不总是最优的（如不正确的临床信息或严重运动成像）。这更可检验人工智能工具的客观价值高低。

（7）政策监管

人工智能产品除临床验证之外的另一个难题是需要符合政策监管要求。过去的 5 年里，越来越多的人使用人工智能进行卒中的决策支持，多个商业软件应用程序获得了监管机构的批准。在美国和欧盟，监管机构都面临着如何定义和评估基于人工智能的医疗产品的挑战。挑战包括人工智能的定义到底需要什么，人工智能产品是否会被视为医疗设备，如何评估未来的创新，以及它们最终做出的关于监管的决定是否是及时的，抑或随着人工智能的进化，监管决定已然过时。

监管需要考虑的细节很多，但简单来说，CE 和 FDA 系统根据对患者和软件用户的感知风险，有不同级别的监管审批标准。由于放射学类迄今为止的软件已经被设计为支持而不是取代医生，他们通常只需要Ⅰ类或Ⅱ类批准，表示低到中等风险。国家药品监督管理局采取类似的，但更严格的监管审批标准。对于影像人工智能，如果仅提供分析参数给医生查阅，则可按照Ⅱ类批准；如果提供的参数有可能危及患者生命，或提供了辅助决策信息，则必须按照最高规格的Ⅲ类批准。在欧盟和美国，第一类批准是在不经过外部审查的情况下获得的，公司会自行声明这些产品符合规定。虽然第二类批准通常需提交由独立机构评估的证据，但公司可以从自己的内部测试中提供这些证据，而不需要进行同行评审或发表。事实上，最近一项对欧洲所有 CE 标记的放射学人工智能软件的独立审查发现，100 种产品中有 64 种没有发表同行评审的疗效证据。

事实上，关于涉及人工智能的干预措施临床试验方案的指南和关于涉及人工智能的干预措施临床试验报告的指南于 2020 年相继发布。FDA、英国标准协会及英国药品和健康产品管理局等也已经发布了他们自己的指导方针和立场声明。但无论是在卒中相关还是其他医疗人工智能领域，很少有人工智能软件的评估是符合这些标准的。

因此，需要进一步开发严格的报告准则、开源基准数据集和透明的人工智能软件监管框架。解决这些缺陷是实现一个由人工智能增强的现代化卒中管理时代的关键一步。

（8）未来发展

卒中人工智能的使用，支持了临床决策，可减少常规临床实践中评分者之间的差异，促进重要信息的提取，从而提高卒中患者的识别、治疗反应和患者预后。但卒中人工智能类似于其他医学成像人工智能，在交付进入临床实践过程中存在重要挑战。

目前，许多论文描述的 ML 模型，大多是在一家医院的一个小数据集上训练的，这不足以应用到临床实践的多样性环境中。数据的局限性主要集中在缺乏充分的患者代表性、缺乏平衡的队列、队列定义或变量选择所引入的偏差，以及对某一组患者的排除上。这些偏差都会被人工智能学习模型从训练数据集中收集并输出。因此，增加患者的表征和数据密度，提高训练数据的质量、数量、多样性和来源对其在临床实践中的应用至关重要。

商业 ML 模型也有类似的问题，同时还有黑盒问题。可解释的人工智能模型可能有助于显示由 DL 模型识别的潜在特征，以避免黑盒问题。人们已经探索出了提高可解释性的技术，然而，它们可能在技术上难以实现，而且很少被应用。当这些黑盒特征产生最好的预测结果，包括高的泛化性能时，它们是可以被接受的，因为增加可解释性往往以降低预测性能为代价。

底层数据集或模型开发技术问题还导致了在人工智能研究中很常见的偏见问题。已经出现了许多偏见的例子，包括与性别、种族、地理有关的偏见，这些偏见可能无意中加剧潜在的医疗保健不平等。

为解决这些问题，需要有更容易访问的大型公开数据集，对数据预处理的标准化，共享开放源代码，采用指南报告人工智能开发，加强模型开发人员和临床医生的联系，以及评估人工智能工具对相关临床结果影响的更好标准，控制阻碍人工智能性能提升的混杂因素等。

人工智能的最大价值是其融合、优选和总结个体大量临床和影像特征的能力，并将这些特征与经过大量数据稳健性评估和优化的模型联系起来，以支持临床决策。虽然它们在卒中方面有很大的前景，但还需要做更多的工作来证明它们对患者、医生和医疗保健提供者的临床价值和成本效益。人工智能的开发需要更多地关注多学科团队，包括神经科学、计算机科学、人工智能、放射学、统计学甚至伦理学专家，都需要以跨学科的方式工作。神经影像和人工智能图像分析的结论应该能通过客观且可靠的证据来清楚地证明其作用可改善患者管理和临床结果。

101. 卒中康复与人工智能

（1）康复智能辅助

近年来，由于可用数据集的复杂性和数量不断增加，以及具有不同起源的多因子数据的存在，经典的方法常常无法获得准确的结果，因此机器学习算法经常被用于预测临床结果。从这个角度出发，结合现有技术，一种新的康复概念正在产生，即“康复生物学（Rehabilomics）”。这种康复干预的创新观点涉及多因素数据驱动的患者评估，旨在鉴别参与康复过程中的生理、遗传、生化或代谢生物标志物。这些生物标志物与患者预后的相关性可能为康复治疗计划提供重要信息。

预测卒中患者的日常生活活动能力对于卒中患者的康复和护理十分重要。其不仅可协助优化卒中管理，也能指导现实的治疗目标设定，促进早期出院，为患者和他们的护理人员提供准确的信息。Wan-Yin Lin 等基于对 313 例卒中患者的评估，提出了一种通过机器学习技术来预测日常生活活动能力的方法，其预测患者出院时 Barthel 指数的 AUC 达 0.79。

下肢运动功能障碍患者的步态分析是协助临床医生进行诊断、评估和康复策略制定的有用工具。对卒中后偏瘫患者实施准确的自动步态分析，是临床实践中一大挑战。Chengkun Cui 开发了一种新的自动步态分析系统，用于定性识别和定量评估卒中后偏瘫患者的步态异常。研究纳入了 21 名卒中患者和 21 名健康志愿者进行步行试验，收集了 3 个最具代表性的步态数据，即标记轨迹、地面反作用力和肌电图。通过使用这些不同的模态数据，通过不同的模式识别技术定性地区分偏瘫步态与正常步态，并通过基于概率的新型步态评分定量估计患者的下肢运动功能，从而建立了多模态融合结构。研究结果表明，当更多的模态步态数据融合在一起时，系统的识别性能和估计性能会变得更好。在整合所有三模态数据后支持向量机融合算法准确率可提高到 98.21%。

维持和提高患者参与脑卒中康复锻炼的比例和时间是当前研究的重点。有证据表明，它能显著改善技术辅助卒中康复的功能和预后。2016 年，Chong 等开发了一个网络物理脑卒中康复系统，提出了一种智能学习机制来了解刺激与患者参与水平变化之间的关系，并在参与水平下降时做出最合适的刺激决策，目的是提高卒中患者在康复实践时的参与度。其使用 ANN 和 NaiveBayes 分类器分析肌电图、脑电图、眼动运动和面部表情，学习实际参与水平与应用刺激之间的关联并进行了对比。结果表明基于神经网络的分类方法对输入偏差的敏感性较低，在实际应用中更具前景。

改善卒中后上肢的功能运动是卒中康复的重要组成部分。Bochniewicz 等构建随机森林算法，利用位于患者手腕上的传感器捕捉患者上肢的线性加速度和角速度，将患者的功能性运动与非功能性运动加以区分。对照组的平均准确率为 94.80%，卒中组为 88.38%。Yu L 等开发了一种新的远程定量 Fugl-Meyer 评估框架，该框架使用 2 个加速度计和 7 个弯曲传感器监测上肢、手腕和手指的运动功能。判定系数可达 0.917，表明该框架可为远程定量康复训练与评估提供一种可行的方法。

由此可见，近年来人工智能技术在康复之中的应用越来越广，极大地促进了卒中康复的发展。人工智能技术在康复生物标志物的识别、提供分析工具、提高患者参与度及辅助定量康复训练等方面可发挥不可替代的作用，促进卒中患者的康复。

（2）康复机器人

近年来，先进的机器人技术进入到康复医学中，康复机器人是肢体残疾者康复训练服务中的关键角色，可以减少人员陪护，而且能更有效地帮助患者实现康复。卒中康复正朝向融合机器人和康复游戏等技术的治疗模式发展。中国卒中学会组织编写的《中国脑血管病临床管理指南》也将下肢机器人协助步行恢复作为推荐（Ⅱ a 级推荐，B 级证据）。

从技术角度来看，给术语“机器人”下定义是一个不容小觑的问题。机器人是一种配备执行器、传感器系统和控制系统的机电设备。执行器可移动机器人与人体部位（即手臂和腿）相接触的机械部件；传感器可获取有关机械系统内部状态（例如，本体感觉传感器和位置传感器）和环境外部状态（例如，外部感觉传感器和力传感器）的数据；控制系统可通过不同的控制策略（即导纳和阻抗）将动作与感知联系起来。机器人关节常被设计成可再现与人类关节自然运动相容的运动的形态。一些机器人系统仅限于平面或单维运动，而另一些系统则支持整个三维空间的运动。

据文献报告，卒中后的早期活动可以缩短住院时间并改善残疾。一项纳入了 5 个国家 56 个卒中中心 2104 名患者的随机对照试验——人工瓣膜减轻心内膜炎试验（the artificial valve endocarditis reduction trial，AVERT）（group 2015）表明，早期活动可显著降低卒中患者 3 个月时 mRS 评分。尽管缺乏证据，但有理由认为，机器人设备的某些特征，如进行被动或辅助运动的可能性，可能促进疾病的急性和亚急性期恢复。对脑卒中康复的研究历来聚焦于慢性患者，因此应鼓励在急性期开展机器人辅助康复的进一步研究，通过大规模临床试验验证机器人辅助康复治疗的有效性。

2019 年，Rodgers 等发起的一项评价机器人辅助训练强化上臂疗法有效性的多中心随机对照试验——卒中后上肢机器人辅助训练（robot assisted training for the upper limb after stroke，RATULS）结果公布，患者按 1∶1∶1 的比例随机接受麻省理工学院 Manus 机器人辅助训练、基于重复功能任务练习和常规护理的增强上肢治疗（an enhanced upper limb therapy，EULT）、常规护理。结果表明，与常规护理相比，对于中度或重度上肢功能受限的患者，机器人辅助训练和 EULT 并没有显著改善其卒中后的上肢功能。研究发现，使用 Manus 机器人进行训练可以减少上肢损伤，然而这些改变并没有转化为上肢功能或日常活动能力的改善。

文献分析显示，我们对机器人主要特征的临床相关性及其干预方式的理解有限。此外，机器人辅助康复的神经学基础尚不完全清楚。虽然据报道，强化训练对于驱动神经可塑性至关重要，可以使用机器人设备进行，但重复次数的增加不足以刺激神经可塑性。

Morasso 等描述了机器人康复悖论。根据这一悖论，有强有力的证据表明，康复方法应该高度个性化才能有效。卒中康复很少关注其他治疗特征，如辅助水平或所执行运动的复杂性和（或）它们与运动恢复的关联。因此，应分别研究不同的训练方式，以根据患者的损伤调整治疗特征。虽然被动或辅助训练可以代表大多数受损患者的最佳选择，但主动或扰动的方式可能足以实现更高的运动表现。然而，在大多数试验中，无论损伤如何，机器人辅助干预都是标准化的。这种标准化可能导致机器人辅助方法的效果被低估，并可能限制设备的应用。

当前，将康复机器人技术和其他先进技术解决方案（神经技术）相结合，如神经电刺激、经颅磁刺激技术等，来提高卒中康复的功效是研究方向之一。通过结合 AI、计算模型和机器学习等技术，整合多模态数据（神经成像、脑电图、功能结果、临床结果等），确定康复过程生物标志物，以确定最有效的神经技术来为患者提供个性化的、精准的医疗，从而实现最大的治疗效果，让患者恢复正常的个人生活和职业生活。

（3）脑机接口

AI 的研发基础是脑认知科学，而其最具代表性的应用成果则是融合人类智能和机器智能的人机交互式混合智能。人 – 机混合智能发展的核心是脑机接口（brain-computer interface，BCI）技术。BCI 是一种在没有周围神经和肌肉这一正常传出通路参与的情况下实现人与外界环境的交互并显示或实现人们期望行为的电脑系统。可以将其更简单地理解为通过解码大脑神经活动信号获取思维信息，实现人脑与外界直接交流。

2000 年，*Nature* 上的一篇名为 *Real Brains for Real Robots* 的文章，报道了杜克大学研究者从猴子的大脑皮质成功获取到脑电信号，不仅实现了对部署在本地机器人的操控，还通过网络对部署在麻省理工学院的机器人进行了远程实时控制，实现了"Monkey Think，Robot Do"。马斯克在 2016 年投资创立了面向未来人机通信的脑机接口公司 Neuralink，并展示了其在猴脑中植入脑机接口，使猴子能用意念玩电子乒乓球游戏的研究成果。

BCI 也可作为康复训练设备应用于多种疾病的康复过程。其促进疾病康复的途径主要有两种：一是通过与环境的交互实现重症瘫痪患者多种功能的替代；二是通过促进大脑重塑实现功能代偿，最终减轻残疾提高患者的生存质量。BCI 技术在近几十年里飞速发展，基于 BCI 的神经康复与接口控制应用现在也有所进展。在神经康复或辅助医学领域，BCI 机器人可以帮助肢体运动障碍患者提高生活质量。

奥地利格拉茨技术大学应用 BCI 技术控制电刺激帮助手部瘫痪患者完成了日常生活中最基本的抓杯、举杯、倒水入口的连续动作，被认为是 BCI 应用于助残事业的里程碑事件；在 2014 年巴西世界杯足球赛开幕式上，一名腰部以下完全瘫痪的少年通过 BCI 控制下肢外骨骼完成了开球表演，一时轰动全世界，这得益于长期的虚拟训练与外骨骼技术的发展；天津大学神经工程团队于 2014 年成功研制出首台适用于全肢体卒中康复的人工神经机器人系统——“神工一号”，该系统融合了运动想象 BCI 和物理训练康复疗法，在卒中患者体外仿生构筑了一条人工神经通路，经过模拟解码患者的运动康复意念信息，进而驱动多级神经肌肉电刺激技术产生对应动作，在运动康复训练的同时，促进患者受损脑区功能恢复及体内神经通路的可塑性修复和重建。由此可见，BCI 在医学康复领域的应用已经逐步兴起，除了能帮助具有严重功能障碍的患者建立与外界的交流通道，还可将康复训练中很多的被动运动转换成患者的主动运动，进一步提高患者的主观能动性，从而提高康复效果，克服了传统康复手段被动单一介导的缺陷。BCI 让患者通过自己的思想控制外界设备进行训练，这样不仅能够提高患者的主动性，还可在患者受损的中枢神经中形成反馈，刺激脑的重塑或代偿，从而提高康复疗效。

参考文献

1. LEE H，LEE E J，HAM S，et al. Machine learning approach to identify stroke within 4.5 hours. Stroke，2020，51（3）：860-866.

2. PARK E，LEE K，HAN T，et al. Automatic grading of stroke symptoms for rapid assessment using optimized machine learning and 4-limb kinematics：clinical validation study. J Med Internet Res，2020，22（9）：e20641.

3. DENGLER N F，MADAI V I，UNTEROBERDÖRSTER M，et al. Outcome prediction in aneurysmal subarachnoid hemorrhage：a comparison of machine learning methods and established clinico-radiological scores. Neurosurg Rev，2021，44（5）：2837-2846.

4. MURRAY N M，UNBERATH M，HAGER G D，et al. Artificial intelligence to diagnose ischemic stroke and identify large vessel occlusions：a systematic review. J Neurointerv Surg，2020，12（2）：156-164.

5. YAHAV-DOVRAT A，SABAN M，MERHAV G，et al. Evaluation of artifificial intelligence-powered identifification of large-vessel occlusions in a comprehensive stroke center. Am J Neuroradiol，2021，42（2）：247-254.

6. NAWABI J，KNIEP H，ELSAYED S，et al. Imagingbased outcome prediction of acute intracerebral hemorrhage. Transl Stroke Res，2021，12（6）：958-967.

7. MATSUMOTO K，NOHARA Y，SOEJIMA H，et al. Stroke prognostic scores and data-driven prediction of clinical outcomes after acute ischemic stroke. Stroke，2020，51（5）：1477-1483.

8. ZHANG R Y，ZHANG Q W，JI A H，et al. Identification of high-risk carotid plaque with MRI-based radiomics and machine learning. Eur Radiol，2021，31（5）：3116-3126.

9. LEE S，JEONG B，KIM M，et al. Emergency triage of brain computed tomography via anomaly detection with a deep generative model. Nat Commun，2022，13（1）：4251.

10. GUAN W，KO D，KHURSHID S，et al. Automated electronic phenotyping of cardioembolic stroke. Stroke，2021，52（1）：181-189.

11. PIAZZA G，HURWITZ S，GALVIN C E，et al. Alert-based computerized decision support for high-risk hospitalized patients with atrial fibrillation not prescribed anticoagulation：a randomized，controlled trial（AF-ALERT）. Eur Heart J，2020，41（10）：1086-1096.

12. MENG Y C，WANG H R，WU C F，et al. Prediction model of hemorrhage

transformation in patient with acute ischemic stroke based on multiparametric MRI radiomics and machine learning. Brain Sci，2022，12（7）：858.

13. XU Y N，LI X L，WU D，et al. Machine learning-based model for prediction of hemorrhage transformation in acute ischemic stroke after alteplase. Front Neurol，2022，13：897903.

14. LI X，WU M，SUN C，et al. Using machine learning to predict stroke-associated pneumonia in Chinese acute ischaemic stroke patients. Eur J Neurol，2020，27（8）：1656-1663.

15. RYU Y H，KIM S Y，KIM T U，et al. Prediction of poststroke depression based on the outcomes of machine learning algorithms. J Clin Med，2022，11（8）：2264.

16. BARBER P A，DEMCHUK A M，ZHANG J，et al. Validity and reliability of a quantitative computed tomography score in predicting outcome of hyperacute stroke before thrombolytic therapy. ASPECTS Study Group. Alberta Stroke Programme Early CT Score. Lancet，2000，355（9216）：1670-1674.

17. FU F，WEI J Y，ZHANG M，et al. Rapid vessel segmentation and reconstruction of head and neck angiograms using 3D convolutional neural network. Nat Commun，2020，11（1）：4829.

18. WARDLAW J M，MAIR G，VON KUMMER R，et al. Accuracy of automated computer-aided diagnosis for stroke imaging：a critical evaluation of current evidence. Stroke，2022，53（7）：2393-2403.

19. SHETH S A，GIANCARDO L，COLASURDO M，et al. Machine learning and acute stroke imaging. J Neurointerv Surg，2023，15（2）：195-199.

20. CHAVVA I R，CRAWFORD A L，MAZUREK M H，et al. Deep learning

applications for acute stroke management. Ann Neurol，2022，92（4）：574-587.

21. BONKHOFF A K，GREFKES C. Precision medicine in stroke：towards personalized outcome predictions using artificial intelligence. Brain，2022，145（2）：457-475.

22. ABEDI V，RAZAVI S M，KHAN A，et al. Artificial intelligence：a shifting paradigm in cardio-cerebrovascular medicine. J Clin Med，2021，10（23）：5710.

23. BIVARD A，CHURILOV L，PARSONS M. Artificial intelligence for decision support in acute stroke - current roles and potential. Nat Rev Neurol，2020，16（10）：575-585.

24. CORRIAS G，MAZZOTTA A，MELIS M，et al. Emerging role of artificial intelligence in stroke imaging. Expert Rev Neurother，2021，21（7）：745-754.

25. DING L L，LIU C，LI Z X，et al. Incorporating artificial intelligence into stroke care and research. Stroke，2020，51（12）：e351-e354.

26. ZHU G M，CHEN H，JIANG B，et al. Application of deep learning to ischemic and hemorrhagic stroke computed tomography and magnetic resonance imaging. Semin Ultrasound CT MR，2022，43（2）：147-152.

27. SHLOBIN N A，BAIG A A，WAQAS M，et al. Artificial intelligence for large-vessel occlusion stroke：a systematic review. World Neurosurg，2022，159：207-220.

28. SHAFAAT O，BERNSTOCK J D，SHAFAAT A，et al. Leveraging artificial intelligence in ischemic stroke imaging. J Neuroradiol，2022，49（4）：343-351.

29. YEDAVALLI V S，TONG E，MARTIN D，et al. Artificial intelligence in stroke imaging：current and future perspectives. Clin Imaging，2021，69：246-254.

30. SOUN J E，CHOW D S，NAGAMINE M，et al. Artificial intelligence and

acute stroke imaging. AJNR Am J Neuroradiol，2021，42（1）：2-11.

31. RAVA R A，SNYDER K V，MOKIN M，et al. Enhancing performance of a computed tomography perfusion software for improved prediction of final infarct volume in acute ischemic stroke patients. Neuroradiol J，2021，34（3）：222-237.

32. QIU W，KUANG H，OSPEL J M，et al. Automated prediction of ischemic brain tissue fate from multiphase computed tomographic angiography in patients with acute ischemic stroke using machine learning. J Stroke，2021，23（2）：234-243.

33. MALIK P，ANWAR A，PATEL R，et al. Expansion of the dimensions in the current management of acute ischemic stroke. J Neurol，2021，268（9）：3185-3202.

34. KAKA H，ZHANG E，KHAN N. Artificial intelligence and deep learning in neuroradiology：exploring the new frontier. Can Assoc Radiol J，2021，72（1）：35-44.

35. JUMAA M A，SALAHUDDIN H，BURGESS R. The future of endovascular therapy. Neurology，2021，97（20 Suppl 2）：S185-S193.

36. SIRSAT M S，FERMÉ E，CÂMARA J. Machine learning for brain stroke：a review. J Stroke Cerebrovasc Dis，2020，29（10）：105162.

37. MOURIDSEN K，THURNER P，ZAHARCHUK G. Artificial intelligence applications in stroke. Stroke，2020，51（8）：2573-2579.

38. MCDOUGALL C C，CHAN L，SACHAN S，et al. Dynamic CTA-derived perfusion maps predict final infarct volume：the simple perfusion reconstruction algorithm. AJNR Am J Neuroradiol，2020，41（11）：2034-2040.

39. LAREDO C，RENÚ A，TUDELA R，et al. The accuracy of ischemic core perfusion thresholds varies according to time to recanalization in stroke patients treated with mechanical thrombectomy：a comprehensive whole-brain computed tomography

perfusion study. J Cereb Blood Flow Metab，2020，40（5）：966-977.

40. RIVERA S C，LIU X，CHAN A W，et al. Guidelines for clinical trial protocols for interventions involving artificial intelligence：the SPIRIT-AI extension. BMJ，2020，370：m3210.

41. LIU X，RIVERA S C，MOHER D，et al. Reporting guidelines for clinical trial reports for interventions involving artificial intelligence：the CONSORT-AI extension. BMJ，2020，370：m3164.

42. MUEHLEN I，SPRÜGEL M，HOELTER P，et al. Comparison of two automated computed tomography perfusion applications to predict the final infarct volume after thrombolysis in cerebral infarction 3 recanalization. Stroke，2022，53（5）：1657-1664.

43. RAVA R A，SNYDER K V，MOKIN M，et al. Assessment of a bayesian vitrea CT perfusion analysis to predict final infarct and penumbra volumes in patients with acute ischemic stroke：a comparison with RAPID. AJNR Am J Neuroradiol，2020，41（2）：206-212.

44. KIM Y，LEE S，ABDELKHALEQ R，et al. Utilization and availability of advanced imaging in patients with acute ischemic stroke. Circ Cardiovasc Qual Outcomes，2021，14（4）：e006989.

45. QIU W，KUANG H，TELEG E，et al. Machine learning for detecting early infarction in acute stroke with non-contrast-enhanced CT. Radiology，2020，294（3）：638-644.

46. WANG G，SONG T，DONG Q，et al. Automatic ischemic stroke lesion segmentation from computed tomography perfusion images by image synthesis and attention-based deep neural networks. Med Image Anal，2020，65：101787.

47. GUO J，GONG E H，FAN A P，et al. Predicting 15O-Water PET cerebral blood flow maps from multi-contrast MRI using a deep convolutional neural network with evaluation of training cohort bias. J Cereb Blood Flow Metab，2020，40（11）：2240-2253.

48. HAKIM A，CHRISTENSEN S，WINZECK S，et al. Predicting infarct core from computed tomography perfusion in acute ischemia with machine learning：lessons from the ISLES challenge. Stroke，2021，52（7）：2328-2337.

49. OLIVE-GADEA M，CRESPO C，GRANES C，et al. Deep learning based software to identify large vessel occlusion on noncontrast computed tomography. Stroke，2020，51（10）：3133-3137.

50. GANDOLFI M，VALÈ N，POSTERARO F，et al. State of the art and challenges for the classification of studies on electromechanical and robotic devices in neurorehabilitation：a scoping review. European Journal of Physical and Rehabilitation Medicine，2021，57（5）：831-840.

51. MICERA S，CALEO M，CHISARI C，et al. Advanced neurotechnologies for the restoration of motor function. Neuron，2020，105（4）：604-620.

52. MORONE G，COCCHI I，PAOLUCCI S，et al. Robot-assisted therapy for arm recovery for stroke patients：state of the art and clinical implication. Expert Review of Medical Devices，2020，17（3）：223-233.

53. ZHANG T，ZHAO J，LI X，et al. Chinese Stroke Association guidelines for clinical management of cerebrovascular disorders：executive summary and 2019 update of clinical management of stroke rehabilitation. Stroke Vasc Neurol，2020，5（3）：250-259.

（熊云云　整理）

卒中医疗质量改进临床研究进展

2019 卒中全球疾病负担（global burden of disease，GBD）研究显示，卒中是全球第二大死因。我国卒中年龄标准化发病率和患病率超过全球平均水平，卒中已成为我国居民第三位死亡原因和造成全年龄组伤残调整生命年（disability-adjusted life-years，DALYs）的首位原因，未来我国卒中防治面临重大挑战。

卒中医疗质量改进项目在全球范围内开展，意在从卒中救治的各个环节入手，应用各种质量改进干预方法，促进基于最新循证证据的临床指南向临床实践的转化应用，达到提高卒中救治的及时性、改善卒中患者预后的目的。这一过程强调从临床研究设计的层面出发，设计实施流程改进方法，通过研究结果评价医疗质量改进效果，为提升指南推荐的关键医疗绩效指标及改善卒中患者预后提供循证依据。

102. 卒中医疗质量改进：实践到理念

（1）学习型健康系统

2007 年，Etheredge 首次提出学习型健康系统（learning

health system，LHS）的概念，美国医学研究所（Institute of Medicine，IOM）随后提出以“循证医学”和“基于实践的证据”为基础建设 LHS，以缩小指南推荐的循证证据与临床实践之间的差距，持续改善医疗质量和患者结局。LHS 逐渐被应用于卒中医疗质量管理，形成了临床证据、临床指南、质量指标、信息流、质量改进项目、患者临床结局、医疗质量评估在内的多环节螺旋式闭环管理。LHS 整合审查 – 反馈机制，即通过收集和分析数据以解决问题，然后反馈到系统中，指导下一步决策制定，这与质量改进领域的计划（plan）、执行（do）、学习（study）、处理（act）模式（plan-do-study-act cycle，PDSA 循环）是一致的。

（2）多层面质量改进项目

卒中医疗质量改进方法包括线上与线下研讨会、专业教育、团队会商、事务提醒、审查 – 反馈、PDSA 循环、质量度量等，联合应用多项质量改进干预措施构成了多层面质量改进项目。Siarkowski 等针对 96 项研究进行荟萃分析，发现与应用单一质量改进措施相比，联合干预措施可有效缩短入院至溶栓给药（door to needle，DTN）时间。在加拿大阿尔伯塔省 17 家医院中应用线上联合线下研讨会等质量干预措施可缩短 DTN 时间，改善患者的功能结局。对中国 20 家医院进行的一项质量改进研究中，联合干预措施的实施可有效将溶栓率从 55% 提高到 65%。因此，依托 LHS 的基本理念，应用多层面质量改进项目开展研究，是卒中医疗质量改进领域的重要方向。

（3）GOLDEN BRIDGE–AIS 与 BRIDGE–Stroke 项目

金桥工程（intervention to bridge the evidence-based gap in stroke care quality，GOLDEN BRIDGE-AIS）是我国开展的“脑血管病急性期诊疗技术规范化应用和医疗质量评价与持续改进技术研究”，作为一项开放标签的多中心整群随机对照试验，纳入了我国 40 所公立医院共 4800 名急性缺血性卒中（acute ischemic stroke，AIS）患者。经随机化分配后，干预组实施多层面质量改进干预措施，对照组提供常规医疗。干预组质量改进措施包括基于循证的临床路径、书面化诊治方案、专职质量协调员，以及绩效指标的审查与反馈系统。研究结果显示，干预组中的医院人员对循证绩效指标的依从性高于对照组，在综合测量（患者实际接受的干预措施数量 / 全部可适用干预措施数量）方面两组差距具有统计学意义。GOLDEN BRIDGE-AIS 研究提示对于接诊数量庞大、医疗资源有限的公立医院，实施多层面质量改进干预措施可在一定程度上改善卒中医疗质量。

Machline-Carrion 等在拉丁美洲开展多层面质量改进项目巴西干预以增加卒中实践中的证据使用（the Brazilian intervention to increase evidence usage in practice-stroke，BRIDGE-Stroke），探究 AIS 与短暂性脑缺血发作（transient ischemic attack，TIA）患者医疗质量改进效果。BRIDGE-Stroke 作为一项整群随机对照试验，纳入巴西、阿根廷、秘鲁的 45 所医院共 2336 名 AIS 与 TIA 患者。干预组质量改进措施包括病例管理、腕带识别潜在患者、治疗方案流程图、干预措施清单、教育材料，以及周期性审查与反馈报告。研究结果显示，干预组和对照组分别有 49.2% 和 25.2% 的患者接受了所有符合条件的治疗，亚组分析显示在医院是否具有卒中单元方面两组存在一定差距，提示该研究的质量改进干预措施对于设立卒中单元并且医护人员依从性较好的医院具有一定实用价值。

103. 数字医疗：卒中管理新模式

（1）移动医疗转变卒中临床研究设计

移动医疗（mobile health，mHealth）将移动应用程序（application，App）和移动相关设备作为干预手段，通过数据采集、信息反馈、风险提醒、科普教育等方式促进卒中医疗管理。

传统临床随机对照试验（randomized controlled trial，RCT）具有招募难、成本高、耗时久等特点，采用 mHealth 手段如电子健康记录、App 和可穿戴健康设备可转变临床试验设计与实施方式，如实时收集数据缩短事件确定时间、低成本招募更多受试者。分散化 RCT 为通过 mHealth 开展的随机对照试验，以受试者为导向，将部分试验程序电子化，如使用远程与中心监测进行试验管理，线上进行患者识别、随机化分配、临床结局评估等。mHealth 辅助下的分散化 RCT 使临床研究的招募、沟通、数据采集和患者监测更加便捷，为卒中领域临床研究设计开辟了新途径。

（2）移动医疗促进卒中危险因素防控

在初级保健水平，改善卒中医疗质量是一项全球性挑战。目前，mHealth 在卒中危险因素防控领域已得到一定范围的应用。Liu 等进行系统综述发现，使用包含自我监测、文本 / 视频信息宣教、短信提醒的 App 可改善卒中患者的血糖控制情况和吸烟情况。其他研究发现 mHealth 干预对血压、甘油三酯、总胆固醇、低密度脂蛋白等指标具有改善作用。卒中风险计算器(Stroke Riskometer)得到了世界卒中组织和世界神经病学联合会的批准，用于预测 20 岁以上人群的 5 年及 10 年卒中发生风险，纳入年龄、性别、种族、收缩压、饮食、吸烟史等预测因子进行风险提示，同时具备卒中教育与指导功能。Stroke Riskometer 等 App 的开发是数字医疗用于全人群卒中预防策略的创新性探索。

Yan 等在中国河北省农村进行了一项开放标签整群随机对照试验（system-integrated and technology-enabled model of care，SINEMA），纳入 50 个村庄共 1299 名卒中患者。干预组中，乡村医生接受培训，利用 SINEMA App 进行每月随访，患者通过 App 每日接收提醒、指导患者服药和活动锻炼的相关语音信息。研究结果发现，12 个月后干预组患者的收缩压显著降低，且其他 6 项健康指标也有改善（舒张压、健康相关生命质量、体力活动水平、坚持服用他汀类药物、坚持服用降压药物、起立行走试验的表现），卒中复发、住院、残疾、死亡率显著下降。SINEMA 研究提示基于卫生系统和个人水平进行 mHealth 干预，可改善中国农村地区的血压控制情况，促进卒中危险因素防控。

（3）人工智能辅助诊断决策提高脑血管病医疗质量

2019 年，全球首个基于人工智能（artificial intelligence，AI）的脑血管病医疗质量改进研究“金桥工程Ⅱ”由我国研究者发起，该研究是全球首个人工智能医疗质量改进整群随机对照研究。金桥工程Ⅱ研究将历时 2 ～ 3 年，选取符合标准的缺血性卒中患者，干预组将使用脑血管病诊疗辅助决策系统，主要终点为 3 个月复合血管事件。预计将纳入 80 家医院，2 万余例合格患者。

该系统通过 AI 影像分析、自动化病因分型、指南意见推荐、知识库等工智能手段，为脑血管病诊断、治疗、预后全过程提供诊疗辅助支持，致力于将优质医疗资源下沉到基层，规范脑血管病急性期诊治，推进脑血管病诊疗的标准化和同质化，从而降低卒中复发率，改善患者预后；还可通过人工智能帮助提高基层医生诊疗水平、培训青年医生，解决异地就医难题。

（4）远程医疗助力卒中急性期管理与卒中后康复

卒中远程医疗（telemedicine）为美国心脏协会（American Heart Association，AHA）的 I 类推荐，已在世界范围内得到一定程度的推广。这种远程提供卒中会诊与医疗服务的方法对完善卒中急性期治疗与卒中后康复策略具有重要意义。

在卒中急性期治疗层面，telemedicine 通过远程阅片和临床评估来选择溶栓或血管内治疗的适合患者。该方法提高了 AIS 诊断准确性，并提高了静脉溶栓率，具有良好成本效益，有助于消除静脉溶栓治疗差距。目前美国接受阿替普酶治疗的患者中约 25% 转移到其他中心进行溶栓后护理。远程神经科会诊为亚急性期住院患者管理提供了专业支撑，并可辅助指导二级预防和出院后干预的决策制定。另外，在当地社区医院接受治疗的卒中患者经会诊考虑符合血管内治疗条件后，可转移到具备血管内治疗能力的综合卒中中心，这就是所谓的“逐级转运模式”（drip and ship model）。

在卒中后康复层面，借助机器人、虚拟现实、商业游戏设备及通信工具（如视频会议与 App）提供的远程医疗有望改善卒中患者的功能结局，如肢体、言语、情感、认知功能康复。

Telemedicine 可在患者家中或社区环境中进行，使医务人员能够监测患者的健康状况，减少不良事件的发生。在治疗效果方面，有中等水平的证据表明远程康复比常规护理更有效或效果相当。在使用率方面，一项评估言语功能远程康复的研究发现，老年患者使用平板电脑和智能手机进行 telemedicine 治疗的参与度与年轻患者相当，农村地区的患者由于就诊不便，对 telemedicine 的使用率更高。远程康复的应用提高了卒中患者的自主性与参与度，使治疗方案融入家庭环境，成为卒中后康复治疗的新型模式。

104. 从美国“跟着指南走”“Target：Stroke”项目到我国“IMPROVE”“MISSION”项目

（1）跟着指南走——卒中项目

跟着指南走——卒中项目（get with the guideline-stroke，GWTG-Stroke）是由美国心脏协会/美国卒中协会（American Heart Association/American Stroke Association，AHA/ASA）提出的卒中医疗质量改进计划和国家卒中登记项目。该项目使用患者管理工具（patient management tool，PMT）对质量改进指标进行在线交互式评估，通过提高医院对已发布指南建议的依从性改善卒中护理和二级预防。

GWTG-Stroke 项目已在 2000 余所医院开展，纳入美国约半数的卒中患者。该项目的实施在一定程度上改善了卒中医疗质量与患者临床结局。在卒中医疗质量层面，多项研究显示参与 GWTG-Stroke 项目的医院对于指南推荐的质量改进方法的依从性提高。Howard 等发现参与 GWTG-Stroke 项目的医院患者更有可能接受指南推荐的 5 项干预方法，包括使用组织型纤溶酶原激活物（tissue-type plasminogen activator，t-PA）、危险因素教育与警示、吞咽功能评估、血脂评估，以及神经科医生评估。在患者临床结局层面，参与该项目的医院患者住院时间缩短，住院死亡率下降，且在出院患者比例、30 天与 1 年死亡率等指标上优于未参与该项目的医院。在卒中质量控制领域，GWTG-Stroke 登记项目为质量改进临床研究的开展提供了基础支撑。

（2）Target：Stroke 质量改进项目

静脉注射 t-PA 是缺血性卒中超急性期具有充分循证证据支持的可改善患者功能预后的再灌注治疗药物，其疗效具有高度时间依赖性，在治疗时间窗口内尽早给药会带来更大益处。为改善静脉溶栓治疗的医疗质量，AHA/ASA 在美国范围开展 Target：Stroke 质量改进项目，该项目基于 GWTG-Stroke 登记项目开展，共分为干预前阶段（2003 年 4 月至 2009 年 12 月）、一期（2010 年 1 月至 2013 年 12 月）和二期（2014 年 1 月至 2018 年 9 月）。

Target：Stroke 一期目标是采用最佳实践策略下的质量干预措施，使 DTN 时间≤ 60 分钟的患者比例达到 50%。质量干预措施主要包括急救团队预先通知医院、一次呼叫启动卒中团队、快速获取和解释脑成像、使用特定流程和工具包、预先准备 t-PA 注射、卒中团队管理、快速绩效数据反馈。至 2013 年第三季度，DTN 时间≤ 60 分钟的患者比例从 29.6% 增加至 53.3%。一期目标达成后，Target：Stroke 二期目标确定为使 DTN 时间≤ 60 分钟的患者比例达到 75%，同时使 DTN 时间≤ 45 分钟的患者比例达到 50%。在一期基础上，二期增加以下干预措施：将患者直接转移到计算机断层扫描 / 磁共振成像扫描仪处进行神经检查和脑成像、提供全面方案手册、提供教育材料、可定制临床决策支持工具和基准化绩效反馈。

对卒中发病 3 小时内接受静脉溶栓治疗的患者进行初步分析，结果显示干预前、一期、二期的平均 DTN 时间分别为 78 分钟、66 分钟、50 分钟。二期结束时，75.4% 的患者达到 60 分钟 DTN 目标，51.7% 的患者达到 45 分钟 DTN 目标。二期干预后 t-PA 使用率增加，患者呈现较好临床结局，如住院死亡率降低、t-PA 并发症减少、出院率增高等。Target：Stroke 项目提示制定质量改进目标、实施联合干预措施可提高静脉溶栓治疗的及时性。目前，Target：Stroke 三期提出进一步缩短 DTN 时间，同时制定入院至取栓时间目标，为改善缺血性卒中救治质量再添助力。

（3）IMPROVE 中国卒中医疗质量改进项目

2018 年，参照美国 GWTG-Stroke 项目的成功经验，在国家神经系统疾病医疗质量控制中心指导下，中国卒中学会与美国心脏协会 / 美国卒中协会合作，启动了中国急性缺血性卒中再灌注治疗医疗质量改善项目（IMPROVE：Stroke Care in China）。IMPROVE 研究旨在评估不同等级医院的需求实施精准干预，并通过质控数据平台上报情况实时反馈、针对如何加强卒中中心建设进行指导，以此推动 AIS 时间窗内再灌注治疗各项关键性指标的改进和医疗服务质量的提升。

在过去，我国 60 分钟内能完成的溶栓患者数为 8%，与国际水平有着相当大的差距。IMPROVE 项目共纳入全国 70 余家医院 8300 余例急性缺血性卒中患者。参与医院中，静脉溶栓 DTN 时间的中位数为 51.8 分钟，60 分钟内开始溶栓率是 62.4%，45 分钟内为 42.3%，30 分钟内为 17.7%；动脉取栓入院至动脉穿刺（door to puncture，DTP）时间中位数是 125 分钟，90 分钟内开始取栓率是 14.1%。相比过去，这些数字都有了相当大的改进。接下来应进一步提高医院参与改进溶栓医疗质量的积极性，并敦促医院及时发现卒中急救流程中存在的问题，针对问题定期进行讨论和优化。

（4）MISSION 项目：行为干预促进医疗质量改进

为缩短我国 AIS 患者静脉溶栓 DTN 时间、促进卒中再灌注治疗医疗质量改进，国内楼敏教授团队开展提高院内卒中服务利用率临床研究（improving in-hospital stroke service utilization，MISSION），旨在探索行为干预应用于卒中医疗质量改进的效果。行为改变轮（behavior change wheel，BCW）理论是一种将行为治疗应用于改进干预的新方法，由行为来源（能力、机会、动机）、干预功能、政策类别三个层面组成，目前已被用于提高患者药物依从性及住院患者卒中康复水平。

MISSION 研究为开放标签、多中心整群随机对照试验，纳入浙江省卒中中心联盟的 22 所单位医院 1634 名发病 4.5 小时内接受静脉溶栓的 AIS 患者，随机分配至行为干预组与常规治疗组，其中干预组通过每月 2 小时视频电话会议实施 PEITEM 联合干预措施，即对卒中与急诊科团队进行说服（persuation）、环境重建（environmental reconstrunction）、激励（incentivization）、培训（training）、教育（education）和示范（modeling）。结果显示，干预组 DTN 时间≤ 60 分钟的患者比例高于对照组（82.0% *vs*.73.7%），干预组和对照组平均 DTN 时间分别为 43 分钟、50 分钟，干预组实现发病 90 天良好功能结局即 mRS 评分≤ 1 分的患者比例高于对照组（55.6% *vs*.50.4%）。MISSION 研究提示应用行为干预理论和方法可促进卒中医疗质量改进，可在全球新型冠状病毒感染背景下进一步推广应用。

105. 血管内治疗流程：因地制宜——化繁为简

（1）院前转运策略

在没有血管内治疗医院的非城市地区，疑似合并大血管闭塞（large vessel occlusion，LVO）卒中患者的最佳院前转运策略尚不明确。非随机研究结果表明，与从当地卒中中心二次转移的患者相比，最初转运到血管内治疗医院接受取栓治疗的患者有更好的结局。某些地区建议距离血管内治疗医院 30 ～ 60 分钟车程的疑似 LVO 患者绕过最近的当地卒中中心，避免院间转运带来的时间延误。

为研究在非城市地区，疑似 LVO 卒中患者直接运送到血管内治疗医院与最近的当地卒中中心相比是否有益，Perez de la Ossa 等开展了一项多中心的整群随机试验——转移到最近的当地卒中中心与直接转移到血管内卒中中心的疑似大血管闭塞的加泰罗尼亚地区急性卒中患者（transfer to the closest local stroke center *vs*. direct transfer to endovascular stroke center of acute stroke patients with suspected large vessel occlusion in the catalan territory，RACECAT）。RACECAT 试验纳入西班牙加泰罗尼亚地区经急诊转运的 1401 例疑似 LVO 急性卒中患者，距离患者最近的当地卒中中心无法进行血管内治疗。患者经随机分配后转运至血管内治疗医院或当地卒中中心。研究结果显示两组患者 90 天 mRS 评分和 90 天死亡率无显著差异。RACECAT 研究比较了直接转运和逐级转运两种转运模式在非城市地区疑似 LVO 急性卒中患者中的应用，研究结果提示直接运送到血管内治疗医院既无益处也无害处，最佳运送模式需因地制宜，遵循可实现的工作流程指标、既定的实践模式和当地资源的可及性，而不是采取“一刀切”的方法。

（2）院内流程改进

入院至动脉穿刺（door to puncture，DTP）时间是广泛应用的院内流程质量评价指标。美国神经介入外科学会标准与指南委员会（Standards and Guidelines Committee of the Society of Neuro-Interventional Surgery，SNIS）提出将 DTP 时间降至 60 分钟以内，而临床研究显示目前距该目标实现存在一定差距。

为缩短 DTP 时间，目前研究提出一种新的策略：绕过 CT 室直接转移到导管室（direct transfer to angiography suite，DTAS）。患者到达导管室后，首先使用平板 CT（flat-panel computed tomography，FPCT）排除颅内出血或大面积梗死，然后应用平板血管造影系统或其他诊断性血管造影诊断 LVO，指导下一步血管内治疗。

为研究 DTAS 对 LVO 急性卒中患者临床结局的影响，Requena 等设计实施了一项前瞻性开放随机对照临床试验。研究筛选出 174 名发病 6 小时内疑似 LVO 急性卒中患者，随机分配至 DTAS 组和常规流程组进行评估和血管内治疗。研究结果显示 DTAS 方案降低了患者的 90 天 mRS 评分（校正共同优势比 2.2，95% *CI* 1.2 ～ 4.1），DTAS 组和常规治疗组分别有 74 名患者（100%）和 64 名患者（87.7%）接受血管内治疗，DTAS 组平均 DTP 时间显著缩短至 18 分钟，入院至再灌注时间缩短至 57 分钟。该研究表明使用 DTAS 策略可缩短院内工作流程时间，提高 LVO 患者血管内治疗率，改善患者的功能结局。目前国际多中心临床试验正在探索 DTAS 的推广应用，促进卒中血管内治疗领域质量改进。

106. 移动卒中单元：争分夺秒

移动卒中单元（mobile stroke unit，MSU）目前已成为卒中院前管理规范诊疗模式，对卒中紧急救治及静脉溶栓、动脉取栓治疗快速决策具有重要作用。MSU 以救护车为载体，配备专业工作人员、小型 CT 和床旁实验室检查。B_PROUD 和 BEST-MSU 等研究证明了 MSU 可缩短 AIS 患者发病到静脉溶栓的治疗时间，但是否存在充分累积证据表明 MSU 较常规护理可更好改善功能结局尚不得知。Turc 等纳入随机对照、病例系列及病例对照研究进行系统综述和 Meta 分析，结果表明与常规护理相比，使用 MSU 与发病 90 天患者良好功能结局（mRS 评分≤ 1 分）有关（校正比值比 1.64），同时 MSU 组发病至静脉溶栓时间较常规护理组缩短 31 分钟，静脉溶栓率更高，且未增加安全性结局风险。该研究结果提示 MSU 具有临床效果转化的重要价值，可成为卒中院前管理指南和医疗决策制定的重要内容，进一步提升卒中院前急救医疗质量。

107. 脑血管病重症：热卡分层

重症脑血管病急性期临床救治复杂棘手，营养管理是其中一个关键环节。对于重症脑血管病患者，营养不良与死亡率增加、并发症增多和功能预后不良有关。目前指南建议意识水平下降或长期严重吞咽困难的重症脑血管病患者应尽早接受肠内营养（症状出现 72 小时内开始）。既往研究采用的低热卡喂养或充分热卡喂养对患者临床结局的影响未能得出一致性结论，重症脑血管病患者的最佳肠内营养供给策略尚存在争议。

为比较 3 种营养治疗方案在改善重症脑血管病患者预后方面的有效性及安全性，国内江文教授等开展了一项前瞻性、多中心、开放标签的随机对照试验——优化重度脑卒中早期肠内营养（optimizing early enteral nutrition for severe stroke，OPENS）。OPENS 研究于中国西部 16 所医院进行，纳入 311 名严重缺血性或出血性卒中（初始格拉斯哥昏迷评分≤ 12 分或美国国立卫生研究院卒中量表评分≥ 11 分）患者。患者经随机分配接受充分热卡喂养（估计热量需求的 70% ～ 100%）、改良充分热卡喂养（充分热卡喂养加促动力药物）或低热卡喂养（估计热量需求的 40% ～ 60%）。研究结果显示 3 种营养治疗方案在降低 90 天不良预后（mRS 评分≥ 3 分）方面无明显差异，但低热卡喂养组患者的 90 天死亡率明显高于改良充分热卡喂养组。该研究提示低热卡肠道喂养可能不是严重卒中患者的适当策略，需要进一步研究探索改良充分热卡喂养可否成为最佳喂养策略，完善重症脑血管病医疗质量管理。

108. ABC 策略：卒中综合管理路径

卒中患者的管理是多方位的，涉及卒中专科、急救、影像、康复等多学科，形成包含医疗、护理专业人员及患者近亲属在内的综合管理团队。患者是卒中管理的核心，需要多学科医疗人员采取协调一致的管理方法，通过教育和远程医疗的支持，提高患者及家属的参与度，并提高医疗服务质量。

卒中和心血管疾病有很多共同的危险因素，并且二者常合并存在，心血管科医生在卒中患者管理中可以提供专业建议。为提出卒中患者综合管理共识，欧洲心脏病学会卒中委员会（European Society of Cardiology Council on Stroke，ESCCS）发布了优化卒中与相关心脏病管理的综合护理意见书，总结目前证据以明确差距，辅助临床实践。卒中后 ABC 策略就此提出：A. 适当的抗栓治疗；B. 更好的功能和心理状态；C. 心血管危险因素和并发症优化管理。针对卒中患者抗栓方案、功能和心理健康恢复提出建议，促进卒中患者生活方式干预，房颤筛查，高血压、糖尿病、血脂异常管理，卵圆孔未闭与心脏血栓排查。ABC 策略为卒中多学科团队管理的新范式，开辟了卒中综合管理新路径。

109. 总结

综上所述，近年来卒中质量改进领域取得了重大进展，给我国卒中医疗质量改进带来了启发也提出了新的要求。依托于学习型健康系统开展多层面质量改进项目，为我国质量改进的临床研究设计提供新的思路；以质量改进为目标导向的改进策略有利于缩短再灌注治疗时间，优化诊治流程；促进以患者为中心的多学科团队协作，探寻卒中综合管理路径；应用数字医疗技术完善卒中危险因素与诊疗流程管理，促进慢性病管理的创新性发展。持续深化我国卒中医疗质量监测、改进体系的建设和创新技术研发与临床研究，是减轻我国卒中疾病负担、提高卒中诊治与防控水平的适宜之路。

参考文献

1. GBD 2019 STROKE COLLABORATORS. Global，regional，and national burden of stroke and its risk factors，1990—2019：a systematic analysis for the global burden of disease study 2019. The Lancet Neurology，2021，20（10）：795-820.

2. WANG Y J，LI Z X，GU H Q，et al. China Stroke Statistics 2019：a report from the National Center for Healthcare Quality Management in Neurological Diseases，

China National Clinical Research Center for Neurological Diseases，the Chinese Stroke Association，National Center for Chronic and Non-communicable Disease Control and Prevention，Chinese Center for Disease Control and Prevention and Institute for Global Neuroscience and Stroke Collaborations. Stroke Vasc Neurol，2020，5（3）：211-239.

3. KILKENNY M F，BRAVATA D M. Quality Improvement. Stroke，2021，52（5）：1866-1870.

4. RATTRAY N A，DAMUSH T M，MIECH E J，et al. Empowering implementation teams with a learning health system approach：leveraging data to improve quality of care for transient ischemic attack. J Gen Intern Med，2020，35（Suppl 2）：823-831.

5. SIARKOWSKI M，LIN K，LI S S，et al. Meta-analysis of interventions to reduce door to needle times in acute ischaemic stroke patients. BMJ Open Qual，2020，9（3）：e000915.

6. KAMAL N，JEERAKATHIL T，STANG J，et al. Provincial door-to-needle improvement initiative results in improved patient outcomes across an entire population. Stroke，2020，51（8）：2339-2346.

7.SUI Y，LUO J F，DONG C Y，et al. Implementation of regional acute stroke care map increases thrombolysis rates for acute ischaemic stroke in Chinese urban area in only 3 months. Stroke Vasc Neurol，2021，6（1）：87-94.

8. BERWANGER O，MACHLINE-CARRION M J. Digital health-enabled clinical trials in stroke：ready for prime time? Stroke，2022，53（9）：2967-2975.

9. YAN L L，GONG E，GU W，et al. Effectiveness of a primary care-based integrated mobile health intervention for stroke management in rural China（SINEMA）：a cluster-randomized controlled trial. PLoS Med，2021，18（4）：e1003582.

10. JOHANSSON T，WILD C. Telerehabilitation in stroke care--a systematic review. J Telemed Telecare，2011，17（1）：1-6.

11. LAVER K E，ADEY-WAKELING Z，CROTTY M，et al. Telerehabilitation services for stroke. Cochrane Database Syst Rev，2020，1（1）：CD010255.

12. MUNSELL M，DE OLIVEIRA E，SAXENA S，et al. Closing the digital divide in speech，language，and cognitive therapy：cohort study of the factors associated with technology usage for rehabilitation. J Med Internet Res，2020，22（2）：e16286.

13. TAKAHASHI E A，SCHWAMM L H，ADEOYE O M，et al. An overview of telehealth in the management of cardiovascular disease：a scientific statement from the American Heart Association. Circulation，2022，146（25）：e558-e568.

14. XIAN Y，XU H L，SMITH E E，et al. Achieving more rapid door-to-needle times and improved outcomes in acute ischemic stroke in a nationwide quality improvement intervention. Stroke，2022，53（4）：1328-1338.

15. ZHONG W S，LIN L T，GONG X X，et al. Evaluation of a multicomponent intervention to shorten thrombolytic door-to-needle time in stroke patients in China（MISSION）：a cluster-randomized controlled trial. PLoS Med，2022，19（7）：e1004034.

16. JAUCH E C，SCHWAMM L H，PANAGOS P D，et al. Recommendations for regional stroke destination plans in rural，suburban，and urban communities from the prehospital stroke system of care consensus conference：a consensus statement from the American Academy of Neurology，American Heart Association/American Stroke Association，American Society of Neuroradiology，National Association of EMS Physicians，National Association of State EMS Officials，Society of

NeuroInterventional Surgery，and Society of Vascular and Interventional Neurology：endorsed by the Neurocritical Care Society. Stroke，2021，52（5）：e133-e152.

17. PEREZ DE LA OSSA N，ABILLEIRA S，JOVIN T G，et al. Effect of direct transportation to thrombectomy-capable center vs. local stroke center on neurological outcomes in patients with suspected large-vessel occlusion stroke in nonurban areas：the racecat randomized clinical trial. JAMA，2022，327（18）：1782-1794.

18. REQUENA M，OLIVÉ-GADEA M，MUCHADA M，et al. Direct to angiography suite without stopping for computed tomography imaging for patients with acute stroke：a randomized clinical trial. JAMA Neurol，2021，78（9）：1099-1107.

19. EBINGER M，SIEGERINK B，KUNZ A，et al. Association between dispatch of mobile stroke units and functional outcomes among patients with acute ischemic stroke in Berlin. JAMA，2021，325（5）：454-466.

20. GROTTA J C，YAMAL J M，PARKER S A，et al. Prospective，multicenter，controlled trial of mobile stroke units. N Engl J Med，2021，385（11）：971-981.

21. TURC G，HADZIAHMETOVIC M，WALTER S，et al. Comparison of mobile stroke unit with usual care for acute ischemic stroke management：a systematic review and meta-analysis. JAMA Neurol，2022，79（3）：281-290.

22. MOUSAVIAN S Z，PASDAR Y，RANJBAR G，et al. Randomized controlled trial of comparative hypocaloric vs. full-energy enteral feeding during the first week of hospitalization in neurosurgical patients at the intensive care unit. JPEN J Parenter Enteral Nutr，2020，44（8）：1475-1483.

23. ZHAO J J，YUAN F，SONG C G，et al. Safety and efficacy of three enteral feeding strategies in patients with severe stroke in China（OPENS）：a multicentre，

prospective，randomised，open-label，blinded-endpoint trial. The Lancet Neurology，2022，21（4）：319-328.

24. LIP G Y H，LANE D A，LENARCZYK R，et al. Integrated care for optimizing the management of stroke and associated heart disease：a position paper of the European Society of Cardiology Council on Stroke. Eur Heart J，2022，43（26）：2442-2460.

（李子孝　整理）

脑小血管病

110. 隐匿性脑小血管病指南

2021 年，欧洲卒中组织发布了隐匿性脑小血管病（covert cerebral small vessel disease，cCSVD）管理指南。cCSVD 是指无明显临床表现，但是在影像学检查中发现了脑小血管病（cerebral small vessel disease，CSVD）特征，会增加未来卒中、认知功能障碍、残疾和死亡的风险。

专家系统性回顾了相关文献，评估循证医学证据，得出了可行的指南共识声明，有助于未来 cCSVD 的临床管理和决策，尤其是对于脑白质病变（white matter hyperintensity，WMH）和腔隙。指南提出，cCSVD 患者需要有效控制血压（＜ 140/90 mmHg），血压下降有助于延缓 cCSVD 的进展；不推荐 cCSVD 患者使用抗血小板药物；cCSVD 患者降脂治疗的证据尚不充分；戒烟、规律运动有助于维护认知功能。此外，推荐良好的饮食、睡眠习惯，避免肥胖和压力的长期影响。指南暂不推荐不存在糖尿病的 cCSVD 患者控制血糖，也不推荐给予 cCSVD 患者阿尔茨海默病药物治疗。

此外，专家指出，目前的大部分研究结果没有直接证据，这可能与现阶段研究者对 CSVD 临床症状的发现和认识不足有关，更多的具有临床终点的随机对照研究将是未来的研究重点。

111. 脑淀粉样血管病波士顿诊断标准更新

脑淀粉样血管病（cerebral amyloid angiopathy，CAA）是常见的 CSVD 亚型，影响皮质和软脑膜血管，其病理特征是淀粉样蛋白 β 在脑血管壁进行性沉积。CAA 是脑叶出血的首要原因。2022 年 8 月，散发性脑淀粉样血管病的波士顿标准时隔 12 年再次更新 2.0 版本。新的标准根据一些观察研究结果将非出血的脑白质标志物，即半卵圆中心血管周围间隙或多点白质高信号增加作为诊断标准，可以提高 CAA 诊断的敏感性。

112. CSVD 相关认知功能障碍：多维度评价

既往理论认为，CSVD 相关的认知功能损害以执行功能和处理速度受损为主，而其他方面功能相对保留。2021 年发表的一篇关于 CSVD 患者认知功能症状的荟萃分析通过对 CSVD 患者认知功能进行多维度的评价，包括处理速度、执行功能、记忆力、注意力、推理、视空间能力、语言能力等多个方面，得出了与以往不同的结论：与对照组相比，CSVD 患者的认知功能障碍存在于所有维度。

作者分析产生与既往结论不同的原因在于：①以往关于

CSVD 认知障碍的研究通常样本量较小，可能造成统计能力不足；②许多研究仅针对某一特定亚型的 CSVD，不足以全面了解 CSVD 各个阶段的认知功能症状谱。

113. CSVD 发病机制新进展：脑类淋巴系统

2012 年，美国科学家团队首先发现脑内存在一种沿血管周围间隙的溶质清除的途径，称之为脑类淋巴系统（glymphatic system）。近年来，多项临床前研究和临床研究证实包括 Aβ、Tau 等物质的清除与其密切相关，脑类淋巴功能障碍参与阿尔茨海默病、帕金森病等神经退行性疾病的病理生理中，并对患者认知功能产生影响。然而，鲜少有研究探索脑类淋巴系统与 CSVD 的关系。

2021 年，中国学者使用一种无创性的髓静脉周围弥散指数（index for diffusion tensor image analysis along the perivascular space，DTI-ALPS 指数）评估脑类淋巴系统，探索其与 CSVD 的相关性。结果显示，除半卵圆中心扩大的血管周围间隙外，其他的 CSVD 影像特征均与脑类淋巴系统功能相关。此外，脑类淋巴系统功能也与 CSVD 患者的简易精神状态量表（mini mental state examination，MMSE）评分密切相关，提示脑类淋巴系统功能与 CSVD 患者的认知功能有关。此外，其他学者也同样发现脑类淋巴系统功能紊乱与 CSVD 患者影像负担和认知功能密切相关。基础研究同样证实了脑类淋巴系统功能在 CSVD 中的作用。衰老的卒中易感型自发性高血压大鼠是模拟人类 CSVD 病理的最常用模型，与 Wistar-Kyoto（WKY）大鼠相比，其脑脊液（cerebrospinal fluid，CSF）运输明显减少，脑类淋巴系统功能下降。

动脉搏动是脑类淋巴系统的主要驱动因素，脑动脉硬化可能抑制脑类淋巴功能。脑血流量减少可增加 AD 模型中 Aβ 的沉淀负担，这可能与脑类淋巴功能障碍密切相关。血 – 脑脊液屏障和脑类淋巴系统具有重叠的结构基础，它们在维持神经血管单元的稳定中可能具有协同互补的作用。此外，CSVD 的多种血管性危险因素，如高血压、糖尿病等，均与脑类淋巴系统相关。因此，脑类淋巴系统与 CSVD 之间可能具有潜在联系。目前研究仅表明二者具有相关性，然而其中具体的病理生理机制仍有待探索。

114. 脑小血管病临床试验框架

CSVD 导致 1/4 的卒中，是血管性认知障碍和痴呆最常见的病理。开发新疗法的一个重要步骤是更好的试验方法。CSVD 的发病机制不同于其他脑卒中病因，因此，疗效需要在 CSVD 队列中进行评估。此外，CSVD 本身可以由许多不同的病理引起，其中最常见的是动脉硬化和脑淀粉样血管病。截至目前，在 CSVD 领域几乎没有足够有力的高质量随机临床试验，而且不一致的试验方法使一些发现难以解释。2022 年，专家多次会议讨论通过了脑小血管病临床试验框架（framework for clinical trials in cerebral small vessel disease，FINESSE）。

参考文献

1. WARDLAW J M，DEBETTE S，JOKINEN H，et al. ESO Guideline on covert cerebral small vessel disease. European Stroke Journal，2021，6（2）：C Ⅺ -CL Ⅻ .

2. CHARIDIMOU A，BOULOUIS G，FROSCH M P，et al. The Boston criteria version 2.0 for cerebral amyloid angiopathy：a multicentre，retrospective，MRI-neuropathology diagnostic accuracy study. LANCET NEUROL，2022，21（8）：714-725.

3. HAMILTON O K L，BACKHOUSE E V，JANSSEN E，et al. Cognitive impairment in sporadic cerebral small vessel disease：a systematic review and meta - analysis. Alzheimers & Dementia，2021，17（4）：665-685.

4. ILIFF J J，WANG M，LIAO Y，et al. A paravascular pathway facilitates CSF flow through the brain parenchyma and the clearance of interstitial solutes，including amyloid β . Sci Transl Med，2012，4（147）：147ra111.

5. NEDERGAARD M，GOLDMAN S A. Glymphatic failure as a final common pathway to dementia. Science，2020，370（6512）：50-56.

6. ZHANG W H，ZHOU Y，WANG J N，et al. Glymphatic clearance function in patients with cerebral small vessel disease. Neuroimage，2021，238：118257.

7. TANG J，ZHANG M Y，LIU N，et al. The association between glymphatic system dysfunction and cognitive impairment in cerebral small vessel disease. Front Aging Neurosci，2022，14：916633.

8. KOUNDAL S，ELKIN R，NADEEM S，et al. Optimal mass transport with lagrangian workflow reveals advective and diffusion driven solute transport in the glymphatic system. Sci Rep，2020，10（1）：1990.

9. TIAN Y，ZHAO M X，CHEN Y Y，et al. The underlying role of the

glymphatic system and meningeal lymphatic vessels in cerebral small vessel disease. Biomolecules，2022，12（6）：748.

10. MARKUS H S，VAN DER FLIER W M，SMITH E E，et al. Framework for clinical trials in cerebral small vessel disease（FINESSE）：a review. Jama Neurol，2022，79（11）：1187-1198.

（王伊龙　廖晓凌　整理）

多组学研究助力卒中新药研发

作为日益严峻的全球健康挑战，卒中已经成为世界范围内获得性成人身体残疾的主要原因，同时也是中、高收入国家的第二大死亡原因。缺血性卒中和出血性卒中的发病率在 75 岁以上的老人中超过 1000/10 万。以卒中为首的脑血管疾病同时也是老年癫痫的主要诱导因素，是痴呆的第二大原因。随着卒中带来的健康问题、社会问题日益严峻，关于卒中的防治手段及发病机制的深入研究却始终无法得到突破。我国卒中的药物治疗，存在时间窗窄、效果不够理想的问题，且大部分依赖进口，或受到外国专利保护。尽管存在巨大的疾病负担和潜在的市场规模，但是既往从先导化合物到产品鉴定，再到临床花费了巨大的时间成本和经济成本，加上药物转化的低成功率等因素，研究单位及研究者对新药研发的热情正在逐渐降低。因此，有关卒中新药研发更有效的研究方法和手段亟须被发掘和应用。

一方面，随着高通量测序技术的发展，如 454 焦磷酸测序（454 pyrosequencing）、Illumina （Solexa） sequencing、ABI SOLiD sequencing、离子半导体测序（ion semiconductor sequencing）、DNA 纳米球测序（DNA nanoball sequencing）等技

术平台的应用，测序读长不断加长、通量不断提升、时间不断缩短，促进测序成本快速下降，大量基因组序列被破译；另一方面，基因组、代谢组、蛋白组、转录组等组学技术也得到积极发展，多组学的研究也因此得以发展。2018 年，国际研究小组 MEGASTROKE 利用来自 52 万多人的 DNA 序列鉴定出人类基因组中的 32 个位点与卒中风险相关联，并以此建立数据库。2006—2010 年期间，UK Biobank 成功采集到超过 50 万名志愿者的健康数据并进行多组学分析，成为全球第一个规模最大的人体生物健康信息库。以上来自不同国家和地区的卒中基因研究及数据库的建立，推动了以基因组为核心的多组学研究发展。可以预见的是，随着数据分析手段的丰富，数据分析能力的提升，多组学在新药研发中将发挥不可替代的作用。

多组学是采用前沿的高通量测序和质谱等组学技术，整合基因组、转录组、表观遗传组、蛋白质组、代谢组、宏基因组等多个组学的数据和知识，从系统的角度，以动态、交互的思想，揭示生命活动规律的方法论。尽管每个单独的组学技术都促进了医学的进步并已进入临床实践，然而单个技术难以捕捉大多数人类疾病的整体复杂性。多组学技术的发展正成为综合研究生物和疾病的新方法。而针对卒中等复杂性多因素疾病的分子机制研究，多组学方法同样发挥着其特有的优势，通过基因组学、转录组学、蛋白质组学和代谢组学发现卒中早期生物标志及相关分子机制，为疾病的预防及发病机制研究提供支持。此外，多组学研究在卒中等复杂性疾病的新靶点发现及新药研发中也发挥着不可替代的作用。相较于卒中传统新药研发模式效率低、错误率高、副作用大、周期长、成本高等弊端，基于多组学的新药研发具有通量高、效率高、研发成功率高等优势。

传统药物靶标研发模式多是遵从基础到临床再到基础的模式。受限于研究对象的差异性、受试者数量、伦理审核等诸多因素，传统模式往往要经历更多的经费投入和更长的研发周期，而这对研发单位和研发人员都是极大的挑战。2019 年 1 月 30 日，罗氏宣布终止 Crenezumab 治疗早期阿尔茨海默病患者（前驱或轻度 AD 患者）的两项Ⅲ期临床研究 CREAD 1 和 CREAD 2，这两项持续了 15 年的研究宣告失败，说明从阿尔茨海默病这样作用机制不明的疾病中利用传统模式进行新药研发是多么困难。FDA 的数据显示，在传统新药研发模式中，临床前表现良好的新药里只有 30% 能通过Ⅲ期临床试验，而一款新药从研发到上市可以长达 20 年之久。

我国卒中具有患者基数高、发病率高的特点，而这一特点，也让基于多组学的靶点研究及新药研发具有一定的优势。以多组学为基础的卒中新药研发模式，由基因组、转录组、表观遗传组、蛋白质组、代谢组、宏基因组等交叉学科组成，不仅能精准定位最具潜力的药物靶标，同时还能阐明靶标与疾病的发生发展、治疗、预后的关系。相较于传统模式，多组学研究在卒中新药研发时提升了通量，涵盖了更多的靶标，具有通量高、效率高的特点。同时，基于组学的新靶点研究数据均采集自人体，扭转了基础研究的弊端，规避了体内外模型、模式生物与人之间的代谢差异和遗传差异，减少了试错成本。运用不同生物组学的分析方法，还可以全面展示不同靶点与疾病之间的因果关系，提升靶点筛选的有效性。基于以上观点，以多组学为基础的卒中新药研发，可充分利用我国大样本库资源，降低研发周期和成本，并加速我国卒中等心脑血管疾病新靶点发现及新药研发。

国内外应用多组学进行卒中等心脑血管新药研发的成功案例已经有很多。首都医科大学附属北京天坛医院王拥军教授和施福东教授团队应用多组学研究发现卒中潜在靶点——甲酰肽受体 1，并在短时间内设计出新型拮抗剂 T-0080，用于减轻脑出血后神经炎症和脑水肿。在多组学研究中，常用的分析方法多种多样，而孟德尔随机化是目前应用最广的一个。Michael Chong 等通过孟德尔随机化分析评估了 653 种循环蛋白在大动脉粥样硬化、心脏栓塞性卒中和小动脉阻塞 3 种不同亚型缺血性卒中中的潜在影响。随后，该研究团队在筛选出的标志物中，继续评估是否与颅内出血特别是脑内和蛛网膜下腔出血具有关联性。最后，Michael Chong 等将这一分析拓展到 679 种疾病，明确了这些选定的生物标志物作为缺血性卒中的治疗靶点可能带来的潜在副作用。

针对卒中等复杂性疾病，多组学研究在疾病的新药研发中有着巨大的潜力，推广基于多组学的卒中乃至更多疾病的药物靶标研发新模式，有助于提升我国原研药开发能力，推动医药产业升级，缩短药物研发周期，节约研发成本，降低社会医疗压力。在助力卒中新药研发的过程中，多组学不仅是难得的机遇，同时也面临着很多挑战。虽然国际上针对多组学研究的队列建立已经初具规模，但是每个队列的标准各不相同，对于个体层面数据的准确度把控不高，因此，一个全国乃至全球的多中心统一标准的队列有待被建立。针对这一问题，目前由首都医科大学附属北京天坛医院王拥军教授带领的中国国家卒中登记（China national stroke registry，CNSR）正在弥补我国标准化、多中心队列的空白，而目前正在进行的CNSR-Ⅲ，其最大的亮点是系统性的万人以上级别的临床数据和影像资料的收集，通过高通量测序或质谱技术获得全基因组、蛋白组、代谢组等多组学的数据。多组学研究面临的另一个挑战来自跨组学计算方法的缺失，单组学的计算及分析方法已经比较成熟，而随着多组学的发展，针对多组学的计算及分析方法并未得到突破。除此之外，有关多组学人才的缺失也是目前面临的主要问题，多组学研究对人才具有多学科素质要求，而这种多学科人才的培养需要特殊培养体系的建立。基于以上观点，我们既要看到多组学在卒中等复杂性疾病新药研发中的机遇，又要正视来自不同方面的挑战，不断发展、使用和完善基于多组学的卒中新药研发模式。

参考文献

1. MURPHY S J，WERRING D J. Stroke：causes and clinical features. Medicine（Abingdon），2020，48（9）：561-566.

2. FIGTREE G A，BROADFOOT K，CASADEI B，et al. A call to action for new global approaches to cardiovascular disease drug solutions. Circulation，2021，144（2）：159-169.

3.MONTANER J，RAMIRO L，SIMATS A，et al. Multilevel omics for the discovery of biomarkers and therapeutic targets for stroke. Nat Rev Neurol，2020，16（5）：

247-264.

4. SUN Z E, LIU Y J, OUYANG Q Y, et al. Research progress of omics technology in the field of tumor resistance: from single-omics to multi-omics combination application. Zhong Nan Da Xue Xue Bao Yi Xue Ban, 2021, 46(6): 620-627.

5. YOSHIDA K, MOEIN A, BITTNER T, et al. Pharmacokinetics and pharmacodynamic effect of crenezumab on plasma and cerebrospinal fluid beta-amyloid in patients with mild-to-moderate Alzheimer's disease. Alzheimers Res Ther, 2020, 12(1): 16.

6. LI Z G, LI Y L, HAN J R, et al. Formyl peptide receptor 1 signaling potentiates inflammatory brain injury. Sci Transl Med, 2021, 13(605): eabe9890.

7. JOSHI A, RIENKS M, THEOFILATOS K, et al. Systems biology in cardiovascular disease: a multiomics approach. Nat Rev Cardiol, 2021, 18(5): 313-330.

（程　丝　整理）

炎症与脑卒中

在目前标准的二级预防治疗下，缺血性脑血管病仍存在卒中复发残余风险（residual recurrence risk of ischemic cerebrovascular events，R^3ICE）。寻找可干预的 R^3ICE 组分是进一步降低卒中复发风险必须面对的问题。不管是流行病学研究，还是孟德尔随机遗传研究，都表明炎症是卒中预防的潜在治疗靶点。

基于炎症在动脉粥样硬化性疾病中的作用，多项大型随机对照临床研究致力于发现可以减少心脑血管疾病复发的抗炎药物及策略。CANTOS 研究（the canakinumab antiinflammatory thrombosis outcomes study）首次证明抗炎治疗可改善心血管患者的结局。该研究纳入 10 061 例 C- 反应蛋白≥ 2 mg/L 的稳定冠心病患者，给予不同剂量（50 mg/ 次、150 mg/ 次和 300 mg/ 次）白细胞介素 -1β 特异性靶向制剂卡纳单抗（Canakinumab）或安慰剂，随访 48 个月。研究结束时 3 种剂量卡纳单抗比安慰剂额外降低 26%、37% 和 41% 超敏 C- 反应蛋白表达水平，而不影响低密度脂蛋白或者高密度脂蛋白水平。150 mg/ 次和 300 mg/ 次的卡纳单抗治疗可分别降低 15% 和 16% 血管联合事件发生风险。

重要的是，临床获益和超敏 C- 反应蛋白降低幅度明显相关。然而，卡纳单抗价格昂贵，且感染性休克的副作用明显，在临床尚未得到推荐使用。

和 CANTOS 平行的临床试验心血管炎症减轻试验（the cardiovascular inflammation reduction trial，CIRT），采用非特异性抗炎药物甲氨蝶呤，结果并没有观察到其对慢性冠心病患者的临床益处或降低 C- 反应蛋白等炎症标志物的作用。虽然是阴性结果，但对比 CANTOS 研究，CIRT 从另一个角度证明了白细胞介素 -1β / 白细胞介素 -6/ 超敏 C- 反应蛋白通路是抗炎药物降低血管事件的重要途径。

相比之下，秋水仙碱是一种服用方便、便宜且临床常用的抗炎药物，近年来被证明可减低冠心病患者再发血管事件风险。大型多中心随机对照试验 COLCOT（colchicine cardiovascular outcomes trial）共纳入 4745 名心肌梗死发病 30 天内的患者，平均随访时间为 22.6 个月，研究发现与使用安慰剂相比，秋水仙碱 0.5 mg/d 治疗组主要临床终点的发生风险（包括心血管源性死亡、心肌梗死、卒中、心脏骤停复苏和需要紧急血管再通住院的心绞痛）相对减少了 23%（5.5% *vs*. 7.1%）。对各事件组分分析结果为：心血管源性死亡（*HR* 0.84，95% *CI* 0.46 ～ 1.52）、心肌梗死（*HR* 0.91，95% *CI* 0.68 ～ 1.21）、卒中（*HR* 0.26，95% *CI* 0.10 ～ 0.70）、心脏骤停复苏（*HR* 0.83，95% *CI* 0.25 ～ 2.73）和需要紧急血管再通住院的心绞痛（*HR* 0.50，95% *CI* 0.31 ～ 0.81）。在 COLCOT 研究中，患者从发病到服药，平均时间为（13.5 ± 10.1）天。随后进行的亚组分析，按照患者从发病到启动秋水仙碱治疗的时间分成 3 组，其中 1193（25.6%）名患者＜3 天，720（15.4%）名患者为 4 ～ 7 天，2748（59%）名患者＞8 天。结果发现秋水仙碱治疗获益最明显的为发病 3 天内启动治疗的患者：＜3 天：*HR* 0.52，95% *CI* 0.32 ～ 0.84；4 ～ 7 天：*HR* 0.96，95% *CI* 0.53 ～ 1.75；＞8 天：*HR* 0.82，95% *CI* 0.61 ～ 1.11。

和 COLCOT 不同，小剂量秋水仙碱用于心血管疾病二级预防（low dose colchicine for secondary prevention of cardiovascular disease，LoDoCo）试验是第一个在稳定性冠心病患者中探索秋水仙碱作用的试验。在该随机对照开放性研究中，532 名患者被随机分配到秋水仙碱 0.5 mg/d 治疗组和不接受秋水仙碱治疗组，并随访 3 年。研究发现，低剂量（0.5 mg/d）秋水仙碱可降低冠心病患者发生急性血管事件的风险（5.3% *vs*.16%）。基于此设计的随机对照双盲临床研究 LoDoCo2 共纳入 5522 名稳定性冠心病患者，平均随访时间为 28.6 个月，主要终点为联合血管事件的发生（心血管源性死亡、心肌梗死、缺血性卒中和缺血所致的冠脉再通）。LoDoCo2 证实小剂量（0.5 mg/d）秋水仙碱可降低 31% 联合血管事件风险（6.8% *vs*. 9.6%；*HR* 0.69，95% *CI* 0.57 ～ 0.83）。

随后 A.T.L. Fiolet 等进行一项荟萃分析，纳入共计 5 项研究对象为动脉粥样硬化性疾病患者的秋水仙碱随机临床研究。结果表明秋水仙碱可降低 33% 联合血管事件（心肌梗死、卒中、血管源性死亡或冠脉再通）风险。不仅如此，如果针对单一血管事件进行分析，发现秋水仙碱可分别减低 22% 心肌梗死、46% 卒中和 23% 冠脉再通的风险。

尽管秋水仙碱在冠心病患者中具有保护作用，且其使冠心病患者在再发卒中方面获益明显，但秋水仙碱是否对卒中患者同样具有降低血管事件风险的作用，仍是未知。目前正在进行的秋水仙碱预防非心源性栓塞性卒中血管炎症（colchicine for prevention of vascular inflammation in non-cardioembolic stroke，CONVINCE）的研究旨在评估低剂量秋水仙碱（0.5 mg/d）在 mRS 评分≤ 3 分的缺血性脑血管病或高危 TIA 患者中预防血管事件的作用。而来自中国的 CHANCE3 研究则在探索轻、中度缺血性卒中或高危 TIA 患者在发病 24 小时内启动秋水仙碱治疗是否具有减少卒中再发的作用。

此外，由于秋水仙碱是非特异性抗炎药物，其心血管保护作用机制目前仍是谜。CANTOS 研究表明了 IL-1β 抗体的临床获益，且这种获益与降低 IL-6、hsCRP 相关，提示阻断 IL-1β/IL-6 具有血管保护作用。NLRP3 炎症小体是 IL-1β 的上游，秋水仙碱可影响其激活，因此推测阻断 NLRP3 炎症小体 /IL-1β/IL-6 是秋水仙碱预防血管事件可能的作用机制。在 LoDoCo2 研究的蛋白亚组中，纳入了 174 名服用秋水仙碱的患者，分析其基线和服药 30 天后 184 种蛋白的变化情况，发现秋水仙碱治疗不仅直接影响 NLRP3 炎症小体通路相关蛋白，与中性粒细胞功能相关的蛋白也发生了明显变化。然而，由于样本量较小，秋水仙碱的作用机制及相关的炎症通路仍有待进一步研究揭露。

参考文献

1. RIDKER P M，EVERETT B M，PRADHAN A，et al. Low-dose methotrexate for the prevention of atherosclerotic events. N Engl J Med，2019，380（8）：752-762.

2. TARDIF J C，KOUZ S，WATERS D D，et al. Efficacy and safety of low-dose colchicine after myocardial infarction. N Engl J Med，2019，381（26）：2497-2505.

3. BOUABDALLAOUI N，TARDIF J C，WATERS D D，et al. Time-to-treatment initiation of colchicine and cardiovascular outcomes after myocardial infarction in the Colchicine Cardiovascular Outcomes Trial（COLCOT）. Eur Heart J，2020，41（42）：4092-4099.

4. FIOLET A T L，OPSTAL T S J，MOSTERD A，et al. Efficacy and safety of low-dose colchicine in patients with coronary disease：a systematic review and meta-analysis of randomized trials. Eur Heart J，2021，42（28）：2765-2775.

5. KELLY P，WEIMAR C，LEMMENS R，et al. Colchicine for prevention of vascular inflammation in non-cardioembolic stroke（convince） - study protocol for a randomised controlled trial. Eur Stroke J，2021，6（2）：222-228.

6. OPSTAL T S J，HOOGEVEEN R M，FIOLET A T L，et al. Colchicine attenuates inflammation beyond the inflammasome in chronic coronary artery disease：a lodoco2 proteomic substudy. Circulation，2020，142（20）：1996-1998.

（黎洁洁　整理）

出版者后记

Postscript

科学技术文献出版社自1973年成立即开始出版医学图书，50余年来，医学图书的内容和出版形式都发生了很大的变化，这些无一不与医学的发展和进步相关。《中国医学临床百家》从2016年策划至今，感谢700余位权威专家对每本书、每个细节的精雕细琢，现已出版作品近300种。2018年，丛书全面展开学科总主编制，由各个学科权威专家指导本学科相关出版工作，我们以饱满的热情迎来了《中国医学临床百家》丛书各个分卷的诞生，也期待着《中国医学临床百家》丛书的出版工作更加科学与规范。

近几年，中国的临床医学有了很大的发展，在国际医学领域也开始崭露头角。以首都医科大学附属北京天坛医院牵头的CHANCE研究成果改写美国脑血管病二级预防指南为标志，中国一批临床专家的科研成果正在走向世界。但是，这些权威临床专家的科研成果多数首先发表在国外期刊上，之后才在国内期刊、会议中展现。如果出版专著，又为多人合著，专家个人的观点和成果精华被稀释。为改变这种零落的展现方式，作为科技部主管、中国科学技术信息研究所主办的中央级综合性科技出版机构，我们有责任为中国的临床医师提供一个系统展示临床研究成果的舞台。为此，我们策划出版了这套高端医学专著——《中国医学临床百家》丛书。

“百家”既指临床各学科的权威专家，也取百家争鸣之义。

丛书中每一本书阐述一种疾病的最新研究成果和专家观点，按年度持续出版，强调医学知识的权威性和时效性，以期细致、连续、全面展示我国临床医学的发展历程。与其他医学专著相比，本丛书具有出版周期短、持续性强、主题突出、内容精练、阅读体验佳等特点。在图书出版的同时，同步通过万方数据库等互联网平台进入全国的医院，让各级临床医师和医学科研人员通过数据库检索到专家观点，并能迅速在临床实践中得以应用。

在与作者沟通过程中，他们对丛书出版的高度认可给了我们坚定的信心。北京协和医院邱贵兴院士说“这个项目是出版界的创新……项目持续开展下去，对促进中国临床学科的发展能起到很大作用”。北京大学第一医院霍勇教授认为“百家丛书很有意义”。我们感谢这么多临床专家积极参与本丛书的写作，他们在深夜里的奋笔，感动着我们，鼓舞着我们，这是对本丛书的巨大支持，也是对我们出版工作的肯定，我们由衷地感谢作者的支持与付出！

在传统媒体与新兴媒体相融合的今天，打造好这套在互联网时代出版与传播的高端医学专著，为临床科研成果的快速转化服务，为中国临床医学的创新和临床医师诊疗水平的提升服务，我们一直在努力！

科学技术文献出版社

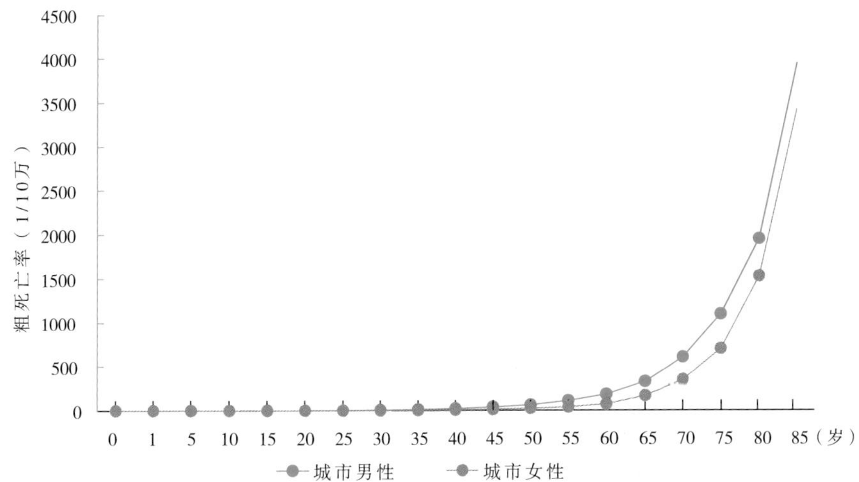

彩插 1　2020 年中国城市居民不同性别、年龄别人群脑血管病（粗）死亡率（见正文第 7 页）

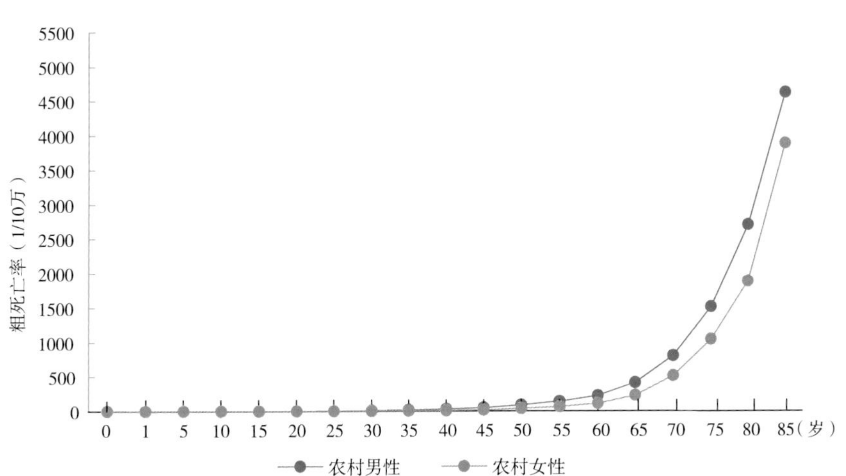

彩插 2　2020 年中国农村居民不同性别、年龄别人群脑血管病（粗）死亡率（见正文第 7 页）

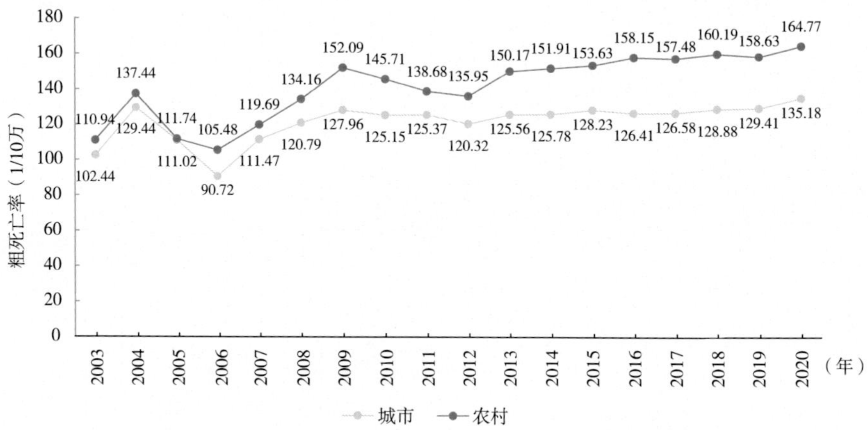

彩插 3　2003—2020 年中国城乡居民脑血管病（粗）死亡率变化趋势（见正文第 8 页）

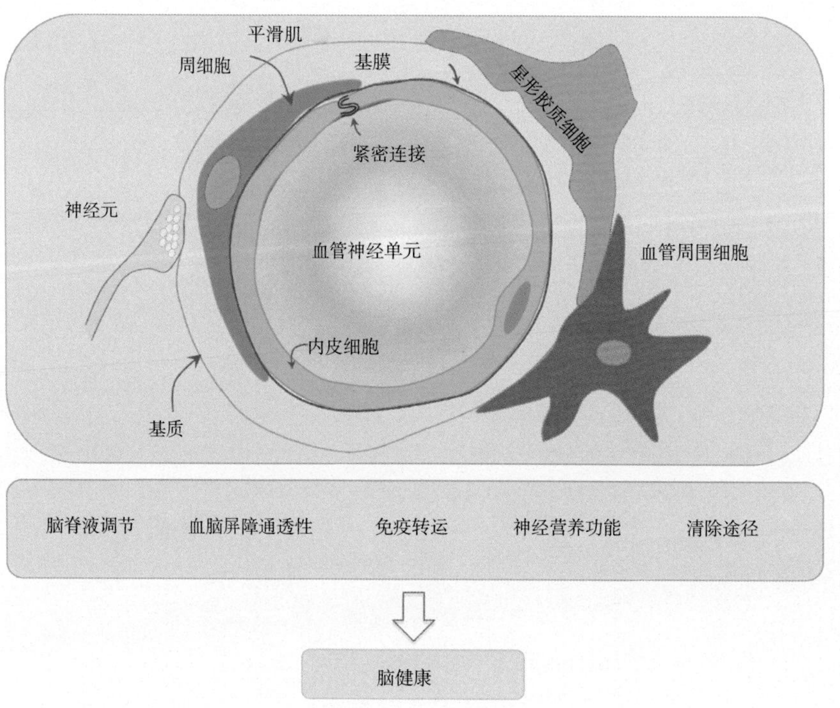

彩插 4　脑健康和血管神经单元（见正文第 74 页）

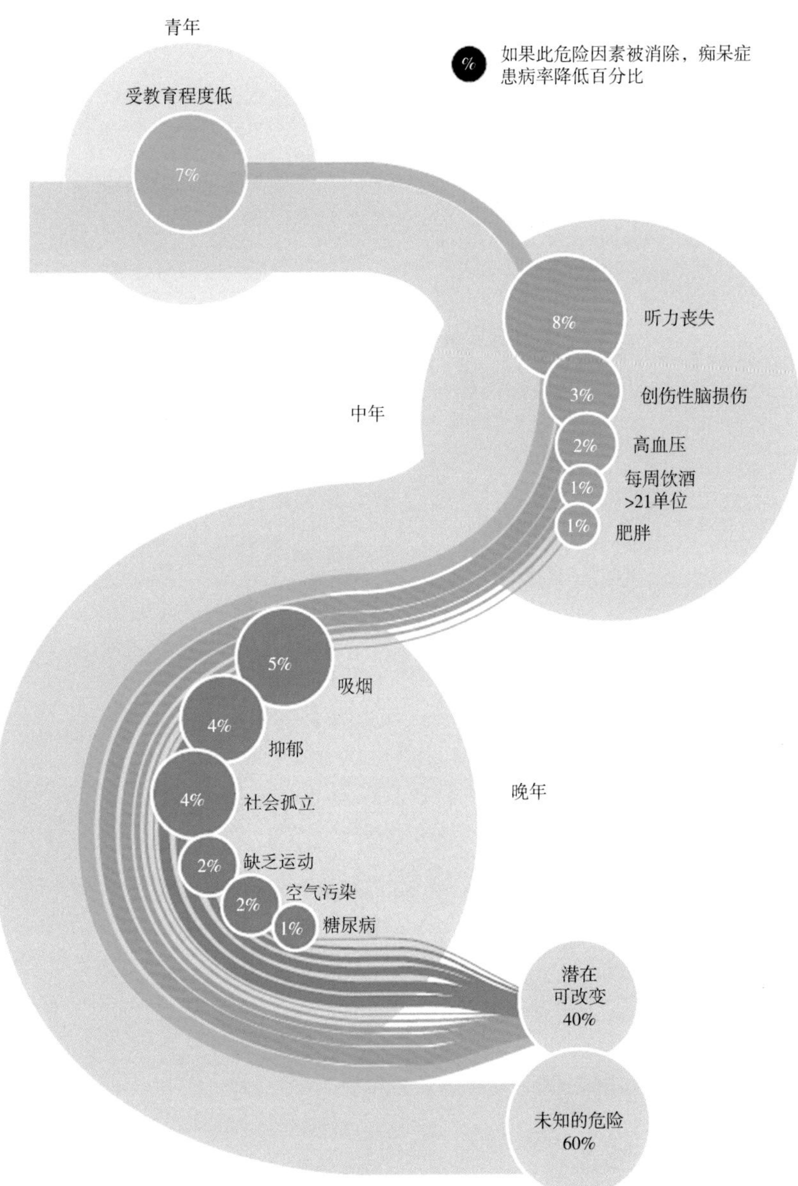

痴呆潜在可改变危险因素的人群归因分数

彩插 5　痴呆危险因素（见正文第 75 页）

Rank: 1 / 5 / 10 / 15

	全球	东亚	东南亚	大洋洲	中亚	中欧	东欧	高收入亚太地区	澳大利亚	西欧	拉丁美洲南部	高收入北美	加勒比海地区	安第斯拉丁美洲	拉丁美洲中部	热带拉丁美洲	北非和中东	南亚	撒哈拉以南非洲中部	撒哈拉以南非洲东部	撒哈拉以南非洲南部	撒哈拉以南非洲西部
卒中	1	1	1	1	1	1	1	1	2	2	1	1	1	1	1	1	1	1	1	1	1	1
偏头痛	2	3	3	3	2	2	2	2	1	1	2	2	2	2	2	3	2	2	4	3	3	3
阿尔兹海默病和其他痴呆	3	2	2	2	4	3	3	3	3	3	3	3	3	3	3	2	3	4	3	4	4	4
脑膜炎	4	11	5	4	9	12	10	14	13	13	11	13	4	9	10	8	5	3	2	2	5	2
癫痫	5	5	4	5	3	7	8	6	7	6	5	6	5	4	4	4	4	6	5	5	2	5
脊髓损伤	6	7	8	9	7	6	5	4	4	4	4	4	9	8	9	9	6	9	6	7	10	9
创伤性脑损伤	7	6	6	7	5	4	4	7	8	8	9	8	7	7	6	7	9	7	7	8	6	7
大脑及其他中枢神经系统肿瘤	8	4	9	10	6	5	6	8	5	5	6	5	8	6	7	5	8	10	9	11	9	10
紧张型头痛	9	8	10	8	10	8	7	5	6	7	7	7	6	5	5	6	7	8	8	9	7	6
脑炎	10	9	7	6	8	13	11	11	14	14	12	14	11	10	11	12	10	5	10	10	11	8
帕金森病	11	10	11	12	12	9	9	10	9	10	8	9	12	11	12	11	12	13	13	13	12	13
其他神经系统疾病	12	12	12	11	11	10	12	9	10	9	10	10	10	12	8	10	11	12	12	12	8	12
破伤风	13	15	13	14	15	15	15	15	15	15	15	15	13	15	15	15	14	11	11	6	15	11
多发性硬化	14	14	15	15	13	11	13	13	12	11	13	11	15	14	14	14	13	14	14	14	13	15
运动神经元病	15	13	14	13	14	14	14	12	11	12	14	12	14	13	13	13	15	15	15	15	14	14

彩插 6　2016 年各地区所有神经疾病年龄标化 DALY 率排名。卒中、偏头痛和痴呆是疾病负担最高的神经系统疾病（见正文第 77 页）

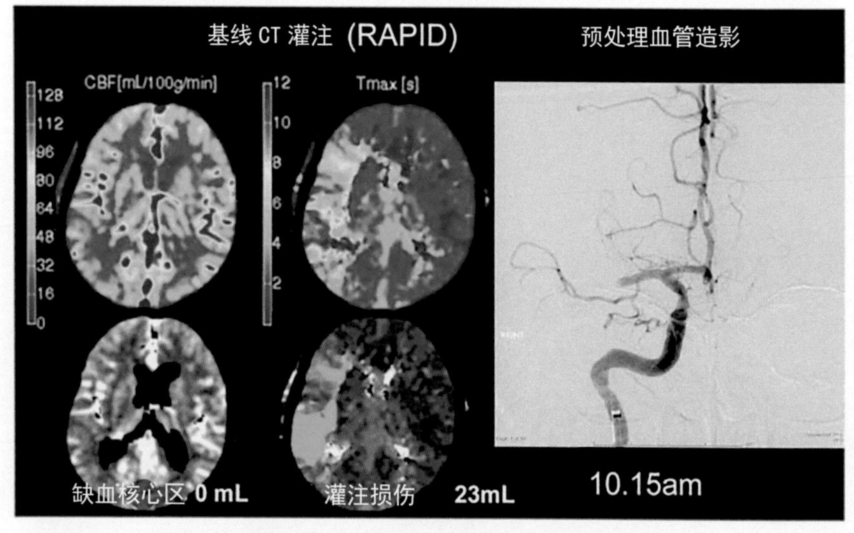

彩插 7　EXTEND 试验影像学错配示例（见正文第 105 页）

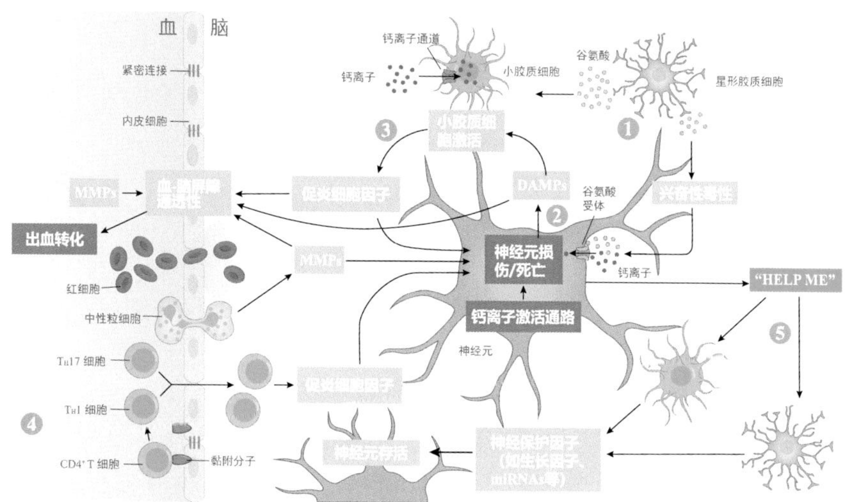

DAMPs，损伤相关分子模式；MMPs，基质金属蛋白酶。

彩插 8　梗死后细胞内的损伤示意（见正文第 127 页）

图片引自 FISHER M，SAVITZ S I. Pharmacological brain cytoprotection in acute ischaemic stroke - renewed hope in the reperfusion era. Nat Rev Neurol，2022，18（4）：193-202.

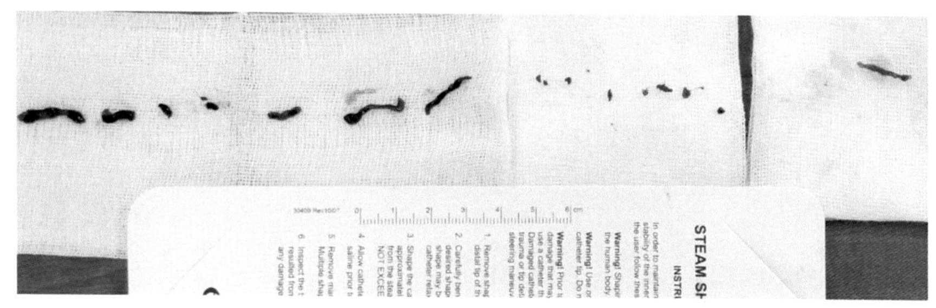

彩插 9　术中血栓（见正文第 160 页）

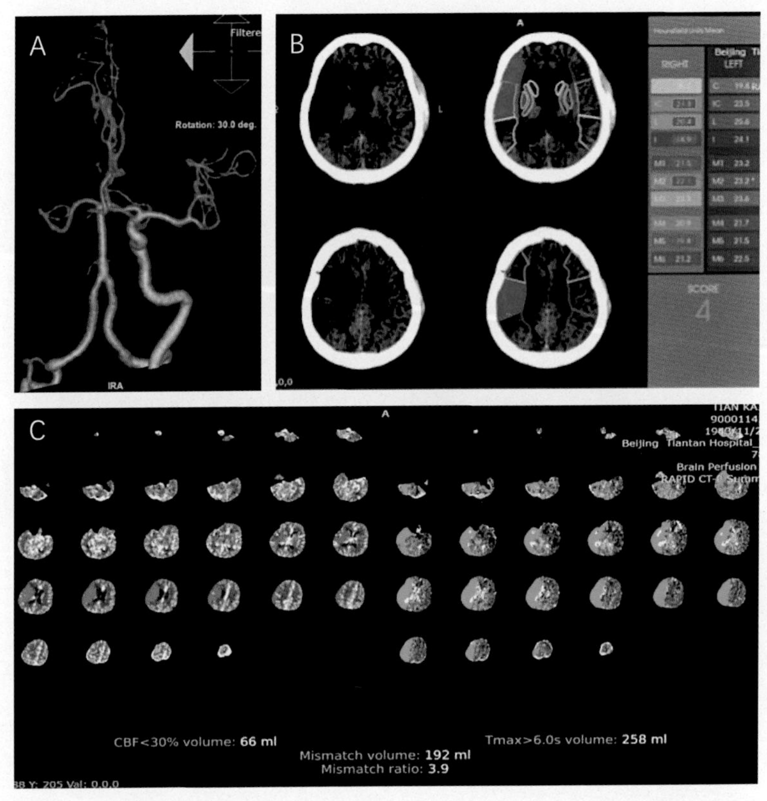

A：头 CTA 提示右侧颈内动脉闭塞；B：ASPECTS 评分 4 分；C：RAPID 软件评估梗死核心（66 mL）及缺血半暗带体积（258 mL）。

彩插 10　术前 CTA 及 RAPID 软件评估结果（见正文第 164 页）

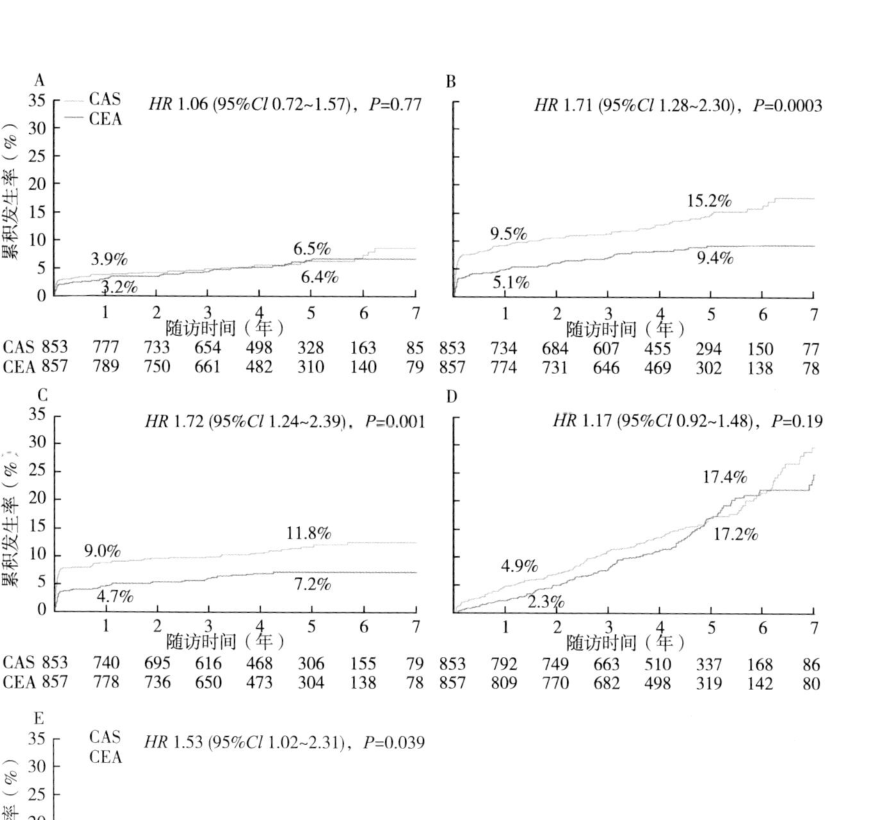

A. 死亡或致残性卒中发生率；B. 所有卒中发生率；C. 围手术期卒中或围手术期死亡或随访中同侧卒中发生率；D. 全因死亡率；E. 术后 30 天卒中发生率。

彩插 11　ICSS 试验主要临床事件累积发生率（见正文第 177 页）

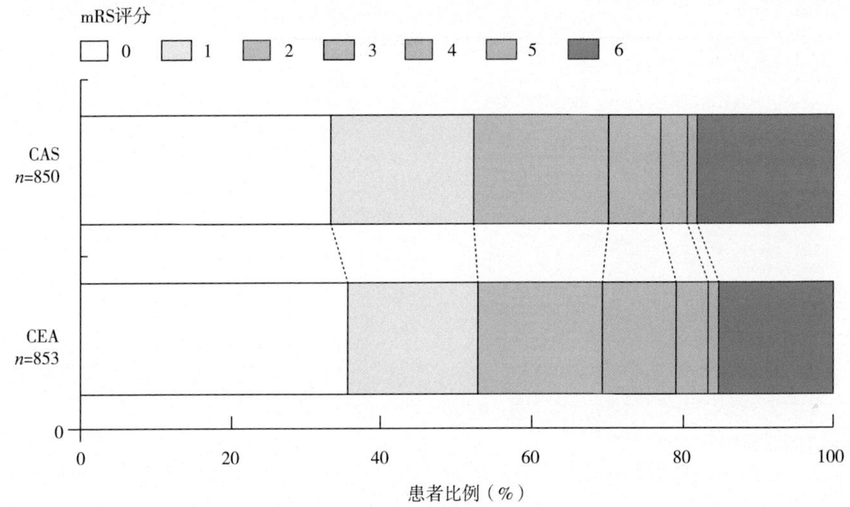

P =0.49；调整基线后 *P* =0.24。

彩插 12　ICSS 试验 CAS 组和 CEA 组随访结束时不同 mRS 评分所占比例（见正文第 178 页）

图片引自：BONATI L H，DOBSON J，FEATHERSTONE R L，et al. Long-term outcomes after stenting versus endarterectomy for treatment of symptomatic carotid stenosis：the International Carotid Stenting Study（ICSS）randomised trial. Lancet，2015，385（9967）：529-538.

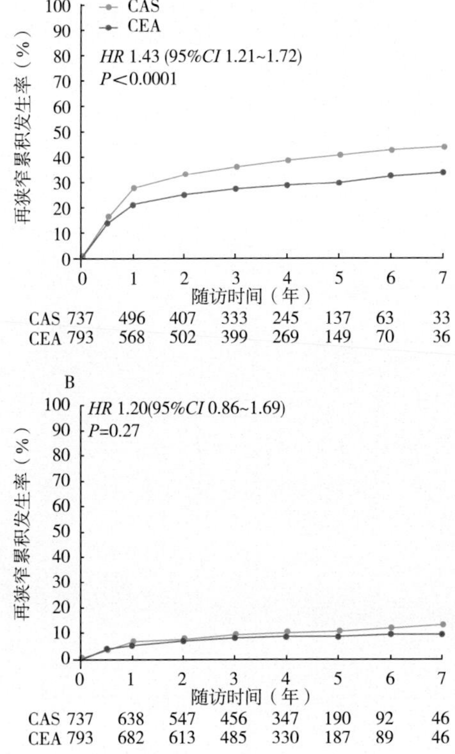

A：中度以上再狭窄（≥ 50%）累积发生率；B：重度以上再狭窄（≥ 70% 或闭塞）累积发生率。

彩插 13　ICSS 试验 CAS 组和 CEA 组再狭窄累积发生率（见正文第 179 页）

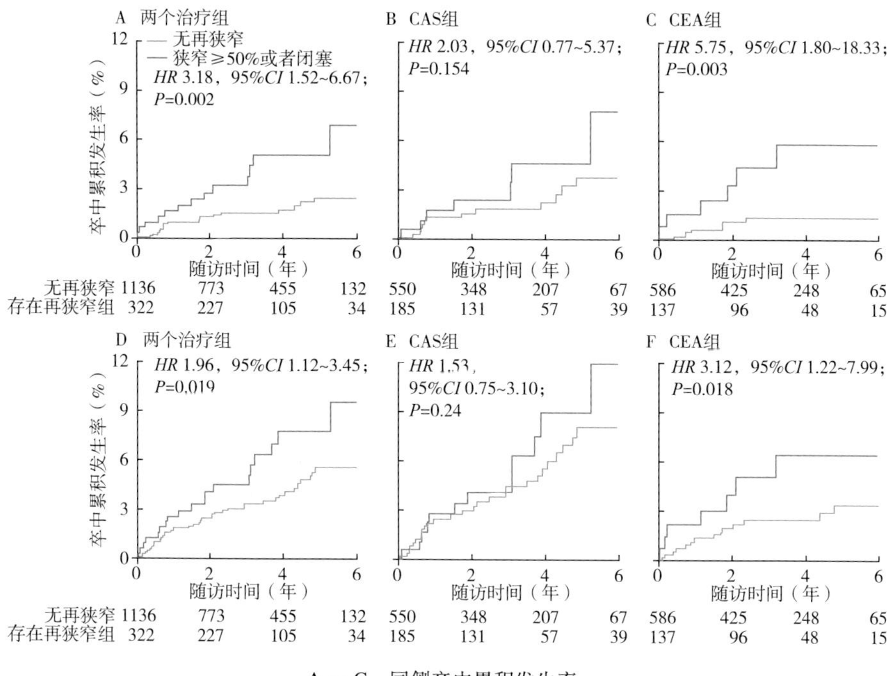

A ～ C：同侧卒中累积发生率。

彩插 14　ICSS 试验 CAS 组和 CEA 组再狭窄与卒中累积发生率关系（见正文第 180 页）

图片引自：BONATI L H，GREGSON J，DOBSON J，et al. Restenosis and risk of stroke after stenting or endarterectomy for symptomatic carotid stenosis in the International Carotid Stenting Study（ICSS）：secondary analysis of a randomised trial. Lancet Neurol，2018，17（7）：587-596.

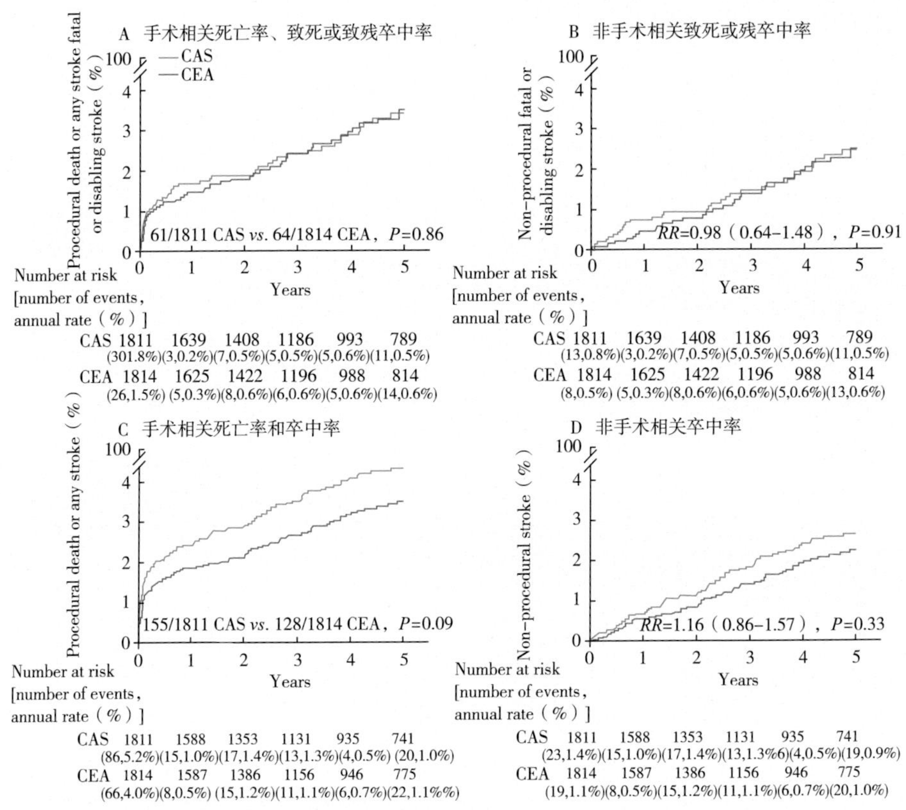

彩插 15 Kaplan-Meier 估计随机分配至 CAS 与 CEA 的无症状性颈动脉狭窄患者的 5 年结局（见正文第 182 页）

图片引自：HALLIDAY A，BULBULIA R，BONATI L H，et al. Second asymptomatic carotid surgery trial （ACST-2）：a randomised comparison of carotid artery stenting versus carotid endarterectomy. Lancet，2021，398（10305）：1065-1073.

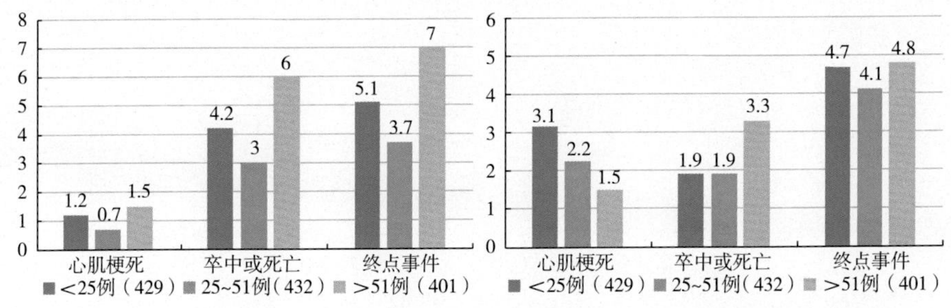

各组 *P* 值统计学无显著性差异；分组包括中心纳入病例＜ 25 例、25 ～ 51 例、＞ 51 例。

彩插 16 CREST 研究中不同中心不同事件发生率（见正文第 188 页）

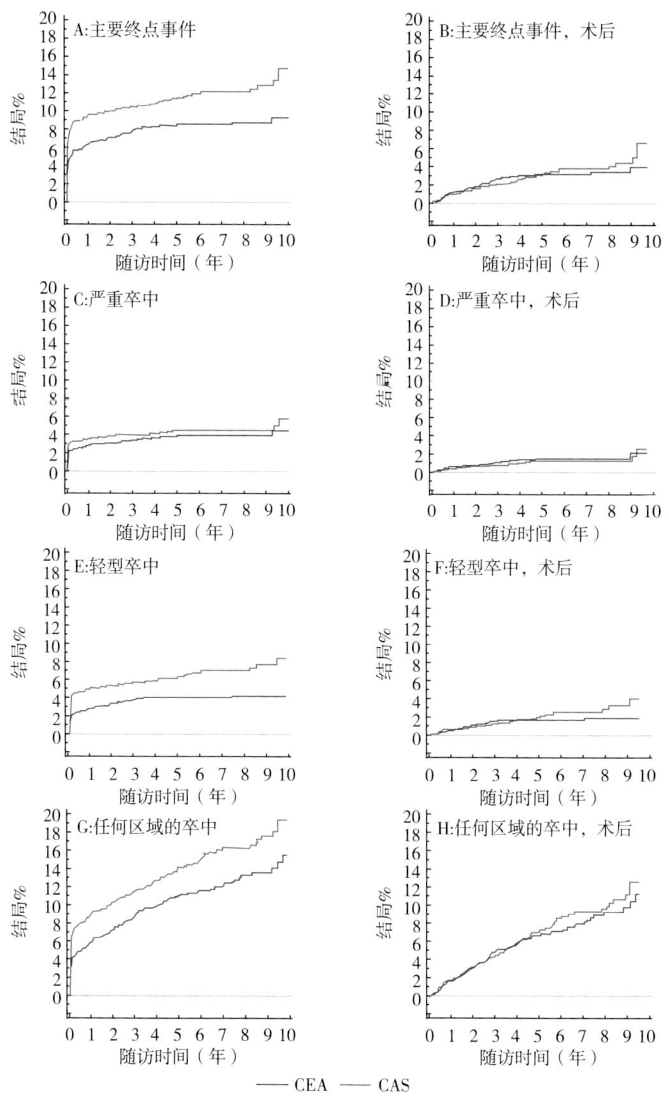

A、B：主要结局事件发生率的 Kaplan-Meier 估计值；C、D：次要结局严重卒中；E、F：轻型卒中；G、H：所有卒中。对于每个结果，仅针对所有结果（包括围手术期和手术后事件；A、C、E 和 G）和手术后事件（即 120 天后）提供事件率估计值（B、D、F 和 H）。

彩插 17　CAS 和 CEA 对症状性颈动脉狭窄患者的长期预后比较（见正文第 191 页）

图片引自：BROTT T G，CALVET D，HOWARD G，et al.Long-term outcomes of stenting and endarterectomy for symptomatic carotid stenosis：a preplanned pooled analysis of individual patient data.Lancet Neurol，2019，18（4）：348-356.

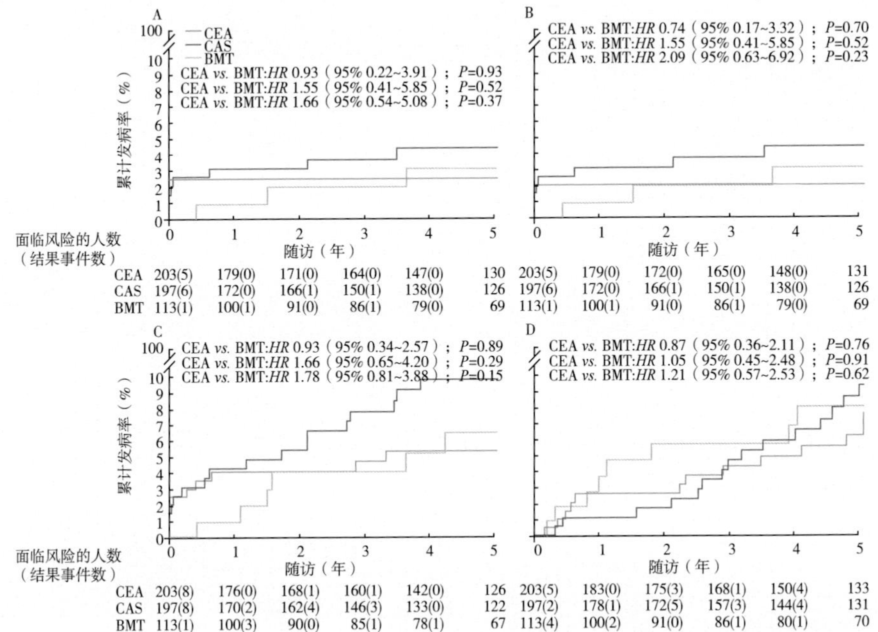

A：主要终点事件；B：同侧缺血性卒中；C：任何缺血性或出血性卒中；D：全因死亡（D）。显示了 5 年内的累积发生率在 CEA 或 CAS 治疗的患者干预后和 BMT 治疗的患者随机分组后计算 A ～ C 部分的发生时间，所有组在随机分组后计算 D 部分的事件发生时间。

彩插 18　5 年内主要终点事件的累积发生率 Kaplan-Meier 曲线（正文第 194 页）

图片引自：REIFF T，ECKSTEIN H H，MANSMANN U，et al. Carotid endarterectomy or stenting or best medical treatment alone for moderate-to-severe asymptomatic carotid artery stenosis：5-year results of a multicentre，randomised controlled trial. Lancet Neurol，2022，21（10）：877-888.

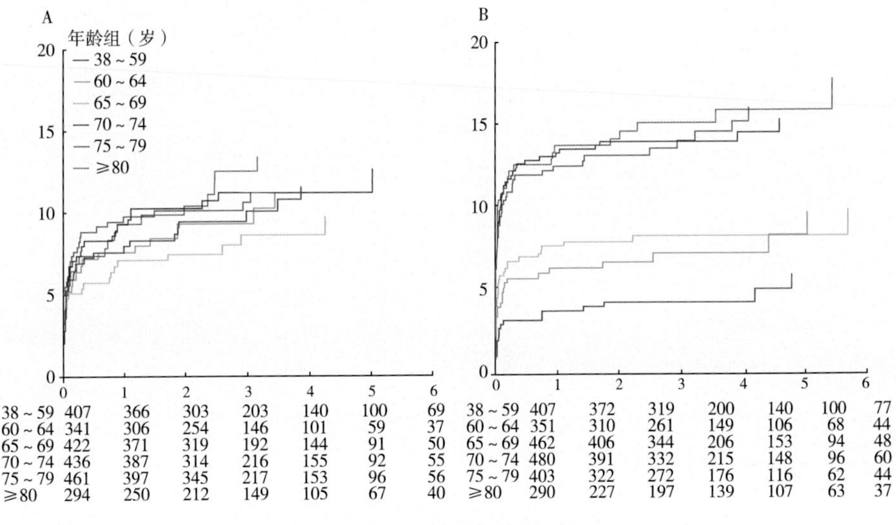

A 图为 CEA 组，B 图为 CAS 组。

彩插 19　不同年龄组终点事件发生率（正文第 198 页）

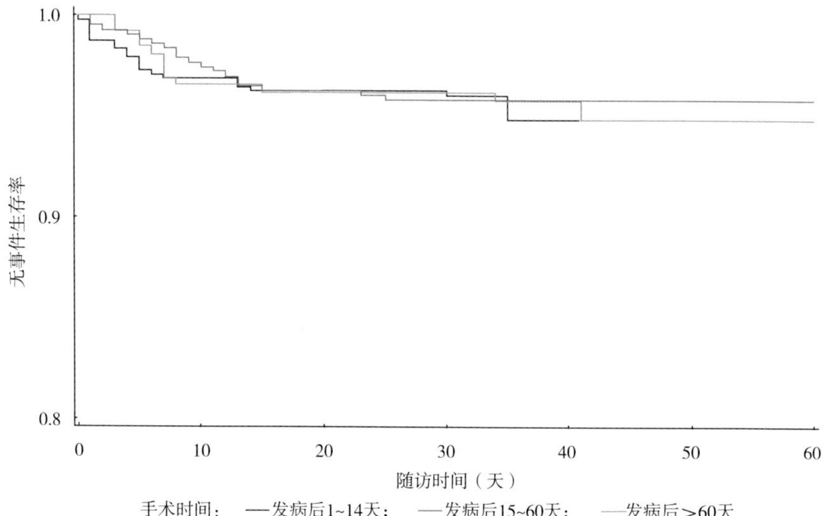

彩插 20 CREST 试验中不同手术时间对预后的影响（正文第 203 页）

图片引自：MESCHIA J F，HOPKINS L N，ALTAFULLAH I，et al. Time from symptoms to carotid endarterectomy or stenting and perioperative risk. Stroke，2015，46（12）：3540-3542.

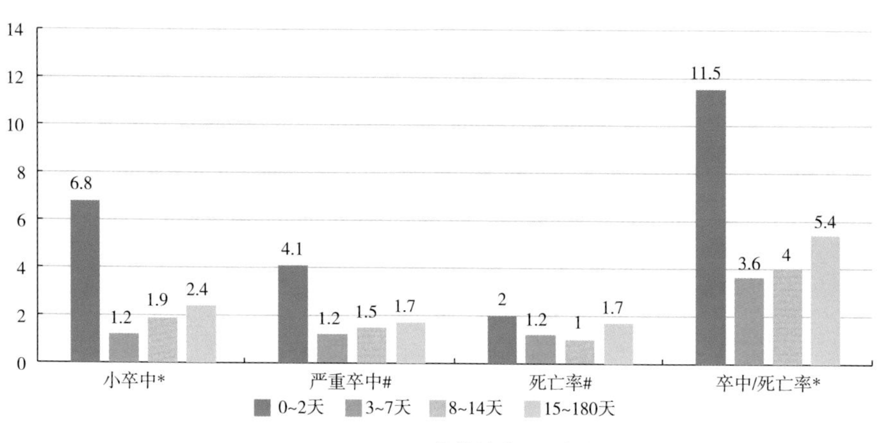

*：$P < 0.001$；#：P 值统计学无显著差异。

彩插 21 CEA 中不同手术时间卒中 / 死亡发生率（%）（正文第 204 页）

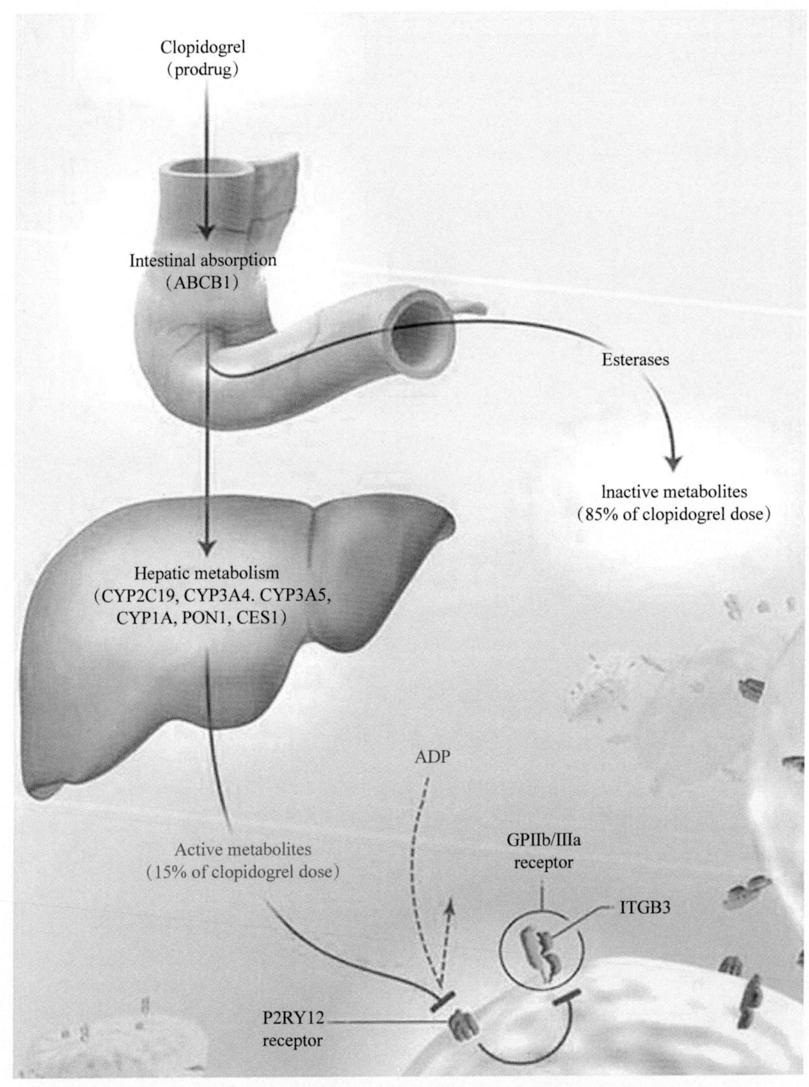

彩插 22　氯吡格雷药物基因示意（正文第 218 页）

图片引自：SIMON T，VERSTUYFT C，MARY-KRAUSE M，et al. Genetic determinants of response to clopidogrel and cardiovascular events. N Engl J Med，2009，360（4）：363-375.

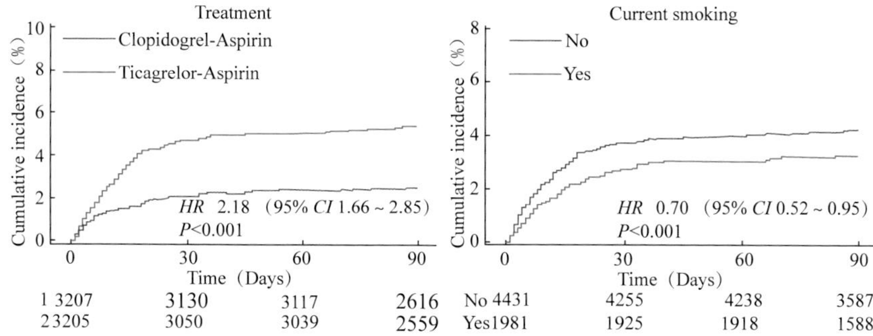

彩插 23　CHANCE-2 试验中治疗方式及吸烟与出血事件发生率的 Kaplan-Meier 曲线（见正文 238 页）

图片引自：WANG A，MENG X，TIAN X，et al. Bleeding Risk of Dual Antiplatelet Therapy after Minor Stroke or Transient Ischemic Attack. Ann Neurol，2022，91（3）：380-388.

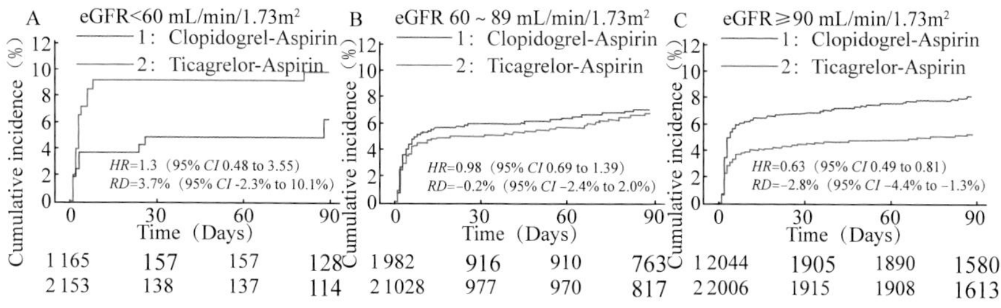

彩插 24　不同肾功能状态人群中双抗治疗卒中复发风险（见正文 239 页）

图片引自：WANG A，XIE X，TIAN X，et al. Ticagrelor-Aspirin Versus Clopidogrel-Aspirin Among CYP2C19 Loss-of-Function Carriers With Minor Stroke or Transient Ischemic Attack in Relation to Renal Function：A Post Hoc Analysis of the CHANCE-2 Trial. Ann Intern Med，2022，175（11）：1534-1542.

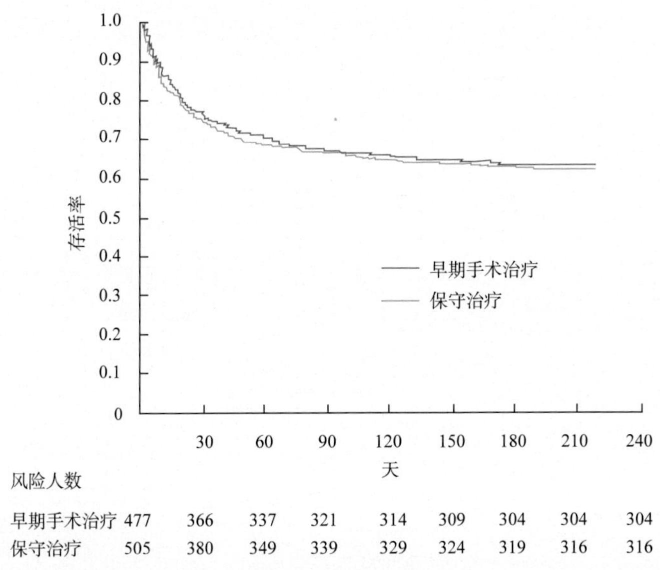

彩插 25　STICH 研究早期手术治疗与内科保守治疗两组比较的 Kaplan-Meier 曲线
（见正文第 291 页）

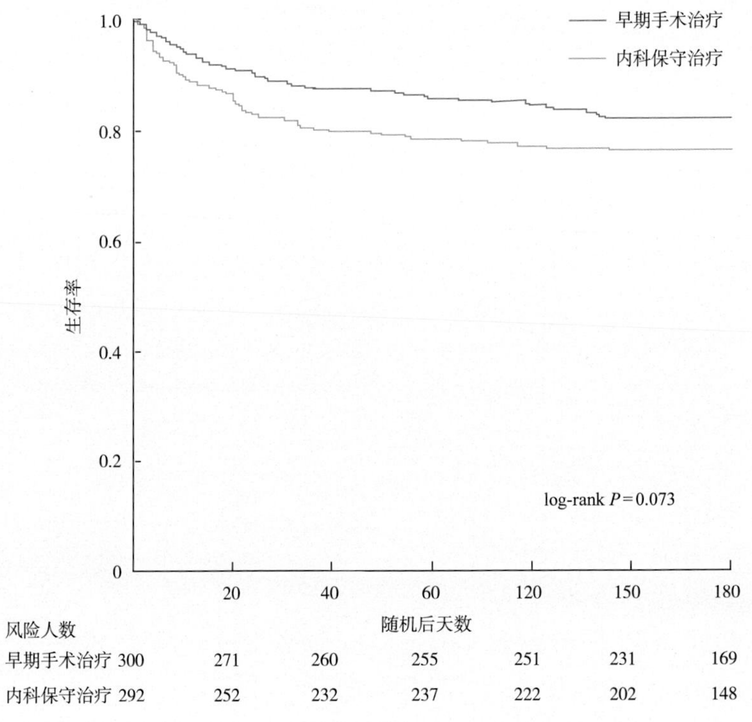

彩插 26　STICH Ⅱ研究早期手术治疗与内科保守治疗两组比较的 Kaplan-Meier 曲线
（见正文第 293 页）

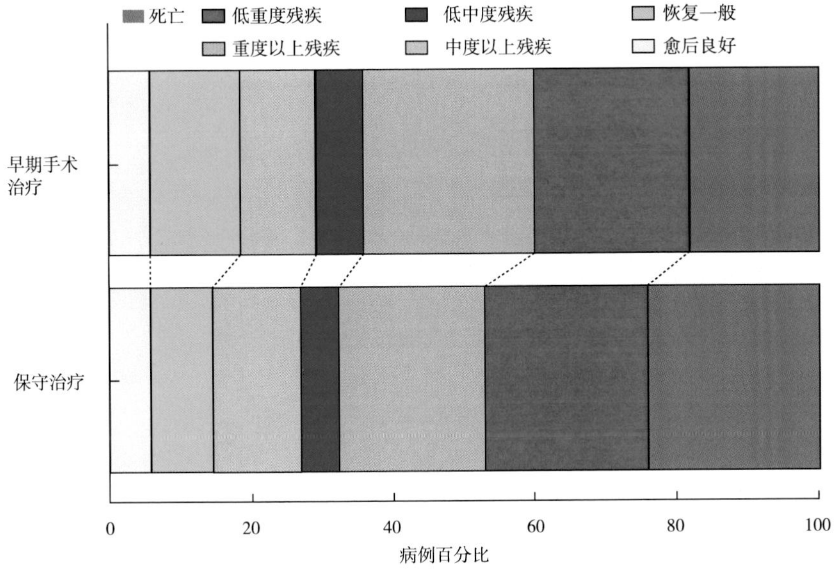

比例优势模型（proportional odds model）P=0.075。

彩插 27　STICH Ⅱ研究早期手术治疗与内科保守治疗两组间 6 个月后 Glasgow 评分比较（正文第 294 页）

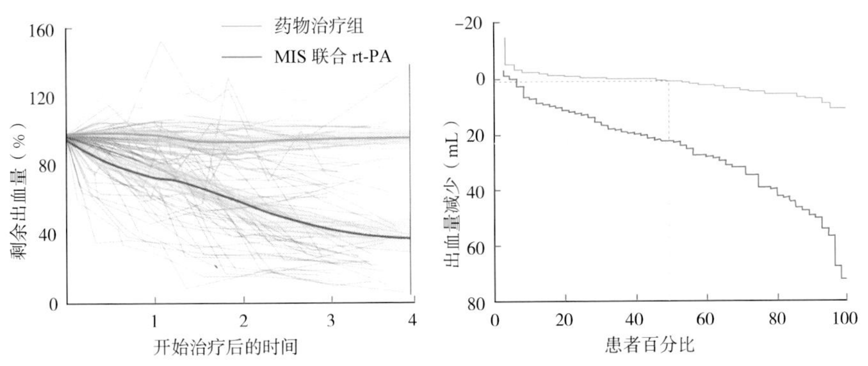

A：通过每天复查头颅 CT 计算残余血凝块的百分比，直到血凝块量趋于稳定或治疗满 48 h，细线代表每位患者，粗线是各组的平均效应，灰区代表 95% *CI*；B：每位患者血凝块清除分布图，用第 4 天最后一张 CT 计算出的血肿下降绝对值来表示。蓝色点画线代表标准治疗组脑出血量下降 50 百分位数的患者脑出血量的变化，绿色点画线代表颅内血肿碎吸术联合 rt-PA 治疗组脑出血量下降 50 百分位数的患者脑出血量的变化。

彩插 28　两组间脑出血清除示意（正文第 294 页）

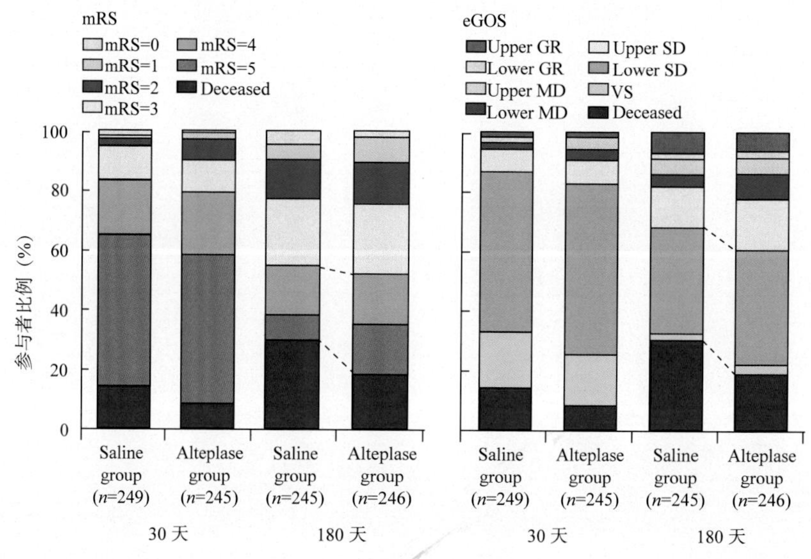

A：蓝线代表 180 天时 mRS 评分≤ 3 分患者 [生理盐水组 112（45%），rt-PA 组 118（48%），*P* =0.477] 及死亡患者 [生理盐水组 73（30%），rt-PA 组 46（19%），*P* =0.004]。mRS：modified Rankin Scale，改良 Rankin 评分；eGOS：extended Glasgow Outcome Scale，扩展 Glasgow 结局评分；GR：good recovery，恢复良好；MD：moderate disability，中度残疾；SD：severe disability，重度残疾；VS：vegetative state，植物状态。

彩插 29　CLEAR Ⅲ研究脑室外引流并注入 rt-PA 组与生理盐水组 30 天及 180 天时 mRS 评分（左）及 eGOS 评分（右，1 分代表死亡，8 分代表恢复最好）比较（正文第 299 页）